BASISCHE ERNÄHRUNG

Ideal auch für Anfänger

**Entgiftung des Körpers
und wie man den Säure-Basen-Haushalt
wieder ins Gleichgewicht bringt.**

2. Auflage

ISBN 9798621127503

Inhaltsverzeichnis

9

VORWORT

Dir ist bewusst, dass Du Deine Gewohnheiten überdenken musst, weil das eine oder andere Anzeichen vorhanden ist, dass Deine Gesundheit unter Deinem aktuellen Lebenswandel leidet? Dann bist Du bei der basischen Ernährung richtig! Sie gibt Dir zurück was jahrelanger Verzehr von Fast Food und Fertignahrung aus der Industrie an Raubbau in Deinem Körper verursacht haben. Ein strahlenderes Hautbild, mehr Energie und Lust an Bewegung und eine funktionierende Verdauung mit allen ihren positiven Nebenwirkungen gehören zu Deinem zukünftigen Selbst.

Die basische Ernährung ist wie keine andere familientauglich und auf lieb gewonnene Gerichte wie reichhaltige Suppen, Kartoffeln, schnelle Aufläufe und Frühstück muss nicht verzichtet werden. Wir geben Dir mit diesem Buch einen Leitfaden in die Hand, wie Du mit Deiner gesamten Familie in ein neues, ausgeglichenes Leben starten kannst und dabei auch noch kulinarische Köstlichkeiten zu Dir nimmst.

Auch wenn Du bis jetzt die familiären Zusammenkünfte bei Tisch mit Lieferservice und Fertiggerichten aus dem Supermarkt bestritten hast, weil zum Kochen immer zu wenig Zeit bleibt, nach einem Tag im Job und sonstigen, anfallenden Haushaltsarbeiten, ist mit unseren Tipps und Tricks eine Umstellung zu selbst gekochtem und gesundem Essen möglich. Schnelle Zubereitungsarten und Ideen zur Vorratshaltung und zur Vorbereitung von aufwändigeren Gerichten werden Dir und Deinen Lieben Spaß an frischen Produkten bringen und die bunten Packungen randvoll gefüllt mit ungesunden Zusatzstoffen schnell vergessen lassen.

Gerade mit Kindern ist die basische Ernährung optimal, denn Kartoffeln und Nudeln sind kein Tabu. Du musst zwar bei den Nudeln umstellen von raffiniertem Getreide auf Vollkorn Varianten oder dem großen Angebot aus Pasta aus anderen Gräser Sorten, sowie Gemüse und Hülsenfrüchten, aber mit unseren Saucen und Beilagen, wird es eine Freude sein. Schritt für Schritt leeren wir Deine Vorratsschränke und füllen sie auf mit neuen, anfangs eventuell ungewohnten Zutaten aber vor allem gesunden Nährstoffen.

Lass uns den Weg zu mehr Gesundheit und Lebensfreude gemeinsam gehen!

DIE GESCHICHTE DER BASISCHEN ERNÄHRUNG

Ähnlich wie die Steinzeitnahrung, kurz Paleo genannt, gibt es auch Verfechter der basischen Ernährung, welche schlüssig erklären, warum die basische Ernährung eine Ur-Ernährung des Menschen ist. Wenn wir davon ausgehen, dass unsere Vorfahren nicht immer mit Jagdglück gesegnet waren, dann haben sie sich sicher hauptsächlich von grünen Blättern, Wurzeln und Nüssen, sowie Samen ernährt.

Wohingegen diese Erkenntnisse über unsere frühzeitliche Ernährung erst in den letzten Jahren auftauchen und mit wissenschaftlichen Methoden bewiesen werden sollen, gab es im Heilwesen seit den ersten Überlieferungen die Beschäftigung mit den Körpersäften. Unser wichtigster Körpersaft ist das Blut und dieses gilt es in seiner Zusammensetzung gesund zu halten.

Bevor Ragnar Berg in Europa und William Howard Hay sich an die Empfehlungen für eine erste Form der basenüberschüssigen Ernährung machten, leisteten zwei deutsche Forscher Mitte bis Ende des 19. Jahrhunderts wertvolle Vorarbeit, auf welche vor allem Ragnar Berg sich stützte. Prof. Wolf ging schon in den 1840 er Jahren davon aus, dass eine einfache Einteilung von basisch und säurebildend nicht genüge. Er hatte auch zu den Anbaumethoden seine Gedanken notiert. Gerade dieser Zusammenhang wurde aber mit aufkommen der Agrarindustrie und der Düngemittel rasch in einer Schublade zu einem Schattendasein verdammt.

Seit 1840 ist viel geschehen und vor allem die Entdeckung der Mineralstoffe und Vitamine, sowie des besseren Verständnisses unseres Stoffwechsels haben zu einer Vielzahl an Überarbeitungen in den basischen Lebensmittellisten geführt. Erste ausgereifte Tabellen kamen Anfang des 20. Jahrhunderts von Ragnar Berg, einem Chemiker aus Schweden, und Dr. William Hay einem New Yorker Arzt. Sie klassifizierten zwar sehr ähnliche Lebensmitteltabellen, aber Dr. Hay ging mit seinem Ernährungsvorschlag noch einen Schritt weiter und empfahl Kohlehydrate und Eiweiß grundsätzlich getrennt zu sich zu nehmen, um den Stoffwechsel des Körpers zu entlasten. Er hat also Fleisch nicht gleich gänzlich vom Ernährungsplan gestrichen.

Ragnar Berg wird unterstellt, dass er Fleisch verdammte und die Kartoffel, als basenbildendes Lebensmittel, in Europa fest installiert hat. Berg war aber kein Vegetarier, von ihm kommt die Regel 80 Prozent basenbildende

Nahrung zu sich zu nehmen und nur 20 Prozent Säurebilder. Neueste Untersuchungen zeigen, dass eine rein basische oder damit pflanzliche Ernährung nicht notwendig ist, um den Säure-Basen-Haushalt stabil zu halten. Ganz im Gegenteil, unser Organismus benötigt auch säurebildende Nahrung, haben doch manche Organe, entgegen dem Blut ein leicht saures Milieu.

Auch wenn die Tabellen immer wieder angeglichen werden und Lebensmittel inzwischen nicht nur in basisch oder säurebildend, sondern auch in gesunde Säurebilder und ungesunde Basenbilder eingeteilt werden. Eines bleibt in jeder modernen gesunden Ernährung dasselbe, die Propaganda um das „gesunde" Korn, die „gesunde" Milch, den Suchtstoff Zucker und die Fertignahrung aus der Industrie sind es die uns krank machen. Die basische Ernährung setzt hier an und streicht diese Lebensmittel konsequent von der Einkaufsliste. Sie ist mit eine der einfachsten Diäten für ein neues Lebensgefühl und wiedererlangte Gesundheit oder Prävention.

WAS IST EIN SÄURE-BASEN-HAUSHALT?

Sodbrennen ist kein Zeichen von Übersäuerung, aber dennoch ein Alarmsignal etwas für Deine Gesundheit zu tun! Es ist jedenfalls ein Zeichen dafür, dass in Deinem Verdauungssystem etwas falsch läuft! Wie genau sich eine Übersäuerung äußert, was sie mit Deinem Körper anstellen kann und was neben Deiner Ernährung den Säure-Basen-Haushalt in ein Ungleichgewicht bringen kann, erklären wir Dir hier. Wovon genau reden wir also, wenn wir von Säuren und Basen sprechen?

Wäre unser körpereigenes System und seine Organe nur basisch würden wir von keinem Haushalt oder Gleichgewicht sprechen. Eine ph-Wert Messung des Urins alleine sagt also noch gar nichts aus!

Der Dickdarm, dein Magen und auch die Scheide beispielsweise benötigen ein leicht saures Milieu. Unser Blut, unsere Zwischenzellflüssigkeit und unser Dünndarm müssen basisch sein. Verschiedene Körperfunktionen wie die Atmung, die Verdauung und auch die Hormonproduktion regeln für gewöhnlich dieses Gleichgewicht. In einem gesunden Körper und mit entsprechend natürlicher Nahrung ist dies auch kein Problem. Da die meisten Menschen von gesunder Ernährung meilenweit entfernt sind und Stress im Alltag das seine zu einer Überproduktion von Säuren beiträgt, kommt unser Säure-Basen-Haushalt mehr und mehr in eine Schieflage.

Entstehen bei der Verstoffwechslung und Verdauung in unserem Körper zu viele Säuren, weil wir einem modernen, aber ungesunden Lebensstil frönen, wird der Transport von Nährstoffen und Sauerstoff in unsere Zellen behindert und der Abtransport dieser Schlacken, welche auch in den Zellen als Abfallprodukte entstehen gehemmt. Die körpereigenen Reserven an Pufferstoffen reichen nicht mehr aus, die anfallenden Giftstoffe, über die Atmung, den Urin und den Schweiß einfach auszuscheiden. Basische Puffersubstanzen wie Calcium, Kalium und Magnesium werden aus den Knochen und Knorpeln entnommen, um die Säureflut zu neutralisieren. Schlacken, welche nicht ausgeschieden werden, lagert unser System verstärkt im Bindegewebe ein. Tiefes Atemholen in freier Natur bei langen Spaziergängen und ausreichend Wasser trinken, würde Deinen Organismus allein schon enorm helfen die Säuren wieder los zu werden.

Wir aber füttern unseren Stoffwechsel mit immer mehr Nachschub an Säurebildnern und vernachlässigen die basischen Nahrungsmittel mehr und mehr. Eine kleine Handvoll Rucola auf einer Pizza kann den

Säureanstieg durch den Weizenfladen, die Salami und die Konservierungsstoffe im Tomatenmark nicht puffern. Wertvolle Ressourcen im Körper müssen abgebaut werden. Du betreibst Raubbau an Dir selbst. Der daraus resultierende Nährstoffmangel führt zu Karies, brüchigen Fingernägeln und Haaren, Osteoporose und ein vollkommen aus den Fugen geratenes Darmmilieu mit Bakterien und Pilzen, welche wiederum durch die Ausscheidung eigener Toxine Entzündungsherde im Körper und nicht zuletzt im Magen-Darm-Trakt entstehen lassen. Schreitet dieser aktuelle Lebenswandel fort, so beginnen erste basische Umgebungen im Körper sauer zu werden. Dein Organismus stabilisiert bis zuletzt Dein Blut auf einem ph-Wert von rund 7,4. Er vernachlässigt dafür aber andere Bereiche, wie zum Beispiel Deinen Dünndarm, was zu einer noch schlechteren Nährstoffaufnahme führt.

Wenn Du nun bei Dir eine Übersäuerung aufgrund Deines bisherigen Lebens befürchtest, dann bist Du wahrscheinlich versucht, gegen geringes Entgelt, Urin Teststreifen in der Apotheke oder im einschlägigen Handel im Netz zu kaufen. Leider besagt der Urintest nach nur einmaliger Anwendung noch nichts aus. Du musst über Tage und mehrmals am Tag testen, um ein erstes Ergebnis zu erhalten.

Auch gibt der ph-Wert des Urins keinen Rückschluss darauf ob Dein Blut den Wert von 7,4 bereits verlassen hat. Er zeigt auch nicht, ob Du noch ausreichend Puffer in Deinem Körper hast, um den Schlacken etwas entgegen zu setzen. Jedes Deiner Organe hat seinen eigenen ph-Wert für eine optimale Funktion, das kann Dir ein Urintest nicht aufzeigen. Eines der ersten leidenden Organe bei einer latenten Übersäuerung ist die Niere!

Unser Organismus ist ein komplexes und ausgeklügeltes System mit enormen Selbstheilungskräften, wenn Du es dabei unterstützt. Die Umstellung auf eine basische oder basenüberschüssige Ernährung, eventuell mit einer vorangehenden Woche Basenfasten, kann Deinen Körper in die Lage versetzen, sich der Schlacken wieder zu entledigen und Nährstoffmängel auszugleichen.

WAS GENAU IST EINE ÜBERSÄUERUNG (MEDIZINISCH AZIDOSE)?

Bei der Definition von Übersäuerung muss man wissen, dass die Naturheilkunde diese viel weiter greift, denn die Schulmedizin. Nicht umsonst werden der Ernährung und dem Lebensstil, außer vielleicht Rauchen und Alkoholmissbrauch, in ärztlichen Praxen wenig Beachtung geschenkt. Die Bekämpfung diverser Krankheitssymptome mittels Pharmaprodukte beschert dem Arzt oft ein zusätzliches Einkommen und ist für den Patienten bequem. Selbst verantwortlich agierende Ärzte erleben Patienten, welche nur an einem Rezept interessiert sind, anstatt einer Beratung über Krankheitsursachen und deren Vermeidung.

Laut medizinischer Erklärung liegt eine sogenannte Azidose vor, wenn neben einem Übermaß an Säure im Körper auch ein Mangel an Pufferstoffen festgestellt werden kann. Du kannst Dir vorstellen, Dein Zustand ist dann schon ziemlich akut, denn der ph-Wert Deines Blutes beginnt damit zu sinken. Sie ist sofort zu behandeln und oft eine Folgeerscheinung von Lungenerkrankungen, Diabetes, Alkoholismus oder Nierenerkrankungen. Mediziner unterteilen grob in eine respiratorische und eine metabolische Azidose.
Ist die Ursache metabolisch sinkt der ph-Wert, das heißt der Körper kann am Beispiel der Nierenerkrankung Schlacken kaum mehr ausscheiden.
Die respiratorische Azidose liegt vor, wenn das Kohlendioxid nicht mehr ausreichend abgeatmet werden kann, wie in Folge einer Lungenerkrankung oder als Nebenwirkung von Medikamenten.

In der Naturheilkunde wir komplett unterschiedlich nach dem Grad der Übersäuerung differenziert. Latent oder chronisch sind die Schlagworte hier. Sie haben mit der medizinischen Sicht wenig zu tun, da sie an die Entstehung der Übersäuerung gehen und viel früher Schlacken und Gifte hinter diversen Krankheitsbildern wie unreiner Haut und Allergien, mangelnden Nährstoffen, Migräne und Entzündungsherden sowie Ablagerungen in den Gefäßen vermuten.

WIE KOMMT DIE ÜBERSÄUERUNG DES KÖRPERS ZUSTANDE?

Alle lieben Pizza und in vielen Familien steht sie einmal wöchentlich auf dem Menüplan. Vielfach kommt das Lieblingsgericht nicht vom ortsansässigen Italiener, der versucht nach Mamas Originalrezept den selbst gemachten Teigfladen mit selbst passierten Tomaten und in weiterer Folge Zutaten nach Wunsch zu belegen. Meist kommt die Pizza aus der Tiefkühltruhe und wird im Backofen oder in der Mikrowelle irgendwie essfertig gemacht!

Ist die Pizza eines guten italienischen Restaurants noch Handarbeit, auch wenn es sich bei der beliebten Salamipizza fast ausschließlich um säurebildende Zutaten handelt, dann kommen in der vorgebackenen und monatelang haltbaren Tiefkühlpizza jede Menge Konservierungsstoffe und Geschmacksverstärker oben drauf.

Wenn Du nun genüsslich Deine Pizzaecken verzehrst passiert angefangen schon im Mundraum, über den Magen bis zu Deinem Darmtrakt die Zerlegung der Inhaltsstoffe. Alle Nährstoffe, die Dein Körper benötigt werden zu den einzelnen Einsatzbereichen weitergeleitet und alle überflüssigen und sogar schädlichen Inhaltsstoffe Deiner Lebensmittel werden entsorgt. Vorausgesetzt Du hast einen Stoffwechsel, der noch intakt ist. Vorausgesetzt Du gibst Deinem Körper, nach dem Verzehr der Pizza, die Möglichkeit unnötige Stoffe auszuleiten. Hinzu kommt, dass für die Verstoffwechslung der Pizza Säuren notwendig sind, um sie überhaupt zu zerlegen. Damit diese Säuren nicht Deinen Körper angreifen, sondern nur der Verdauung dienen, müssen sie schnellstmöglich ausgeschieden oder neutralisiert werden. Bei einem ständigen Säureüberschuss ist es Deinem System nicht mehr möglich diese Säuren auszuscheiden. Sie werden also im Körper neutralisiert und womöglich eingelagert. Neben all den netten Zusätzen, ohne welche industrialisiert hergestellte Lebensmittel, aufgrund von Haltbarkeit, Geschmack und Zusammensetzung nun einmal nicht auskommen.

Um die Säuren für die Verstoffwechslung Deiner Pizza zu neutralisieren greift Dein Körper auf basische Hilfsmittel wie Calcium, Kalium und Magnesium, sowie weitere Minerale und Spurenelemente zurück. Da Deine Pizza diese Stoffe kaum mitliefert, muss Dein Körper sie aus den eigenen Speichern holen. Dummerweise gibt es keine Vorratsspeicher für diese basenbildenden und neutralisierenden Stoffe. Und mit einer Ernährung die zum Großteil aus Fast Food, Pizza, Burgern, Nudeln und süßen Teilchen besteht, ist es auch gar nicht möglich eventuell vorhandene Speicher aufzufüllen. Dein Körper nimmt also beispielsweise Kalzium aus den Knochen und Zähnen. Dort würde das Kalzium zwar auch benötigt, aber da Dein Körper auf Zähne eher verzichten kann, als dass er zulassen kann, dass Dein Blut in einen zu sauren Bereich abrutscht, entscheidet er sich für das kleinere der Übel. Er beginnt Raubbau an sich selbst zu treiben!

WIE ÄUßERT SICH EINE BESTEHENDE ÜBERSÄUERUNG?

Welche Symptome zeigen sich nun bei einer beginnenden oder bestehenden, sich womöglich ausweitenden Übersäuerung? Je nach Deinem persönlichen Immunsystem und Stoffwechselablauf kann eines oder mehrere der folgenden Muster für eine Übersäuerung stehen:
- Fühlst Du Dich ständig müde und antriebslos?
- Neigt Deine Haut zu Unreinheiten und Pickel, trotzdem die Teenagertage hinter Dir liegen?
- Bist Du übergewichtig und neigst dazu neue Kilos schon beim Anblick diverser Speisen draufzupacken?
- Leidest Du unter Magen-Darm-Beschwerden wie ständigen Blähungen oder Verstopfung, oder generellem Unwohlsein nach dem Essen?
- Fühlen sich Deine Muskeln oft verspannt an, auch wenn Du gar keinen Sport oder Bewegung gemacht hast?
- Nimmt die Häufigkeit von Kopfschmerzen und Migräne zu?
- Verbrauchst Du Schuppenshampoo in der Großpackung, weil Du ständig Haare waschen musst, um die Schuppen nicht an den Schultern spazieren zu tragen?
- Brechen Deine Nägel, wenn sie komplizierte Öffnungsmechanismen von Dosen oder Tuben nur sehen?
- Je nach Alter denkst Du Deine Cellulite nimmt überhand?
- Wie sieht es mit Deiner Nase aus? Kaufst Du Taschentücher das ganze Jahr über in Größeneinheiten ähnlich einer ganzen Kompanie, weil Du chronisch Schnupfen und eine laufende Nase hast?
- Wie ist es um Deine Zahngesundheit bestellt?

Kannst Du mehrere der hier angeführten Punkte ankreuzen, dann ist die Wahrscheinlichkeit relativ hoch, dass ungesunde, moderne Ernährung gepaart mit Stress im Alltag, möglicherweise auch Alkohol, Nikotin und Koffein, Dir eine Übersäuerung Deines Körpers eingebracht haben.

WIE HILFT DIE KLASSISCHE SCHULMEDIZIN BEI EINER ÜBERSÄUERUNG?

Da die Schulmedizin eine leichte Übersäuerung nicht behandelt, sondern hier an den Symptomen doktert, wie am Beispiel der Verstopfung mit 3 Arzneimittel, welche so nette Nebenwirkungen wie Übelkeit, Erbrechen und Durchfall mit sich bringen, behandeln wir hier die schulmedizinische Therapie von Azidose, also einer schon sehr deutlich erkennbaren Übersäuerung des Körpers. Der Naturheilkunst wird von Seiten der etablierten, klassischen Medizin nicht selten vorgeworfen, diese leichten oder beginnenden Übersäuerungen hauptsächlich im Eigeninteresse zu promoten, um selbst hergestellte Produkte zu verkaufen. Und tatsächlich sind die Webseiten im Netz der führenden Experten zum Thema Säure-Basen-Haushalt natürlich behandeln, auch gleichzeitig Verkaufsseiten und Rezeptideen daraus, nicht selten anhand dieser Produkte erstellt.

Eine respiratorische Azidose, als es wird nicht genug Säure, genauer CO_2 abgeatmet, behandelt der Arzt teilweise sogar mit künstlicher Beatmung, damit die Lungen wieder in Schwung kommen und die Unterversorgung mit Sauerstoff im Körpergewebe, welche damit einhergeht, zeitgleich behoben werden kann.
Bei einer metabolischen Azidose wird Bikarbonat verabreicht. Als Infusion sorgt es dafür, dass der Blut-ph-Wert wieder in seinen natürlichen Bereich gebracht wird.

Die Behandlung einer Azidose ist für die Schulmedizin denkbar einfach, ihre Symptome werden nur lange nicht erkannt. Hier greift die Naturheilkunde mit ihrem Ansatz zur Ernährungsumstellung tiefer.

Eine intensivere Erklärung zu basischen und säurebildenden Lebensmitteln erhältst Du im nachfolgenden Kapitel.

BASISCH ODER SAUER?

Die Grundlage der Einteilung nach basenbildendem oder säurebildendem Lebensmittel ist ihr Gehalt an Mineralstoffen und deren basische oder saure Eigenschaften. Und je nachdem welche Nahrung Du zu Dir nimmst, desto mehr oder weniger säurebelastet ist Dein ganzer Körper. Während der ph-Wert des Blutes von Deinem Stoffwechsel konstant auf 7,4 gehalten wird, können Organe, allen voran Nieren und Dünndarm in ein eher saures Milieu abrutschen, weil Dein Körper nicht genügend Pufferstoffe bereitstellt, um diese Säuren zu entschärfen. Damit ist auch die Ausscheidung dieser sauren Schlacken nicht mehr korrekt gewährleistet und sie müssen eingelagert werden. Sie können nicht einfach im Blutkreislauf zirkulieren, um dort Arterien zu verstopfen. Dein Körper lagert sie also nun im Fett- und im Bindegewebe ein. Solltest Du dieses Fettgewebe nicht im ausreichenden Maße haben, legt Dein Körper dieses an. Eine basische oder basenüberschüssige Ernährung trägt also auch mit dazu bei, dass Fettpolster wieder schmelzen, weil Dein Körper die gefährlichen Schlacken endlich wieder abtransportieren kann.

Ob Du schon einer Übersäuerung entgegen gehst, lässt sich nun ohne Arztbesuch und Teststreifen relativ einfach aus Deinem bisherigen Ernährungsmuster feststellen. Welche Lebensmittel hast Du bis jetzt gegessen? Handelt es sich um Pizza, Pasta, Coke oder andere Limonaden und industriell gefertigte Zutatenmischungen, dann kannst Du davon ausgehen, dass Deinem Körper wichtige Puffersubstanzen fehlen und die ersten Systeme anfangen zu übersäuern. Wenn Du zudem noch gerne die süßen Teilchen der Konditorei mit Kaffee genießt, womöglich zum Frühstück und gleich nochmal mit Kollegen bei diversen Pausen, dann führst Du Deinem Stoffwechsel ein Übermaß an säurebildenden Lebensmitteln zu, ohne für einen Ausgleich zu sorgen.

Entgegen der landläufigen Meinung, Fleisch, Fisch und Eier wären für die kristallinen Säuren verantwortlich, welche zwangsläufig auch zu Nierensteinen, Gallensteinen und Gicht führen, indem sie sich irgendwo ablagern müssen, sind es die vielen Zusatzstoffe aus den Fertiggerichten, dem raffinierten Getreide und Zucker gepaart mit Stress im Alltag, welche diese Krankheitsbilder fördern. Ist Dein bevorzugtes Getränk, dann auch noch alles außer Wasser, kann Dein Körper die Säuren nicht mehr ausschwemmen. Viele Patienten von Nierensteinen bekommen gesagt, sie würden zu wenig trinken. Stimmt das auch? Sie trinken oftmals mehrere Tassen Kaffee am Tag, diverse gesunde Fruchtsäfte und Energie Drinks, um das Nachmittagstief zu verhindern. Kohlesäurehaltige Limonaden, Bier und Wein zum Abendessen. Zwar wurde dem Körper damit Flüssigkeit zugeführt, aber eben kein Wasser. Denn alle diese, eben aufgezählten Getränke, belasten den Körper noch zusätzlich in seinem Säure-Basen-Haushalt, anstatt ihn in seinem Gleichgewicht zu unterstützen. Wie bei vielen anderen gesunden Ernährungsformen kommst Du auch bei der basischen oder basenüberschüssigen Ernährung nicht darum herum, vor allem Dein Trinkverhalten zu hinterfragen und Dich mit Wasser, Kräutertee und Nussmilch anzufreunden.

Wenn die Empfehlung 2 bis 3 l Flüssigkeit am Tag lautet und dies kannst Du auf allen Ratgeber Seiten, auch bei der offiziellen DGE nachlesen, dann ist damit auch tatsächlich Wasser gemeint und nicht Cola, Fanta und Co. Ergänzend zu Wasser und Kräutertee, gelegentlichem Grüntee oder Früchtetee kannst Du auch Brühe trinken, vor allem wenn der kleine Hunger plagt und Du Dir im Zuge Deiner Gewohnheitsänderung das Naschen und Snacken langsam aber sicher verbietest.

Wir sprechen in Medien von TV bis hin zu Hochglanzmagazinen und selbstverständlich im Netz sehr viel über die richtige, die gesunde Ernährung. Wir machen uns Gedanken über Fleisch, Eier, Käse und Getreide. Wir ändern leider allzu oft unsere Trinkgewohnheiten nicht! In unseren Tipps zur Änderung Deiner Ernährung wirst Du viel darüber lesen können und wir hoffen Dir damit einen Einstieg in ein Leben, ohne zuckerhaltige und damit säurebildende Getränke zu erleichtern.

Hast Du immer schon gerne selbst gekocht und einen Gutteil Deiner sogenannten Sättigungsbeilagen aus Gemüse anstatt Nudeln, Reis oder Brot gestaltet, zudem noch regelmäßig Salat auf dem Tisch, dann sollte Du keine Übersäuerung befürchten müssen. Denn eine ausgewogene Ernährung mit reichlich Obst, Gemüse und Salat beugt den Nährstoffmängeln vor und Dein Körper kann den Säuren aus der einen oder anderen Portion Fleisch und Getreideprodukten auch leicht Herr werden!

Bevor wir Euch noch eine Liste der basischen und säurebildenden Lebensmittel an die Hand geben, selbstverständlich mit allen Ausnahmen und kurzen Erklärungen, hier erstmal die Wirkungsweise und Unterschiede zwischen den beiden Kategorien. Denn rein die Menge an Nährstoffen von bestimmten Mineralien und Vitaminen ist es nicht. Wäre ja auch zu einfach! Es geht um den Einfluss auf den Stoffwechsel und damit auf Deinen Energiehaushalt. Es geht auch um die Frage, ob Dein Körper überhaupt in der Lage ist die positiven Pflanzenstoffe aufzunehmen.

Basische Lebensmittel sind generell natürliche Lebensmittel. Sie enthalten keinerlei künstliche Zusatzstoffe und ein paar Kochkenntnisse schaden ebenfalls nicht, um sofort in eine basische Fastenkur mit anschließend basenüberschüssiger Lebensweise einzutauchen.

Wie wirken basische Lebensmittel?

- Basische Lebensmittel verfügen über einen hohen Gehalt an Mineralien und Spurenelementen wie Kalium, Calcium, Magnesium und Eisen. Abgesehen davon, dass sie auch die Baustoffe Deines Körpers, beispielsweise von Knochen, Zähnen und Haaren sind, benötigt sie Dein Körper, um Säuren aus der Ernährung und aus stressigen Situationen zu neutralisieren.

- Basische Lebensmittel liefern nur einen geringen Anteil an säurebildenden Aminosäuren. Die Bildung von Schwefelsäure wird damit in Deinem Stoffwechsel unterbunden.

- Basische Lebensmittel tragen Bitterstoffe, dies sind sekundäre Pflanzenstoffe, in sich, welche Deinen Körper nicht nur dazu anregen, sondern ihn auch dabei unterstützen Basen zu bilden.

- Basische Lebensmittel werden ohne die Bildung und Ablagerung von Schlacken verstoffwechselt und belasten dadurch Dein System nicht. Es müssen auch keine Fettpolster angelegt werden, um diese sauren Schlacken einzulagern.

- Basische Lebensmittel kommen mit einer ganzen Reihe an Vitaminen, Antioxidanten, sekundären Pflanzenstoffen und auch Chlorophyll in Deinen Magen. Alles Stoffe, die überschüssige Säuren, Gifte aus der Umwelt und belastende Zusatzstoffe aus der Industrienahrung bekämpfen können und deren Ausscheidung aktivieren und beschleunigen. Durch diese Inhaltsstoffe helfen sie auch erste auftretende Entzündungsherde wieder einzudämmen.

- Basische Lebensmittel sind reich an Wasser und helfen damit die Nieren zu entlasten. Vor allem wenn Du in Zeiten Deiner Ernährungsumstellung noch um Deine tägliche Wasserversorgung kämpfen musst, weil Du nicht gewohnt bist mindestens 2 l davon zu trinken!

- Basische Lebensmittel stabilisieren Deine Darmflora und sorgen für ein ausgeglichenes Milieu und die richtige Anzahl und Art von Bakterien. Dies ist vor allem notwendig, um die wertvollen Inhaltsstoffe aus Deiner pflanzenbasierten Nahrung aufnehmen zu können und Deinem Stoffwechsel zur Verfügung zu stellen.

Wie wirken Säurebildende Lebensmittel?

- Säurebildende Lebensmittel bringen Mineralien und Spurenelemente mit sich, welche im Körper sauer wirken, wie Phosphor, Schwefel, Jod, Chlor und Fluoride.

- Säurebildende Lebensmittel liefern Dir zu viele Aminosäuren, welche Dein Körper in Schwefelsäure wandelt, wenn keine Puffer vorhanden sind.

- Säurebildende Lebensmittel reichern Deinen Organismus mit Stoffwechselrückständen, den sogenannten Schlacken, an und bringen keinerlei Spurenelemente, Wasser oder Nährstoffe mit, welche für einen Abtransport derselben sorgen würden. Die Einlagerung wird also in Fettdepots vorgenommen, da so die Organe vor diesen Säuren geschützt sind.

- Säurebildende Lebensmittel fördern bereits vorhandene Entzündungen im Körper und verstärken sie.

- Säurebildende Lebensmittel schädigen Deine Darmflora und bringen sie aus dem Gleichgewicht. Der Ansiedelung von unerwünschten Bakterienstämmen und Viren, sowie Pilzen wird Vorschub geleistet. Diese Darmbewohner produzieren wiederum Toxine, die die Übersäuerung Deines Systems noch weiter fördern und neue Entzündungen entstehen lassen. Nicht zuletzt sorgen diese Bakterien auch Deine Lust auf zuckerhaltige Nahrung.

BASENFASTEN

Als Einstieg in ein basisches oder basenüberschüssiges Leben eignet sich eine Phase des Basenfastens ebenso, wie als Entlastungsphase für Deinen Organismus nach Feiertagen oder Urlauben mit jeder Menge säurebildenden Speisen wie klassischen Backwaren oder auch regionalen Spezialitäten weltweit mit viel Brot oder Nudeln oder Reis.

Es ist auch eine Möglichkeit kirchliche Fastenzeiten zu bestreiten, wie zwischen Fasching und Ostern üblich. Meist streicht man zu dieser Zeit richtig böse Säurebilder wie Alkohol und Süßspeisen ohnehin von der Liste der Genussmittel. Die Gelegenheit für viele Menschen ihren Lifestyle zu überdenken und sich mit den basenbildenden Lebensmitteln anzufreunden.

Gerne wird die Periode des Basenfastens, welche für sich schon zum Abbau von eigelagerten Schlacken führt, noch mit einer Darmreinigung oder Darmsanierung begleitet. Vor allem, wenn Du mit einer Form der Darmträgheit zu kämpfen hast, solltest Du auch über eine Darmreinigung nachdenken. Hier zum Einsteigen unsere Anleitung für eine 7-tägige Basenfasten Periode:

- Bereite Dich jedenfalls mental darauf vor, dass eine Woche lang keine industriell gefertigte Nahrung auf den Tisch kommt. Räume eventuelle, verführerische Packungen aus Deinen Schränken, wenn Du sie nicht ständig vor Augen hast, wird es Dir leichter fallen, auf die basischen Nahrungsmittel zuzugreifen.

- Sieh Dir die Rezepte oder Vorschläge für jedenfalls die ersten beiden Tage an und kaufe sie schon einmal ein. Wenn Du gerne mal naschst oder snackst, dann kaufe mehr Obst und Salat, um diese Gewohnheiten mit gesunden Dingen zu erfüllen.

- Da die basische Ernährung auch Kaffee ausschließt macht es Sinn, wenn Du auch Deine Kaffeemaschine für diese Woche in den Schrank stellst oder in einen anderen Lagerraum! Kaufe Dir jede Menge Kräutertee als Ersatzgetränk. Viele Teeanbieter haben heute Teesorten im Angebot, welche „basisch" schon in ihren Namen haben, such Dir zum Anfang diese heraus.

- Mache Dir Gedanken, wieviel Du im Laufe Deines Tages tatsächlich trinkst. 2 bis 3 Liter stilles Wasser oder Kräutertee sind beim Basenfasten Pflicht. Sonst kann Dein Körper die Schlacken nicht ausschwemmen, welche sich nun anfangen aus Deinem

Gewebe zu lösen. Suche Dir Wasserkaraffen oder Teekannen, mit welchen Du am Ende des Tages genau kalkulieren kannst, ob Du auch genug getrunken hast. Und lege vor allem Deinen Kindern ans Herz, sich an Wasser und Tee zu halten. Es gibt viele wohlschmeckende Kräutertee wie Pfefferminze, Zitronenmelisse, Zitronenverbene, etc. Du kannst dem stillen Wasser auch mit einer Spalte Zitrone, Limette oder einer Scheibe Ingwer zu etwas Geschmack verhelfen!

- Da auch die klassischen Sattmacher Nudeln und Brot, sowie Hülsenfrüchte und Nüsse in dieser Woche vermieden werden, lege Dir einen größeren Vorrat von Kartoffeln und Maronen an. Viele Einsteiger haben allein durch den Verzicht auf ihr morgendliches Marmeladebrot schon das Gefühl, sie würden hungern müssen und hungern sollst Du definitiv nicht!

Das basische Frühstück ist sehr sättigend aufgrund der Möglichkeit Müslis mit Erdmandeln oder Kastanienflocken zu essen, oder sich cremige Smoothies und Brei auf der Basis von Bananen und weiterem Obst herzustellen. Wir raten Dir hier einfach unsere ersten 7 Rezepte im Kapitel Frühstück der Reihe nach zu verwenden!

Das basische Mittagessen ist meistens als Salat gestaltet. Du kannst Dich damit nicht wirklich überessen, musst also auch keine Angst davor haben noch einmal zuzugreifen. Zudem kann man den Salat, wenn Du am Anfang die genauen Mengen für Dich und Deine Familie noch nicht abschätzen kannst, gut am Abend als Beilage servieren oder für den Folgetag aufheben. Wir kennzeichnen Dir auch in unseren Rezeptkapiteln die Gerichte zum Mitnehmen für Dich und Deine Kinder in die Schule oder ins Büro.

Um vor allem Deine Leber dabei zu unterstützen, sich wieder zu regenerieren, sind Bitterstoffe unabdingbar. Gerade mithilfe von Salaten zu Mittag oder mit Smoothies am Morgen, kannst Du jede Menge davon zu Dir nehmen. Wir schreiben Dir die wichtigsten Lieferanten dieser helfenden Pflanzenstoffe zur Verdauungsförderung immer an den Anfang der einzelnen Lebensmittelkategorien in der Liste des folgenden Kapitels. Nimm sie Dir wirklich zu Herzen und versuche, auch wenn es nicht Dein Geschmack ist, sie unter den Salat zu mischen oder in einer Suppe oder einem Smoothie mit zu pürieren. Wenn Du einen Garten hast, dann freunde Dich schonmal mit dem Löwenzahn an!

Für das basische Abendessen wird dann gekocht. Cremige Gemüsesuppen, Pellkartoffeln mit variantenreichen Dips und Eintöpfen kommen hier die Hauptrollen zu. Selbstverständlich kannst Du die

Gerichte auch austauschen und die Suppe zu Mittag servieren, wenn Du das andere Gericht für den Abend bevorzugst.

Wie schon beim Frühstück haben wir auch hier die ersten 7 Gerichte der Kategorien Mittagessen/Salat und Suppen extra für eine Fastenwoche ausgesucht und vorangestellt. In der Kategorie Snacks findest Du sicher genügend Ideen, um den TV-Abend gesund zu gestalten.

Unterstütze Deine Basenfasten Woche jedenfalls mit ein paar Spaziergängen an der frischen Luft und Entspannung eher in Form eines guten Buches oder Deiner Lieblingsmusik, denn durch den Konsum von Trash TV. Yoga ist immer eine gute Wahl für sanfte Bewegung und Entspannung.

Lese Dich bevor Du startest jedenfalls in die nun folgende Liste der Lebensmittel ein, die Du für eine Woche ausschließlich und in Zukunft jedenfalls bevorzugt verspeisen, verkochen und einkaufen wirst.

BASISCHE LEBENSMITTEL LISTE

Basische Kräuter und Salate, allen voran, wie schon erwähnt, die mit den Bitterstoffen und vermehrter Unterstützung für Verdauung, Galle und Leber.

- Löwenzahn sorgt nicht nur für ein basisches Klima, sondern liefert auch noch jede Menge Vitamin C, Calcium und Eisen. Er hilft den Gallenfluss zu fördern und animiert die Ausschüttung von Verdauungssäften.

- Brennnessel hat nicht nur eine entgiftende Wirkung, sie schiebt auch die körpereigenen Heilkräfte an. Eisen, Vitamin C und Carotin trugen der Brennnessel in Kriegszeiten den Ruf als „Arme-Leute-Essen" ein, sorgte aber gleichzeitig für deren Versorgung mit diesen wichtigen Nährstoffen.

- Petersilie liefert neben Calcium und Eisen auch noch Magnesium und einen Cocktail aus wertvollen sekundären Pflanzenstoffen, welche vor allem die Ausleitung von Toxinen über die Nieren und den Darm fördern.

- Spinat mit seinen Nitraten ernährt unsere Zellkraftwerke, die Mitochondrien, was wiederum für eine optimale Energiebilanz des Körpers steht.

- Gräser, am besten wie Sprossen selbst gezogen, liefern basische Mineralien und Vitamin K, sowie Folsäure. Sie wirken nicht nur positiv auf den Säure-Basen-Haushalt, sondern wirken auch noch entzündungshemmend und antibakteriell. Es ist ganz einfach Gerstengras oder Weizengras neben Sprossen selbst zu ziehen und Salate oder Kartoffelgerichte damit zu verfeinern.

Weitere basische Kräuter und Salate sind Basilikum, Bataviasalat, Bohnenkraut, Borretsch, Brunnenkresse, Chinakohl, Chicorée in gelb und rot, Chilischoten, Dill, Eichblattsalat, Eisbergsalat, Endivien, Feldsalat, Fenchelsamen (perfekt auch als Tee), Friseesalat, Gartenkresse, Ingwer, Kapern, Kardamom, Kerbel, Koriander, Kopfsalat, Kresse, Kreuzkümmel, Kümmel, Kurkuma, Lattich, Liebstöckel, Lollo Salate, Majoran, Meerrettich, Melde, Melisse, Muskatnuss, Nelken, Oregano, Pfeffer aller Arten, Pfefferminze und alle ihre Neuzüchtungen im Geschmack auch für Tee, Piment, Rosmarin, Rucola, Safran, Salbei (auch als Tee hervorragend), Sauerampfer, Schnittlauch, Schwarzkümmel, Sellerieblätter, Thymian in allen seinen Formen, Vanille, Wildkräuter und

Wildsalate, Ysop, Zimt, Zitronenmelisse und Zuckerhut.

Basenbildendes Gemüse mit Bitterstoffen zur Unterstützung Deines Entschlackungsprogrammes und der Gesundung Deines Immunsystems sind allen voran:

- Grünkohl mit einem der höchsten Anteile von Vitamin K. Zudem Calcium gut doppelt so viel wie Milch, Betacarotin, Lutein und Zeaxanthin perfekt für übermüdete Augen, von zu vielen Stunden vor den diversen Bildschirmen.

- Rettich mit seinen Senfölen unterstützt die Entgiftung Deiner Zellen und sorgt ebenso für eine erhöhte Produktion von Verdauungssäften. Er gilt auch als Anti-Krebs Gemüse und sollte allein darum schon regelmäßig in den Speiseplan eingebaut werden.

- Gurken versorgen vor allem mit hochwertigem Wasser und sekundären Pflanzenstoffen. Entzündungshemmende und krebsabwehrende Wirkungen werden auch der Gurken zugeschrieben.

Zweimal zugreifen dürfen Du und Deine Familie auch bei den folgenden Gemüsesorten: Algen, Artischocken, Auberginen, Staudensellerie, Blumenkohl, grünen Bohnen, Brokkoli, jungen Erbsen, Fenchelknollen, Frühlingszwiebeln, Karotten, Kartoffeln, Kohlrabi, allen Kürbisarten, Lauch, Mangold, weißen Rübchen – Navetten, Okraschoten, Paprika, Pastinaken, Petersilienwurzeln, Radieschen, Romanesco, Rosenkohl, Rote Beete, Rotkohl, Schalotten, Schwarzwurzeln, Spargel, Süßkartoffeln, Tomaten, Weißkohl, Wirsing, Zucchini und Zwiebeln.

Sprossen kannst Du ziehen aus Alfalfa, Bockshornklee, Braunhirse, Brokkoli, Dinkel, Leinsamen, Linsen, Mungobohnen, Radieschen, Rettich, Roggen, Rotkohl, Rucola, Senf und Sonnenblumenkernen.

Die wichtigsten **basenbildenden Pilze** sind Austernpilze, Champignons, Morcheln, Pfifferlinge, Shiitake, Steinpilze und Trüffel.

Basenbildendes Obst wird in dieser Ernährungsweise gerne schon als Frühstück direkt aus der Hand, jedenfalls aber in Smoothies empfohlen. Als besonders basenbildend gelten:

- Getrocknete Feigen sind neben Petersilie eines der kaliumreichsten, basenbildenden Nahrungsmittel. Sie wirken sich damit wohltuend auf das Herz und Deinen Blutdruck aus. Auch Calcium und Eisen wird in nennenswerten Mengen geliefert. Nicht umsonst gelten getrocknete Feigen als Großmutters Heilmittel bei Verstopfung, die mitgelieferten Ballaststoffe sind sehr gut verträglich und regen die Darmtätigkeit nachhaltig wieder an.

Außerdem könnt Ihr gerne öfter zugreifen bei Äpfeln, Ananas, Aprikosen, Avocados, Bananen, Birnen, Clementinen, Datteln frisch und getrocknet, Erdbeeren, Grapefruits, Heidelbeeren, Himbeeren, Melonen jeder Art, Johannesbeeren aller Farben, Kirschen, Kiwis, Limetten, Mandarinen, Mangos, Mirabellen, Nektarinen, Oliven in grün und schwarz, Orangen, Pampelmusen, Papayas, Pfirsichen, Pflaumen, Preiselbeeren, Quitten, Reineclauden, Stachelbeeren, Sternfrüchten, Weintrauben und Zitronen.

Zu den **basischen Nüssen und Samen** gehören Erdmandeln, Mandeln und alle Produkte daraus, sowie Maronen. Hier darf nach Lust und Laune genascht werden und auch über Salate gestreut oder zu Dips verarbeitet werden.

Es gibt nur eine **basisch wirkende Nudel** und diese kommt aus Asien und wird Shirataki oder Konjak Nudeln genannt. Sie sind traditionelle, japanische Nudeln und werden aus dem ballaststoffreichen Mehl der Konjakwurzel, zu Deutsch Teufelszunge, und Wasser hergestellt.

Lupinen sind der einzige **basische Eiweißlieferant**. Du bekommst Produkte aus der Süßlupine in Form von Mehl, Milch und Eiweißpulvern. Auf Eiweiß kann auch in der basischen oder basenüberschüssigen Ernährung nicht verzichtet werden. Der Mensch benötigt jedenfalls Eiweiß und die Lupine sorgt für eine gute und leicht verdauliche Mischung an Makronährstoffen. Sie kann zudem in Europa angebaut werden und gilt als weitestgehend anspruchslose Kulturpflanze.

Als **basische Süßungsmittel** finden Stevia, Xylit und Erythrit Anwendung. Du kannst aber auch einen süßen Dicksaft, beispielsweise für Tee, selbst herstellen indem Du Trockenfrüchte mit Wasser in Deinem Blender mixt. Nicht kochen, einfach die Konsistenz und den Süße Grad selbst austesten und das für Euch richtige Verhältnis von getrockneten Früchten (meist Datteln) und Wasser finden.

Zu den **basischen Getränken**, denn es kann gar nicht oft genug betont werden, wie wichtig es ist rund 2 ½ Liter Wasser am Tag zu sich zu nehmen, um den Prozess der Entsäuerung und Entschlackung auch wirklich optimal zu unterstützen, gelten neben Wasser und Kräutertee auch Wasser mit Zitronensaft oder Apfelessig, Grüne Smoothies, Früchte Smoothies und Proteinshakes aus Lupinenmehl oder -pulver. Es ist wohl selbsterklärend, dass Du Smoothies und Shakes selbst herstellst, da abgefüllte und im Supermarkt verkaufte Industrienahrung in Deinem neuen Lifestyle Tabu ist.

Basisch wirkende Fette und Öle, in welchen Du Gemüse anbraten kannst, sind Olivenöl, Walnussöl, Kürbiskernöl, Sonnenblumenöl und Leinöl.

Wenn wir über Öl reden, dann kommt unweigerlich der Gedanke an unsere vielen Salatrezepte, beachte hier, dass Essig – außer Apfelessig – zu den schlechten Säurebildnern gehört. Schmecke Deine Auswahl an grünen Blättern und rohen Gemüsen damit oder mit Zitronensaft und Olivenöl ab. Der allseits beliebte Balsamico aus dem Discounter gehört jedenfalls der Vergangenheit an!

Wenn die basische Fastenwoche vorüber ist und Du mit Deiner Familie bei dieser Art der Ernährung bleiben möchtest, wirst Du Dich in Zukunft basenüberschüssig ernähren. Das heißt ein paar gute säurebildende Lebensmittel dürfen immer wieder mal in den Speiseplan miteingebaut werden. Tatsächlich wird unter der beworbenen „basischen" Ernährung Abseits des reinen Basenfastens, die basenüberschüssige Ernährung verstanden. Jedenfalls solltest Du darauf achten, dass Du aus den nun folgenden Nahrungsmitteln insgesamt nicht mehr als 20 % Deiner Gerichte bestreitest. Entsprechende Rezepte findest Du, wie immer in unseren Büchern, in hoher und abwechslungsreicher Anzahl im Anschluss an die Erklärungen. Auf lange Sicht benötigst Du die 20 % gesunden Säurebildner, um das Säure-Basen-Verhältnis Deines Körpers tatsächlich im Gleichgewicht und optimalen Bereich zu halten.

Als **gute säurebildende Lebensmittel** werden biologisch angebaute Getreide, vor allem sogenannte Urgetreide, verstanden. Wir sprechen also von Dinkel, den schon Hildegard von Bingen für Kranke mit Magen-Darm Problemen empfohlen hat, von Kamut und Gerste. Am besten verzehrt in gekeimter Form, beispielsweise in Müsli, Brot oder eben als Sprossen.

Getreideprodukte aus diesen Bio-Urgetreiden wie Bulgur, Gries oder Couscous sind ebenfalls ab und an erlaubt.

Hafer und Haferflocken, sowie Hafermilch als Alternative zu Kuhmilch, sind in kleinen Mengen zulässig. Hafer gilt aufgrund seiner Gluten Armut und seiner Nährstoffzusammensetzung als das gesündeste aller Getreide. Biotin, Zink und Vitamin B1 spielen hier eine große Rolle.

Liebhaber von Porridge und Brei werden sich freuen zu lesen, dass auch Hirse und Mais gelegentlich in den Speiseplan aufgenommen werden können. Ebenso Hülsenfrüchte als Proteinquellen, als Beispiel seien Kichererbsen und Kidneybohnen genannt. Pseudogetreide ist ein großer Renner in vielen alternativen Ernährungsformen und auch in der basenüberschüssigen sind kleine Portionen von Quinoa, Amaranth oder Buchweizen erlaubt. Hirse und Vollkornreis dürfen Eintöpfe bereichern und hochwertiger Kakao aus Bio-Qualität kann für Glücksgefühle sorgen. Walnüsse, Haselnüsse, Macadamianüsse und Produkte der Kokosnuss, wie Kokosflocken, dürfen Müslis oder Salate um ein wenig Crunch aufwerten. Auch Ölsaaten wie Mohn, Chia und Hanf sind neben Sonnenblumenkernen und Kürbiskernen, sowie Leinsamen vor allem für basische Brote ein Gewinn.

Soja und seine Produkte müssen unbedingt aus Bio-Anbau stammen, auch gegen ein gelegentliches Bio Ei oder Bio Fisch gibt es keine Einwände, um den Speisezettel etwas abwechslungsreicher zu gestalten.

Unter den guten **säurebildenden Getränken** versteht man Grünen Tee, Kaffee aus der Süßlupine, pflanzliche Drinks, für Kinder gerne auch in Verbindung mit Kakao, aus Hafer, Reis oder Soja. Achte jedenfalls darauf, dass keine Zucker und Aromen, gar Verdickungsmittel zugesetzt wurden oder suche Dir aus unseren Rezepten und Tipps heraus, wie Du diese milchähnlichen Drinks ganz einfach selbst herstellen kannst.

Wenn der hochwertige, ungesüßte Kakao für Deine Kinder noch ungewohnt ist, dann ist Kokosblütenzucker als einziger guter Säurebilder zum Süßen, neben Stevia oder Erythrit erlaubt. Auch zum Backen, wenn Du dies nur selten machst, kannst Du ihn einsetzen.

Einige wenige Lebensmittel werden als **neutral** eingestuft. Dazu gehören Butter und Ghee, sowie Sahne. Auch diese sind nur in biologisch einwandfreier Qualität zugelassen!

Zu den **schlechten Säurebildnern** gehören:

- Eier, Fisch und Fleisch aus konventioneller Landwirtschaft oder aus belasteten Regionen.

- Alle industriell verarbeiteten Fleisch- und Milchprodukte wie Wurstwaren, Schinken, Jogurts und Käse!

- Essig aller Art, Ausnahme der milde Apfelessig

- Fertigmahlzeiten aller Art, ganz gleich ob aus dem Supermarkt oder Fast Food Restaurant, sowie Kantinen. Auch vermeintlich gesunde fettreduzierte oder Low Carb Produkte in bunten Verpackungen und nicht zu vergessen Smoothies aus dem Kühlregal enthalten einen Cocktail aus Zusatzstoffen und Zucker oder Zuckeraustauschstoffen!

- Klassische Getreideprodukte aus überzüchteten Sorten, wie

Back- und Teigwaren, Nudeln, Frühstückscerealien und Gebäck auch aus der Konditorei oder vom Bäcker.

- Alle glutenhaltigen Produkte wie Seitan, vegetarische Wurstwaren und Aufschnitt.

- Stark verarbeitete Sojaprodukte

- Konserven, auch Sauerkonserven und Ketchup

- Sämtliche Produkte die Industrie- oder Haushaltszucker enthalten, sowie künstliche Süßungsmittel wie Aspartam enthalten. Dicksäfte und Honig bitte ebenfalls mit Vorsicht betrachten, wenn sie in großen Mengen im Produkt vorhanden sind.

Als **schlechte säurebildende Getränke** werden jedenfalls alle Softdrinks, Alkohol und koffeinhaltigen Getränke betrachtet. Mineralwasser mit Kohlensäure versetzt ist ebenso verboten wie schwarzer Tee oder Früchtetee! Kaffee in allen seinen Varianten ist strikt zu meiden!

BASEN TABELLE

Basenbildendes Obst

Äpfel	Mirabellen
Ananas	Nektarinen
Aprikosen	Oliven (grün, schwarz)
Birnen	Orangen
Clementinen	Pampelmusen
Datteln	Papayas
Erdbeeren	Pfirsiche
Feigen	Pflaumen
Grapefruits	Preiselbeeren
Heidelbeeren	Quitten
Himbeeren	Reineclauden
Honigmelonen	Stachelbeeren
Johanisbeeren (rot, schwarz, weiss)	Sternfrüchte
Kirschen	Trockenfrüchte
Kiwis	Wassermelonen
Limetten	Weintrauben (rot weiss)
Mandarinen	Zitronen
Mangos	Zwetschgen

Basenbildendes Gemüse

Algen (alle Arten)	Navetten (weisse Rüben)
Artischocken	Okraschoten
Aubergine	Paprika
Staudensellerie	Pastinaken
Blumenkohl	Petersilienwurzel
Bohnen , grün	Radieschen
Brokkoli	Rettich (weiss, schwarz)
Chicorée	Romanesco
Chinakohl	Rosenkohl
Erbsen, frisch	Roe Beete
Fenchel	Rotkohl
Frühlingszwiebel	Schalotten
Grünkohl	Schwarzwurzel
Gurken	Spargel
Karotten	Spitzkohl (Zuckerhut)
Kartoffeln	Süsskartoffeln
Knoblauch	Tomaten (roh)
Kohlrabi	Weisskohl
Kürbisarten	Wirsing

Lauch (Poree)	Zucchini
Mangold	Zwiebeln

Basenbildende Pilze

Austernpilze	Shiitake
Champignon	Steinpilze
Morcheln	Trüffelpilz
Pfifferlinge	

Basische Sprossen und Keime

Alfalfa-Sprossen	Mungobohnen-Sprossen
Bockshornklee-Sprossen	Radieschen-Sprossen
Braunhirse-Sprossen	Rettich-Sprossen
Brokkoli-Sprossen	Roggenkeimlinge
Dinkelkeimlinge	Rotkohl-Sprossen
Gerstenkeimlinge	Rucola-Sprossen
Hirse-Sprossen	Senf-Sprossen
Leinsamen-Sprossen	Sonnenblumenkerne-Sprossen
Linsen-Sprosse	Weizenkeimlinge

Basische Kräuter und Salate

Basilikum	Löwenzahn
Batavisalat	Lollo-Salate (Biondo/Rosso)
Bohnenkraut	Majoran
Borretsch	Meerettich
Brennessel	Melde (spanischer Salat)
Brunnenkresse	Melisse
Chinakohl	Muskatnuss
Chicorée	Nelken
Chilischoten	Oregano
Dill	Petersilie
Eichblattsalat	Pfeffer (alle Arten)
Eisbergsalat	Pfefferminze
Endivien	Piment
Feldsalat	Rosmarin
Fenchelsamen	Rucola (Rauke)
Friseesalat	Safran
Gartenkresse	Salbei
Ingwer	Sauerampfer

Kapern	Schnittlauch
Kardamom	Schwarzkümmel
Kerbel	Sellerieblätter
Koriander	Thymian
Kopfsalat	Vanille
Kresse	Wildkräuter
Kreuzkümmel	Yaop
Kümmel	Zimt
Kurkuma	Zitronenmelisse
Lattich	Zuckerhut
Liebstöckel	

Andere Basische Lebensmittel

Konjac-Nudeln	Lupinenmehl
Erdmandeln	Lupineneiweiss-Tabletten
Mandeln	Xylit/Erythrit
Mandelmus	Stevia
Maroni/Esskastanien	Selbstgemachter Dicksaft
Früchtesmoothies	Grüne Smoothies
Kräutertees	Proteinshake mit Lupine
Wasser	Wasser mit Apfelessig
Wasser mit Zitronen	

Gute säurebildende - Lebensmittel

Bio- Getreide (Dinkel, etc)	Getreideprodukte (Bulgur, Couscous etc.)
Hafer/Haferflocken	Hirse/Vollkornreis
Hülsenfrüchte (Kichererbsen)	Kakaopulver
Mais	NüsseöLSAATEN
Pflanzliches Proteinpulver	Pseudogetreide
Tierische Produkte	Tofu

Schlechte Säurebildner - Tierisch

Eier	Fisch und Meeresfrüchte
Fleisch – Fleischprodukte	Milchprodukte

Ausnahmen: Butter, Ghee und Sahne

Schlechte säurebildner Getränke

Alkohol	Softdrinks
Kaffee- koffeinhaltige Getränke	Milch
Mineralwasser- kohlensäure Getränke	Tee

Schlechte säurebildner Pflanzlich

Essig	Fertigprodukte aller Art
Auszugsmehle Getreideprodukte	Glutenhaltige Produkte
Ketchup	Sauerkonserven
Senf	Sojaprodukte
Speiseeis	Süssungsmittel
Zucker	

ÄNDERE DEIN ESSVERHALTEN – UNSERE TIPPS

Bevor wir zu den einzelnen Tipps und Tricks für Deinen neuen basischen Alltag kommen, ganz gleich für welche der gesunden und in letzter Zeit intensiv wissenschaftlich untersuchten Ernährungsweisen auch immer Du Dich entscheidest, sei es Low Carb um der Zuckersucht Herr zu werden, sei es ketogen weil Dir diese Ernährungsform entgegen kommt oder sei es die hier beschriebene gesunde basische, entschlackende Ernährung, eines zieht sich wie ein roter Faden durch alle diese empfohlenen Ratschläge, halte Dich fern von industriell gefertigter Nahrung! Du musst kein Fan der Steinzeiternährung werden, um zu verstehen, dass die mannigfaltigen Zusatzstoffe der Lebensmittelindustrie sich als Säuren, Schlacken oder gar Giftstoffe in Deinem Gewebe einlagern. Sie werden dann mit überschüssigem Fett ummantelt um sie so neutral wie möglich für Dein System zu halten. Je mehr Du davon zu Dir nimmst, desto länger dauert es das Fett wieder abzubauen und die Schlacken los zu werden. Von den Folgeerkrankungen, auch Zivilisationskrankheiten genannt, erst gar nicht zu reden. Leichte Verdauungsprobleme sind oft nur ein erstes Anzeichen für die Unverträglichkeit dieser künstlichen Stoffe. Lasse es nicht eskalieren und fortschreiten, sich zu entzündlichen Prozessen und damit langwierigen Erkrankungen entwickeln. Wende Dich hin zum Trend des „Do It Yourself" und nutze Deine Küche und Deine Geräte nicht nur als Dekoration für „Schöner Wohnen", sondern vor allem, um gesunde und nährstoffreiche Speisen für Deine Familie zu kochen. Ein gemeinsamer Abend in der Küche mit der Vorbereitung für das familiäre Dinner wird den Zusammenhalt innerhalb Eurer kleinen Gemeinschaft ungleich mehr Stärken, denn sinnlose Stunden vor Bildschirmen!

Anstelle der neuesten Mikrowelle oder der glänzenden Edelstahl Kaffeemaschine für Spezialitäten per Knopfdruck, überlege Dir das Geld lieber für Hochleistungsblender, Entsafter oder einen Slow Cooker anzulegen. Diese Geräte können Dir den Kochprozess ungemein erleichtern und Dein Zeitmanagement neben Job, Kindern und Haushalt in Balance halten. Ein Hochleistungsmixer für Smoothies erhält Dir wertvolle Vitamine ebenso, wie der langsam bei niedriger Temperatur dahinköchelnde Slow Cooker für fertige Suppen und Eintöpfe am Abend.

Biologisch hochwertige Zutaten, auch aus dem guten säurebildenden Bereich, verdienen es so schonend wie möglich zubereitet zu werden, machen viel mehr Spaß, weil sie besser schmecken und können vor allem, wenn es um Gemüse und Obst geht, auch roh zum Knabbern oder als

Zwischenmahlzeiten gut verzehrt werden.

Und weil wir es schon erwähnt haben, starten wir als ersten Tipp für Dich mit dem Zeitmanagement:

1) Erstelle Dir einen Speiseplan, ausgewählt aus unseren Gerichten für zumindest immer 2 besser noch 3 Tage und anhand dessen auch Deine Einkaufsliste. Überlege Dir anhand unserer Anmerkungen zu jedem Gericht, welche Du im Vorfeld schon kochen kannst und dann zum gemeinsamen Essen nur mehr Aufwärmen musst. Auch wir wissen um die Belastungen im Haushalt, gepaart mit Arbeitsplatz, Kindern und dem Bedürfnis nach ein wenig freien Stunden mit Freunden.

2) Binde Deine Familie in die Planung und den Ablauf mit ein. Kinder haben Spaß daran, wenn sie beim Kochen helfen dürfen und schon die Kleinsten finden ihre Aufgabe und können zum Beispiel den Salat in mundgerechte Bissen rupfen oder Gurken, Tomaten und Kartoffeln waschen.

3) Wenn Du zu den Menschen gehörst, die ohne Kaffee am frühen Morgen nicht ansprechbar sind und Du auch über den Tag verteilt immer wieder zur Tasse greifst, dann versuche Deinen Kaffeekonsum schon zuvor langsam einzuschränken. Entzugserscheinungen nach Kaffee wie Kopfschmerzen oder Schwindelgefühle können dann nicht auf die neue Nahrung zurückgeführt werden und sollten bei einem langsamen Ausschleichen der täglichen Kaffeemenge eigentlich ausbleiben.

4) Ob Slow Cooker, Thermomix oder sonstige selbstkochende und programmierbare Küchengeräte, sieh Dir ihre Beschreibungen und auch Menüideen in Ruhe an, entscheide, welche davon zur basischen Ernährung passen oder wandle sie gegebenenfalls passend ab. Oft haben wir diese Geräte im Haushalt stehen, nur um dann doch gerade so die Mikrowelle zu bedienen, um etwas Warmes auf den Tisch zu bringen – schade darum. Mache Dir hier die neueste Technik zunutze!

5) Das Auge isst mit, dies gilt nicht zuletzt für Ernährungsumstellungen, wenn es die gesamte Familie betrifft. Gerade die Skeptiker in der Runde kannst Du mit einem nett gedeckten Tisch und schön angerichteten Tellern von der neuen Kost leichter überzeugen.

6) Versucht wieder ein Gespräch am Tisch in Gang zu bringen, denn dabei isst man meistens langsamer! Gut zu kauen und sich auf

sein Sättigungsgefühl zu konzentrieren gelingt leichter, wenn man nicht den Kopf im Smartphone oder bei den Nachrichten im TV hat. Bewusstes Essen ist ein erster Schritt das gesunde Bauchgefühl wieder zu entdecken.

7) Es kann helfen auf die geforderten 2 ½ Liter Wasser täglich zu kommen indem Du ein vermeintliches Hungergefühl erstmal mit einem Glas Wasser anstelle eines Snacks bekämpfst. Hast Du nach 15 bis 20 Minuten immer noch Hunger, dann greife zu einer Karotte, Gurke oder Tomate, eventuell auch zu einem Stück Obst. In Zeiten des Überflusses und der gedanklichen Abwesenheit in den sozialen Medien vertauschen wir Hunger schon einmal mit Durst.

8) Sorge jedenfalls vor für die Snackattacken! Wer bis jetzt gewohnt war zu naschen, wird sich auch von einer Ernährungsänderung nicht so leicht von seinen Gewohnheiten abbringen lassen. Frisch geschnittenes Obst, ein paar Nüsse, eine Gemüse Rohkostplatte oder ein frisch gemixter Smoothie können hier helfen.

9) Analysiere gemeinsam mit Deiner Familie die Gewohnheiten! Wann greift Ihr zu Süßen Snacks? Ist es vielleicht Langeweile? Passiert es hauptsächlich unbewusst? Gemeinsame Abende, Spaziergänge oder sonstige Aktivitäten abseits der Routine können vor allem am Anfang helfen alte und schlechte Angewohnheiten zu durchbrechen. Versucht gemeinsam neue Rituale zu finden, die allen Beteiligten Freude bringen. Eine Umstellung der Ernährung bedeutet nicht zuletzt auch eine Änderung seines Alltages hin zu mehr gesundem Lifestyle. Zudem sorgt auch Stress für die Bildung von Säure im Körper. Ruhige Momente um wieder „runter zu kommen" oder mit der Seele zu baumeln, ohne Smartphone in der Hand und laufendem TV können heilend helfen.

10) Zum Tagesausklang gehört nicht selten ein Feierabendbier oder ein Glas Wein. Das gehört nun aber wirklich nicht in eine gesunde, basische Ernährung. Wenn es doch mal ein kleiner Umtrunk sein soll, aus Anlass eines Feiertages, dann greif zu Rotwein, dieser wirkt in Maßen genossen eher noch basisch und ist damit nicht ganz so ungesund.

11) Zwinge Deiner Familie keine neuen Gerichte auf, sondern überzeuge sie durch Frische, Geschmack und das Wohlgefühl, dass sich unweigerlich nach wenigen Tagen einstellen wird. Handle einen Kompromiss für wenige Tage Versuch aus. Jeder

wird sich darauf einlassen, wenn Du versprichst für den größten Skeptiker den Speiseplan wieder auf „normal" zu stellen, wenn er sich nach einer Woche immer noch nicht besser fühlt.

12) Eine weitere Möglichkeit ist die Wochenenden für die guten Säurebildner zu planen und dann die geliebten Nudeln oder Backwaren, frei nach unseren Rezepten, auf den Tisch zu bringen. Wenn Deine Familie das Gefühl hat, sie müssen nicht verzichten, sondern können nur gewinnen, dann werden sie auch bereit sein eine neue Ernährung zu versuchen!

13) Beobachte die Reaktionen Deiner Familie! Zuviel Rohkost kann auch zu einem gegenteiligen Effekt führen und Blähungen und Unwohlsein verursachen. Es kommt nicht oft vor, aber es macht Sinn vor allem Deine Kinder daraufhin nicht unbeachtet zu lassen. Wenn Du feststellst, neben Salat ist zu viel rohes Gemüse in Eurem Speiseplan, dann kannst Du ganz einfach leicht dünsten und schon werden sich die kleinen Ungereimtheiten wieder beruhigen.

14) Rohe und gekochte Speisen benötigen unterschiedlich lange, um verdaut zu werden. Oft lassen sich wiederkehrende Magenbeschwerden beheben, indem Du in der richtigen Reihenfolge isst. Kinder machen das oft automatisch, wenn man sie denn lässt! Obst hat die kürzeste Zeitspanne, sollte also eher vor der Hauptmahlzeit verspeist werden, also nach einer großen Portion Eintopf, Getreide oder gar Fleisch. Salat dauert ebenfalls eher kürzer. Am längsten benötigen Proteine um verdaut und zerlegt zu werden, dies gilt für Fleisch und Hülsenfrüchte gleichermaßen.

15) Du hast mit diesem Buch alle wichtigen Erklärungen zur basischen Ernährung in der Hand. Du hast 300 Rezepte und zudem jede Menge Tipps und Tricks – fange es an! Und wenn Du Dich nicht von heute auf morgen darüber traust, dann suche Dir aus diesen Ideen heraus, womit Du im Vorfeld jedenfalls langsam beginnen und die Familie auf einen neuen Lebensalltag einstimmen kannst!

BEGLEITENDE MAßNAHMEN ZUR BASENÜBERSCHÜSSIGEN ERNÄHRUNG ODER EINE WOCHE BASENFASTEN

Ob auch hier die gesamte Familie mitmachen möchte oder nicht, sie gehören nun einmal zu einem Gesamtheitlichen Bild dazu, die Möglichkeiten Deine Basenfastenwoche oder Dein neues basenüberschüssiges Leben noch erfolgreicher zu gestalten, unsere Ideen für noch mehr Basen in Deinem Leben:

Detox Tag

Suche Dir dafür einen Tag, der wirklich nur Dir gehört, keine anstrengenden Besuche, Sporteinheiten oder Shopping Touren mit Freunden, Familie und auch keine Termine im Job. Am besten nimmst Du Dir dafür einen Tag frei oder blockierst Dir den Sonntag und lässt die Kinder einmal in der Verantwortung Deines Partners.

Starte in Deinen Tag mit Ruhe und einem leichten Frühstück, wie beispielsweise einem frisch gepressten Karotten-Apfel-Saft. Nimm Dir Zeit für etwas Yoga oder Meditation. Gib Deinem Körper Zeit sich von Schlacken und Giftstoffen zu befreien und belaste ihn weder mit zu viel Rohkost noch sonstigen, wenn auch gesunden Snacks aus unseren Vorschlägen. Bereite Dir zu Mittag und am Abend nur ein cremiges Gemüsesüppchen aus leicht verdaulichen Sorten wie Fenchel, Karotten oder Lauch und vermeide auch übertriebenes Würzen.

Nutze den Nachmittag für ein entspanntes Basenbad laut unserer Anleitung. Mach einen Spaziergang im Park oder der freien Natur und lass Deine Gedanken wandern – nicht in die Richtung unerledigter Dinge, einfach Freude und Dankbarkeit am Dasein!

Lies ein gutes Buch oder höre Deine Lieblingsmusik und lass dafür Dein Smartphone auch einmal einen freien Tag haben.

Geh frühzeitig schlafen und belaste Dich während dieser Auszeit auch nicht mit Nachrichten aus dem TV oder sonstigen Film- und Fernsehproduktionen. Dein Darm und Deine Gesundheit werden sich freuen einmal Aufräumen zu können und nicht mit Stress und Nahrung überbelastet zu werden.

Solch ein Tag kann auch helfen nach Urlauben, anstrengenden Projekten im Beruf oder kranken Kindern wieder Deine Mitte zu finden und frisch in die basenüberschüssige Ernährung einzutauchen, wenn aufgrund unvorhergesehener Ereignisse oder Feiertage ein kleiner Schlendrian eingeschlichen ist.

Darmentgiftung und Sanierung

Da das Ausleiten von Giften, Säuren und Schlacken, sowie die Aufnahme der in der Nahrung enthaltenen Nährstoffe, auf eine ausgeglichene, gesunde Darmflora angewiesen ist, ist es sinnvoll auch Deinen Darm zu entgiften und ihm die Möglichkeit der Sanierung zu geben.

Dies ist nicht schwer und beruht grundsätzlich auf nur 3 Komponenten, welche womöglich ohnehin in Deinem Haushalt zu finden sind. Die Einnahme und deren Wirkung wollen wir hier erklären.

Flohsamenschalenpulver oder Psyllium ist oft in Küchen zu finden, da es als Backhilfsmittel und zur Verdickung von Saucen eingesetzt werden kann. Feinstens gemahlen kannst Du dieses Pulver direkt einnehmen und musst Dir nicht erst Kapseln daraus besorgen. Die Flohsamen lockern Ablagerungen in Deinem Verdauungssystem und lösen auch toxische Stoffwechselabfallprodukte aus den Taschen in Deinem Darm.

Zeolith oder Bentonit sind Mineralerden und zum Teil bekannt dafür, dass sie für brüchige Nägel, sprödes Haar oder bei unreiner Haut wirksam eingesetzt werden können. Das liegt daran, dass die Mineralerde die gelösten Stoffe der Flohsamen aufnehmen, binden und somit abtransportieren kann. Du erhältst beides in medizinischer Qualität in der Apotheke oder auf spezialisierten Seiten zu diesem Thema.

Probiotika kannst Du in Kapselform oder flüssig kaufen und zum Wiederaufbau Deiner Darmflora unterstützend einnehmen. Vor allem ein unregelmäßiger Stuhlgang bis hin zu Verstopfung werden so sehr schnell und ohne Nebenwirkungen behoben.

Taste Dich bei der Menge an Deinen Bedarf individuell heran, beginne etwa mit einem halben Teelöffel Flohsamenschalenpulver und Zeolith und mische dies morgens mit gut 200 ml Wasser. Trinke den Shake sofort, sonst wird er ein Gel und sieht eher nicht sehr einladend aus. Gerade diese Quellfähigkeit ist es, die Deinem Darm hilft sich zu reinigen. Trinke danach noch ein Glas reines Wasser. Rund um das Einnehmen des Shakes solltest Du nicht Essen, lass Dir etwa eine Stunde Zeit damit.

Wenn es Dir am Abend besser in Deinen Tagesablauf passt, ist dies ebenso möglich. Das Probiotikum nimmst Du am besten Zeitversetzt, sonst wird es sofort mit dem Shake vermischt wieder ausgeschieden. Wenn Du das Gefühl hast, dass es Dir nicht wirklich hilft, also Deine Verdauung und damit Dein Stuhlgang nicht richtig in Schwung kommen, dann kannst Du morgens und abends einen Shake zu Dir nehmen und die Wirkung weiter beobachten. Auch die Dauer der Darmreinigung kann nicht einfach festgelegt werden, sie ist bei jedem Menschen anders. Führst Du ohnehin ein gesundes Leben, kannst Du nach 10 Tagen schon Erfolge vorweisen und Dich besser fühlen. Hast Du Deine Gesundheit bisher eher nachlässig behandelt, kann eine Darmreinigung gut auch 2 Monate durchgeführt werden. Je basischer bzw. basenüberschüssiger Deine Ernährung während der Zeit der Darmsanierung ist, desto besser wird sie anschlagen. Generell kann die Darmsanierung, eventuell für andere Familienmitglieder, welche nicht der basischen Ernährung folgen, auch angewendet werden. Zumindest auf Junk-Food und Genussmittel sollte dann aber verzichtet werden.

Ein Hilfsmittel bei der Behebung von Verdauungsproblemen wurde jahrhundertelang empfohlen und ist heute ein Thema, behandelt wie ein Tabu. Der Einlauf, nicht als kleines Mittelchen aus der Apotheke, denn dieses hilft Dir nicht wirklich Schlacken und Giftstoffe aus Deinem Darm abzutransportieren. Sie helfen maximal bei akut auftretender Verstopfung. Wenn Du wiederkehrend darunter leidest, dann kommst Du um eine Darmsanierung nicht herum, Einläufe jedenfalls helfen Stoffwechselabfallprodukte, die zu lange in den Taschen Deiner Darmschleimhäute gelagert wurden, schneller abzutransportieren und helfen dem Darm so sich schneller zu regenerieren.

Darmreinigung hausgemacht – Kaffeeeinlauf

Es ist immer wieder faszinierend zu sehen, wie der Kaffeeeinlauf zu einer Verbesserung des Aussehens und einer Erhöhung der Aufnahme an Nährstoffen und somit mehr Energie für den Körper führt. Nach wenigen Tagen kannst Du im Spiegel das Ergebnis bewundern und Verdauungsbeschwerden wie Blähungen, Verstopfung und sogar Sodbrennen gehören der Vergangenheit an. Wenn Du Dich zur großangelegten Entgiftung aufgrund unregelmäßiger Alltage nicht in der Lage siehst, dann ist der Einlauf eine gute Wahl, die Entgiftung und Entsäuerung Deines Organismus trotzdem zu unterstützen, denn er benötigt keinen festen Zeitablauf!

Bentonit oder Zeolith hast Du in Pulverform eventuell von Deiner Darmreinigung vorrätig und kannst sie damit aufbrauchen oder Du nimmst Kaffeepulver. Am besten legst Du Dir einen Irrigator zu, der kostet wenige Euro, wenn man die durchschlagende Wirkung sieht. Während ein Einlauf mit Bentonit eher dafür sorgt, dass die eingelagerten Schlacken im Darm und seinen Taschen abtransportiert werden, wirkt der Einlauf mit, vor allem grünem, Kaffee in der Leber.

Die Leber ist „das" Entgiftungsorgan Deines Körpers und der Kaffeeeinlauf hilft die dort gelagerten Giftstoffe auszuscheiden. Über Deinen Darm gelangen die entgiftenden Wirkstoffe des Kaffees über das Blut in die Leber. Die in ihren Gallengängen gelagerten Toxine werden vom Kaffee aufgenommen und endlich ausgeschieden. Arbeite hierzu mit gefiltertem oder destilliertem Wasser. Leitungswasser enthält leider oftmals Giftstoffe, die Du Deinem Darm und Deiner Leber nicht noch zusätzlich auflasten sollst. Beim Kaffee ist natürlich wichtig mit einem Bio-Produkt zu arbeiten, aus denselben Gründen. Bringe in einem Topf etwa einen halben Liter Wasser zum Kochen und gib zwei gehäufte Kaffeelöffel Pulver dazu. Verdünne dies letztlich mit nochmal etwa 2 Liter lauwarmem Wasser und filtere es durch ungebleichte Filtertüten. Einfacher ist die Herstellung des Kaffeeeinlaufes mit Instantpulver aus Grünem Kaffee-Extrakt. Hier mischst Du einfach 3 gehäufte Esslöffel mit einem Liter lauwarmem Wasser und kannst sofort loslegen.

Versuche jedenfalls einen halben Liter Flüssigkeit in Deinen Darm zu bringen und diese 15 Minuten zu halten, bevor Du Deinen Darm wieder entleerst. Dies wird am Anfang vielleicht nicht gleich gelingen, dann versuch einfach 2 oder 3 Einläufe mit kürzerer Haltedauer. Um die Wirkung des Einlaufes zu verstärken kannst Du auch noch Deinen Bauch sanft massieren. Der Einlauf wird damit besser verteilt und der Kaffee besser über das Blut in die Leber transportiert, um dort zu wirken.

Mehr Sport und Bewegung

Wie bei jeder Ernährungsumstellung ist die ersten Tage intensiver Sport nicht empfehlenswert. Lass es, wenn Du an täglich Joggingrunden oder regelmäßige Stunden im Fitness Studio gewohnt bist einfach etwas langsamer angehen und höre auf Deinen Körper. Jeder Mensch reagiert etwas anders und vielleicht spürst Du in Deiner Ausdauer auch gar keinen Unterschied!

Da Entsäuerung viel mit Abatmen von CO_2 und Entfernung von Schlacken über die Haut zu tun hat, ist es sinnvoll auch als Anti-Sportler für mehr Bewegung im Leben zu sorgen. Es ist einfach eine Tatsache, dass Deine Atmung sich unbewusst verändert und tiefer wird, wenn Du einen Spaziergang machst. Ob dieser geplant ist als tägliche Fitnesseinheit oder Du einfach Deine Einkäufe in Zukunft zu Fuß erledigst, bleibt Dir überlassen. Wohnst Du in einer Stadt, arbeitest in einem Hochhaus? Versuche doch anstelle von Aufzügen und Rolltreppen die klassische Treppe hinauf und hinunter zu benutzen. Mit sehr einfachen Mitteln lässt sich täglich mehr Bewegung einbauen, ohne gleich eine Jahresmitgliedschaft im Luxus Fitness Tempel der Stadt zu erwerben, um dann doch nicht regelmäßig dort aufzuschlagen.

Selbst leichte Stretching oder Gymnastik Übungen zuhause kannst Du nach dem Aufstehen oder vor dem Schlafen gehen absolvieren und im Laufe der Zeit immer weiter steigern. Überfordere Dich nicht, sonst wird keine regelmäßige Übung daraus. Finde heraus was Dir Spaß macht und wenn es für den Anfang nur ein wöchentlicher Schaufensterbummel an der längsten Einkaufsstraße oder in der verzweigtesten Shopping Mall ist. Du wirst Dich über kurz oder lang ohnehin neu einkleiden müssen, denn die basische Ernährung, richtig angewandt, lässt die Pfunde purzeln!

Und wenn Du mal absolut nicht rausgehen willst, dann öffne Dein Fenster, lüften ist ja auch gesund, und atme davorstehend ein paarmal tief durch! Lüften bedeutet übrigens, kur das Fenster komplett öffnen und nicht es den halben Tag gekippt zu halten und durch den Spalt hinaus zu heizen!

Öl Ziehen

Ein Mittel Deine Zähne und Dein Zahnfleisch lange gesund zu erhalten oder eventuell bereits auftretendem Zahnverfall und Zahnfleischschwund sanft zu begegnen ist das Öl Ziehen.

Öl für mehrere Minuten durch den Mundraum wandern zu lassen wurde im Ayurveda schon vor mehr als 2000 Jahren gegen fast 30 verschiedene Krankheiten verordnet. Neben Migräne und Hormonstörungen soll es sogar noch gegen Asthma helfen können. Am bekanntesten jedoch ist die Hilfe gegen Karies, Mundgeruch und Zahnfleischbluten, was immer mit einem Zahnfleischrückgang einhergeht. Mit nur 10 bis 20 Minuten täglich nach dem Aufstehen, kannst Du den nächsten teuren Zahnbehandlungen vorbeugen. Zähne putzen dauert oft nicht länger als 2 bis 3 Minuten und die Zahnbürste kommt nicht überall an. Öl, welches Du für mehr als 15 Minuten in Deinem Mund wälzt, durch die Zähne ziehst, kaust und durch

Deinen gesamten Rachenraum wandern lässt, allerdings schon. Vom Kokosöl weißt Du womöglich um seine antibakterielle Wirkung, Du hast es also schon im Haus und musst nicht erst in Apotheken oder Online Shops nach dem richtigen Mittel suchen.

Nimm jeden Morgen nach dem Aufstehen, noch vor dem Zähne putzen einen Esslöffel Kokosöl in den Mund. Spiele nun für etwa 15 bis 20 Minuten damit, wie vorher schon erklärt. Dies ist am Anfang noch nicht so einfach und vielleicht gewöhnungsbedürftig. Dann spuckst Du das Öl die ersten Tage eben früher aus. Wichtig ist, fange es an und ziehe den Zeitraum, in dem Du das Öl durch Deinen Mundraum wandern lässt, immer weiter hinaus, bis Du etwa 20 Minuten erreichst! Dann hast Du die Gewissheit, das Öl hat jede vorhandene Bakterie erwischt und eingesammelt. Es konnte in alle Zahnzwischenräume eindringen, alle Lücken und Spalten und seine antibakterielle Wirkung voll entfalten. Du hast damit auch Deine Zahnbeläge erfolgreich bekämpft. Spucke das Öl dann in ein Papiertuch und entsorge es über den Restmüll. Spüle Deinen Mundraum gut aus und trinke erst dann Deinen morgendlichen Smoothie oder Tee.

Wenn Du Dich schon einmal mit Ayurveda befasst hast, dann kannst Du vor dem Öl ziehen auch noch eine Zungenreinigung durchführen und damit nicht nur Deine Geschmackswahrnehmung wieder verbessern. Gerade Beläge auf der Zunge von zu viel Koffein, Nikotin und weiteren Stoffen kann Deine Geschmacksknospen beeinträchtigen. Öl Ziehen, Zungenreinigung und die basische Ernährung bringen Dir Dein natürliches Geschmacksempfinden zurück.

Basen Bad

Ein Bad in mineralischen Heilwässern oder Salzseen wird schon seit Jahrtausenden von Ärzten oder Heilern empfohlen. Gerade auch Hauterkrankungen wie Neurodermitis oder Psoriasis sollen von der Kraft des basischen Wassers profitieren, nicht umsonst boomt der Markt von Heilthermen und der Tourismus am Toten Meer, auch abseits von Krankenkassen bezahlten Kuren.

Um sich die wohltuende Wirkung für Haut, Gelenke oder bei Muskelschmerzen zu gönnen, steigst Du nach einem wahrlich einfachen Rezept einfach in Deine Badewanne. Stelle Dir ein paar Kerzen an den Rand, nimm Dir eine Tasse Kräutertee mit, lausche leiser Lieblingsmusik und genieße nicht nur die entspannende, sondern auch die entschlackende und entsäuernde Wirkung eines Bades mit etwa 200 g Natron oder Meersalz und bis zu 5 Tropfen Deines liebsten Öles wie beispielsweise Lavendel oder Sandelholz. Gerade bei Hautunreinheiten solltest Du Salz den Vorzug geben, bei einer Unterstützung von umfassender Gesamtentsäuerung ist Natron besser.

Die Temperatur des Wassers sollte nicht über 37 Grad liegen und um in die volle Wirkung der Entsäuerung zu kommen, wäre es sinnvoll rund 40 Minuten entspannt in der Wanne zu liegen und darum auch ein Getränk mitzunehmen.

Da Salze und Natron eine rückfettende Wirkung auf Deine Haut haben, darfst Du hinterher nicht cremen, vor allem keine Supermarkt Body Lotion überfrachtet mit künstlichen Duftkomponenten. Kommt Dir Deine Haut dennoch zu trocken vor, dann greife zu Kokosöl.

Dauert Dir dieses Vollbad zu lange, dann unterstütze Deinen Körper bei der Ausscheidung der Säure mit basischen Fußbädern. Eine Wanne für die Füße kann unter dem Schreibtisch ebenso Platz finden, wie unter dem Fernsehtisch. Du kannst dabei ein Buch lesen, stricken, basteln, mit Freunden telefonieren oder chatten, kurz gesagt es nimmt Dir keine einzige Minute Deiner wertvollen Zeit und kann somit alle 2 bis 3 Tage oder gar öfter zum Einsatz kommen.

Nimm wieder Wasser mit rund 37 bis 38 Grad und gib auf etwa 5 Liter Wasser gut 100 g reines Meersalz eventuell mit Zitronenöl oder getrockneten, eigenen Kräutern wie Verbene oder Rosmarin dazu. Ersatzweise 100 g Natron und Lavendel. Wo Meersalz mit Verbene oder Zitrone belebend wirkt, beruhigt und entschleunigt das Natron mit dem Lavendel. Die Dauer sollte bei gut 60 Minuten, jedenfalls aber 45 Minuten liegen.

Basische Körperpflege

So wie die basische Ernährung vor allem von der Naturheilkunde als präventive Maßnahme erklärt wird, um diversen Zivilisationskrankheiten vorzubeugen, so intensiv wird auch über den „natürlichen" ph-Wert der Haut und ihre Pflege aufgeklärt. Festhaltend an dem Wissen, dass Giftstoffe und Säuren, werden in der Naturheilkunde zusammengefasst als „Schlacken" bezeichnet, zu einem Großteil auch über unser größtes Organ, die Haut, ausgeschieden werden, macht es jedenfalls Sinn, sich bei einer Entsäuerungs- oder Entschlackungskur auch dem Thema

Hautpflege zu widmen. Wir haben jede Menge Tiegel und Flacons, Plastikflaschen und Dosen in unseren Badezimmern stehen, mit mehr oder weniger Duftstoffen und angeblichen Pflegestoffen für unsere Haut versehen. Dank genialer Werbestrategien benötigen wir Seifen, Cremes, Peelings und Öle in vielfältiger Ausführung, da Augenbereiche, Lippen, Hände und Füße angeblich anderer Pflege bedürfen, denn der Rest unserer Hautoberfläche.

Die Erfindung des sogenannten Säureschutzmantels hat dem Absatz dieser Pflegeprodukte noch einmal einen Schub verliehen und waren es bis vor ein paar Jahren überwiegend Frauen, welche ihre Haut mit diversen Substanzen zugekleistert haben, so sind die gepflegten Männer heute mitten in der Aufholjagd.

Wie ist denn nun der ph-Wert unserer Haut? Laut den Messungen der Hautärzte und Fachwelt hat die Haut ein saures Milieu. Vor allem in den westlichen Industrienationen liegt der Wert bei 5,5. Misst man allerdings den ph-Wert bei den wenigen noch verbliebenen Naturvölkern kommt man der neutralen Grenze, also rund um einen ph-Wert von 7 immer näher. Auch kommt der Mensch mit einem basischen Hautbild zur Welt, schwimmt der Fötus doch 9 Monate im Fruchtwasser, welches nachgewiesener Maßen basisch ist. Woran auch immer Du in diesem Richtungsstreit glauben magst, es liegt nahe sich in seiner Umstellung von Ernährungsgewohnheiten und damit bis zu einem gewissen Grad seines Lifestyles, auch die Chemiekeule zu überdenken, welche wir täglich, teilweise mehrmals am Tag, unserem größten Sinnesorgan und Entgiftungsorgan antun. Wenn man die Haut nämlich in ihrer Funktion zur Entgiftung des Körpers betrachtet, möchtest Du sie sicher auch darin unterstützen. Du musst nun nicht den großen Müllsack holen und alle chemischen Pflegemittel aus Deinem Bad entfernen, aber mach Dir Gedanken, ob es nicht zumindest an Detox Tagen oder im Zuge Deiner Ernährungsumstellung Sinn macht auf natürliche und damit eher basische Pflege umzusteigen, vor allem, wenn Du womöglich unter vermehrten Rötungen, Allergien, Ausschlägen und zu trockener oder zu fettiger unreiner Haut leidest. Schleiche Deine Pflegeprodukte bisher damit aus, dass Du vermehrt zu Kokosöl greifst. Sie hat sogar einen natürlichen Sonnenschutzfaktor im Gepäck.

Es gibt zahlreiche Seiten im Netz oder einschlägige Bücher mit Anleitungen zu pflanzlicher, natürlicher Hautpflege. Wir wollen Dir hier einmal zwei Rezepte vorstellen, um Dir zu zeigen wie einfach und schnell diese umzusetzen sind.

Ein anregender Peeling für die Haut wäre beispielsweise 2 EL Jojobaöl, 1 EL Kokosöl, 1 EL mittel- oder grobkörniges Natron und 2 oder 3 Tropfen

Rosmarinöl. Das Natron sorgt für den sanften Abrieb der Hautschüppchen und die Ölmischung versorgt mit Pflege und Feuchtigkeit. Rosmarin hat eine anregende Wirkung.

Sogar **die Haarpflege** kann man mit wenigen Mitteln basisch gestalten: Mische 3-4 EL Bentonit mit rund 7-8 EL Wasser und füge etwa 3 Tropfen Rosenöl dazu. Massiere die Masse in Haare und Kopfhaut für 2 Minuten ein, lasse sie noch gut 5 Minuten nachwirken und spüle sie danach gründlich aus!

DIE BASISCHE ERNÄHRUNG ZUM ABNEHMEN

Wenn nicht eine Allergie oder Erkrankung dahintersteht, dann hast Du Dir dieses Buch wahrscheinlich gekauft um Gewicht zu verlieren und wieder positiver und energiegeladener im Leben zu stehen. Wir werden also nun die Fragen klären warum und wieviel Du mit einer basischen oder basenüberschüssigen Ernährung abnehmen kannst!

Herkömmliche Diäten fördern das Wachstum von Fettzellen

Der deutsche Ausdruck Diät steht für eine Kur, für eine zeitlich begrenzte Ernährungsintervention. Ob 3 Tage einseitige Obst Diät oder langfristiges Kalorienzählen wie bei den Weight Watchers, Du verlierst im ersten Moment Gewicht. Besteht Dein Ziel nur darin kurzfristig und schnellstmöglich in die Sommerbademode zu passen für den Urlaub im All Inklusive Club, dann wird dies durchaus funktionieren. Du kannst sehr schnell bis zu einer Kleidergröße abnehmen und der Bikini passt. Du wirst aber wieder zurück zuhause feststellen, dass Du im Urlaub den gesamten Gesichtsverlust wieder aufgeholt hast und höchstwahrscheinlich wirst Du sogar noch das eine oder andere Kilo zusätzlich oben drauf gepackt haben. Um nun auch im eigenen Garten für den Restsommer noch eine ansehnliche Figur abzugeben, muss die nächste schnelle Diät an den Start. Die Einladungen zu den diversen Grillpartys und Cocktailnachmittagen liegen schon auf dem Tisch, Zeit hast Du also nicht allzu viel zur Verfügung. Du zerstörst nun planmäßig Deine Verdauung und nachhaltig Deinen Stoffwechsel!

Wir essen heute weit über unseren Energiebedarf hinaus. Bevor die Jeans nicht zwickt und wir bewusst einen Blick in unseren Kleiderschrank werfen, in dem sich bei Frauen, neuerdings auch mehr und mehr bei den Herren, Jeans und Shorts in diversen Konfektionsgrößen finden lassen, beschäftigen wir uns weder mit der Anzahl der Kalorien, die wir täglich zu uns nehmen, noch mit dem Bedarf an Kalorien, den wir tatsächlich haben. Frühstück, Snack, Mittagessen, Kaffeepause, Abendessen und Junk-Food vor dem Bildschirm – so viele Mahlzeiten braucht kein Mensch! So viel Energie können wir in einem Tag gar nicht verbrennen! Da unser Organismus seit Jahrtausenden darauf eingestellt ist, dass es Notzeiten gibt, speichert er die momentan überflüssige Energie und lässt damit Deine Fettzellen anwachsen. Langsam aber sicher erkennbar an diversen wabbelnden Mengen an Bauch, Beinen und Po, auch Arme und Rücken bleiben von unschönen Speckrollen nicht verschont. Es kommen aber heutzutage keine Notzeiten mehr, in welchen Dein Körper dieses eingelagerte Fett wieder abbauen könnte. Also wird fröhlich weitergespeichert.

Ungesunde, industriell gefertigte Lebensmittel tragen gleich noch einmal gesondert dazu bei, dass unser Sättigungsgefühl nicht mehr anschlägt und wir uns regelmäßig überessen. Eine Crash Diät mit extremer Kalorienreduktion, und darauf sind diese Gewichtsverlustprogramme aufgebaut, lässt dieses eingelagerte Fett leider nicht verschwinden! Auch kann es weiße Speicherfettzellen nicht in braune Heizfettzellen umwandeln.

Dein Stoffwechsel erkennt nun, es kommt zwar Nahrung, nur nicht in ausreichender Menge. Anstatt das vorhandene Fett zur Energiegewinnung heranzuziehen, beginnt er Deinen Organismus auf Sparflamme zu stellen und so wenig Energie wie möglich zu verbrauchen. Du hungerst nach Deinen Lieblingsgerichten und quälst Dich mit Spargel, Grapefruits und Kohlsuppen ohne jedes nennenswerte Ergebnis. Denn gleich nach dieser Entbehrungsreichen Zeit beginnst Du wieder normal zu essen. Dein Körper traut der Sache nicht ganz, fährt die Leistung nicht sofort wieder hoch und lagert nun die Kalorien über Bedarf erst recht in Deinen wachsenden Fettzellen ein! Willkommen im JO-JO-Effekt!

Jo-Jo-Effekt gehört der Vergangenheit an

Du kannst nun dem Wachstum und der Anreicherung von Speicherenergie in Deinen Fettzellen damit begegnen, dass Du vermehrt Bewegung in Deinen Alltag einbaust. Da dies ohne Umstellung der Ernährung ein langer und steiniger Weg ist, geben die meisten Menschen ihre guten Vorsätze für das neue Jahr auch gegen Ende Jänner schon wieder auf! Das Gewissen beruhigen wir dann, mit der neu erworbenen Jahresmitgliedschaft im nächsten Fitness Studio und dem Wissen, dass wir da ja jederzeit wieder anfangen könnten zu trainieren und uns zu bewegen. Heute ist es aber zu kalt, zu grau, zu windig, zu nass und ganz sicher viel zu gemütlich auf der Couch vor dem Streaming Dienst und der neuesten Serie!

Langfristig Erfolg mit dem angestrebten Gewichtsverlust und damit einhergehender Gesundheitsverbesserung hast Du nur über eine Umstellung Deiner Ernährung und Deines eigenen Liebensstiles. Das ist natürlich deutlich komplexer, denn der Start des neuesten Diätversprechens aus dem Hochglanzmagazin!

Wer beginnt sich Gedanken über seine Gesundheit und sein Gewicht zu machen, der begegnet selbstverständlich auch den länger andauernden Diätprogrammen mithilfe diverser Suppen und Shakes. Da kannst Du Dir 4 Wochen oder 3 Monate angeblich lecker schmeckende und mit allen möglichen Vitaminen und Mineralstoffen angereicherte Pulver nach Hause liefern lassen und musst noch nicht mal Zeit für Deinen Einkauf verschwenden. Bequem und jedenfalls trendy und wenn Du es lange genug durchziehst, wirst Du auch Erfolge auf Deiner Waage verzeichnen.

Du darfst aber auch hier nicht wieder damit aufhören – denn Du unterliegst auch hier dem Notprogramm Deines Stoffwechsels und holst Dir neben ständiger Müdigkeit und vermehrt auftretenden Kopfschmerzen, aufgrund des heruntergefahrenen Energieverbrauches auch noch jede Menge neue Krankheiten ins Haus.

Der Jo-Jo-Effekt ist mit einigen Risiken verbunden, welche wir Dir kurz erklären wollen, um Deinen Wechsel hin zu einem neuen Leben mit einer neuen Ernährungsform auch wirklich auch in dieser Hinsicht zu untermauern!

Neben dem erhöhten Wachstum der Fettzellen, kann der Jo-Jo-Effekt auch zu psychischen Störungen führen. Anhaltende Müdigkeit und Lustlosigkeit gehen oft einher mit einem Rückzug in seine eigenen vier Wände und einem Verlust oder zumindest Einschränkung wichtiger sozialer Kontakte. Freunde auf Facebook und in anderen sozialen Medien ersetzen nicht das Gespräch mit der Freundin beim Schaufensterbummel oder Kaffee trinken! Die ständige Gewichtszunahme verleidet Dir aber Einkaufsnachmittage und die Jogginghose wird das liebste Kleidungsstück. Damit vor dem Spiegel zu stehen steigert das eigene Unwohlsein allerdings noch weiter.

Deine Darmflora wird ebenfalls in Mitleidenschaft gezogen. Der ständige Wechsel von ungesunder Ernährung zur Crash Diät und zurück sorgt für ein Absterben der gesunden Darmbakterien und Mikroorganismen. Zuckerfressende Bakterien und Pilze siedeln sich an und der Teufelskreis aus Hunger und Schuldgefühlen wegen Schokolade und Eis oder sonstiger Snacks treibt den Heißhunger auf die Spitze. Blutzuckerschwankungen am laufenden Band führen dann zur Insulinresistenz und mitten hinein in die Diagnose Diabetes.

Ablagerungen aller Art im Blutkreislauf und in den Gelenken machen Bewegungen zu einer Beschwernis und ziehen auch den Herz-Kreislauf in die Abwärtsspirale der Gesundheit mit ein.

Selbst Muskelschwund kann sich aufgrund der Gewichtsschwankungen ausgelöst von ständigen Diäten einstellen. Dabei sind gerade bewegte Muskeln der Verbrennungsmotor für Kalorien schlechthin! Ausgelöst wird auch er von einer Unterversorgung Deines Organismus mit Nährstoffen. Dein Körper ist dazu gezwungen Raubbau an sich selbst zu treiben, um die wichtigsten Grundversorgungen stabil zu halten.

Die basische Ernährung sorgt aufgrund ihrer Lebensmittel für eine Gewichtsreduktion

Eine Umstellung hin zu einer basischen oder basenüberschüssigen Ernährung führt Dich langfristig aus diesen Krankheitsbildern wieder heraus und reduziert Dein Gewicht auf ganz natürliche Weise!

Dein Körper wird nicht nur überschüssiges Fett verlieren, sondern schwemmt mit der basischen Lebensweise auch gleich die miteingelagerten Gifte und Schlacken aus. Deine Darmflora normalisiert sich wieder und Dein Körper kann die guten Inhaltsstoffe aus der pflanzenüberschüssigen Ernährung wieder leichter aufnehmen. Defizite in den Mineralstoffen werden auf natürliche Weise ausgeglichen und Vitamine können wieder mit ihren positiven Eigenschaften zur Steigerung von Gesundheit und Leistung beitragen.

Dafür musst Du keine Kalorien zählen und Dich auch nicht, wie so oft bei kurzfristigen Diäten, mit Hungergefühlen quälen. Von Salat und Gemüse kannst Du essen bis Du Dich richtig satt fühlst. Kartoffeln, Kohlgemüse und Sommerfrüchte belasten Deinen Organismus nicht, sondern geben Dir langanhaltende Sättigung ohne Blutzuckerschwankungen und damit verbundene Heißhungerattacken zu verursachen. Die abwechslungsreiche Kost lässt nichts vermissen. Gedanken an das nächste „richtige" Essen, wie so oft bei Diäten, an denen man das Ende kaum erwarten kann, um sich endlich wieder seine Lieblingsgerichte zu gönnen, fallen hier nach der Umstellung kaum ins Gewicht. Wir zeigen Dir in unseren Rezepten, wie Du klassische Speisen, einfach in basische Gerichte umwandeln kannst und gepaart mit den richtigen Gewürzen wieder beschwingt durchs Leben gehst. Der nächste Bummel über die Shoppingmeilen unserer Städte wird Dir wieder Spaß machen und die Lust auf neue, passende Teile in einer kleineren Konfektionsgröße wecken!

BASISCHE ERNÄHRUNG BEI VERSCHIEDENEN KRANKHEITSBILDERN

Welche Krankheiten Du neben einer Gewichtsreduktion mit der basischen oder basenüberschüssigen Ernährung vorbeugen und zum Teil auch noch gezielt bekämpfen kannst, erklären wir Dir in diesem Kapitel. Krankheitsbilder liegen nicht selten in der Familie. Weniger aufgrund von Vererbung, die Forschung bringt hier immer wieder erstaunliches zu Tage, denn aufgrund der Übernahme des Lebensstiles den wir schon von Großeltern oder Eltern vorgelebt bekommen haben. Wenn also eine oder mehrere der hier aufgezählten Probleme in Deiner Familie vorkommen, dann sieh Dir an, was Du womöglich an Gewohnheiten mitübernommen hast, welche auch Dir den Weg in eines der Beschwerdebilder vorzeichnen könnte.

Ablagerungskrankheiten

Zu den Ablagerungskrankheiten gehören Gicht und Arteriosklerose. Gerade Gicht ist keine reine Alterserscheinung mehr, sondern ein Zeichen ungesunder Lebensführung. Beide Krankheitsbilder werden immer öfter schon bei Patienten mittleren Alters diagnostiziert. Wie entstehen sie und was kannst Du dagegen tun?

Gicht

Gicht entsteht, wenn Dein Körper die Harnsäure nicht mehr komplett ausleiten kann, sie kristallisiert und setzt sich in den Gelenken ab. Auslöser sind Purine, die in Harnsäure umgewandelt werden. Purine finden sich vor allem in Fleisch und Fisch, sowie im Bier. Übermäßiger Genuss kann also zu Gicht führen. Auch Medikamente gegen Parkinson, Schmerzen oder Blutdrucksenker können die Ausleitung von Harnsäure erschweren. Mit der Umstellung auf eine basische Ernährung werden Proteine vermehrt aus pflanzlichen denn tierischen Quellen verspeist, was einen weiteren Anstieg von Harnsäure verhindert und dabei hilft die bereits bestehenden Ablagerungen abzutransportieren. Schwellungen in den Gelenken können damit abschwächen und Bewegung wieder ohne Schmerzen möglich werden. Diagnostiziert wird Gicht bei Männern ab etwa 30 Jahren. Sie sind nicht nur früher, sondern auch häufiger davon betroffen. Frauen hören diese Diagnose eher erst nach ihrer Menopause. Liegt Gicht in der Familie, kann es auch sein, dass erblich bedingt ein Enzymdefekt vorliegt, welcher dafür sorgt, dass Purine nicht verstoffwechselt werden. Gerade dann ist es sinnvoll, sich über eine Änderung der Ernährung zu informieren und seinen Lebenswandel zu überdenken.

Arteriosklerose

Arteriosklerose zeigt sich durch Ablagerungen in den Gefäßen. Die Wände der Arterien rücken näher und näher zusammen, weil sich an deren Verlauf Ablagerungen häufen und die Wandbereiche auch verhärten und unflexibel machen. Das Blut hat es damit immer schwerer ordentlich zu zirkulieren und die Gefahr für Blutgerinnsel, Thrombosen und Embolien steigen. Herzinfarkte, Schlaganfälle und Lungenembolien führen, aus den Medien bekannt, jährlich zu steigenden Zahlen auch an Todesopfern, aber kaum jemand bringt die Ernährung damit in Zusammenhang. Zum gefährdeten Personenkreis werden zwar eher übergewichtige Menschen gezählt, auch Patienten für Bluthochdruck und mit Diabetes, tatsächlich kann aber auch ein an sich gesunder Mensch Ablagerungen in seinen Arterien ausbilden, wenn er sich nur lange genug von den falschen Lebensmitteln ernährt. Führt man dabei ein eher sportliches Leben, kann der Prozess verlangsamt aber eher unwahrscheinlich aufgehalten werden. Die basische Ernährung mit ihrer reparierenden Wirkung auf die Darmflora und Deine Verdauungsorgane trägt dazu bei, dass sich weitere Schlacken nicht mehr an den Wänden der Arterien sammeln können und eine weitere Verengung derselben vorgebeugt werden kann. Knoblauch, Sauerkraut, Kurkuma und Heidelbeeren sind basische Nahrungsmittel und helfen Deiner Darmgesundheit wieder auf die Sprünge. Baue sie vermehrt in Deine basische Ernährung mit ein und beuge der Arterienverkalkung damit vor!

Steine

Nierensteine

Nierensteine, Gallensteine und Blasensteine entstehen ebenso aus eingelagerten, weil überschüssigen, kristallisierten Säuren. Studien wollen herausgefunden haben, dass schon 2 Portionen Gemüse am Tag, den Abbau von Säuren unterstützen können. In Verbindung mit ausreichend basischen Tees und stillem Wasser können diese Steinchen in Deinen Organen erst gar nicht eingelagert werden. Das Gemüse bringt die notwendigen Mineralstoffe mit, um die Säuren aus Fertigprodukten und Weißmehlgerichten zu neutralisieren und sie auszuschwemmen. Nierensteine, Betroffene vergleichen die Schmerzen mit einer Geburt, können sogar ein wiederkehrendes Problem werden, wenn Du Dir keine Gedanken um Deine Ernährung machen willst. Nierenkoliken, also Steine ab einer Größe von etwa 5 oder 6 Millimeter, die in der Harnröhre stecken bleiben, bereiten tatsächlich teuflische Beschwerden und müssen womöglich gar operativ entfernt werden. Wer in einer „steinreichen" Familie oder Verwandtschaft lebt, kann mit einer Ernährungsumstellung diesen Problemen vorbeugen. Ein natürlicher Hemmer für die Bildung von

Nierensteinen ist Citrat. Füge Deinem Wasser also reichlich frisch gepressten Zitronensaft hinzu und die Gedanken über Nierensteine kannst Du getrost in einen hinteren Winkel schieben.

Gallensteine

Gallensteine sind voll von Cholesterin. Um die Funktion der Gallenblase zu verbessern und gleichzeitig auch die der Leber, sowie Steinen in der Galle vorzubeugen, hilft wieder reichliches Trinken. Damit wird die Flüssigkeit der Gallenblase verdünnt und die Leber gespült. Schlacken können abtransportiert werden und Fettsäuren verfestigen sich erst gar nicht zu Steinen. Lebendige Nährstoffe wie Vitamine und Enzyme aus frisch gepressten Säften von biologisch einwandfreiem Obst und Gemüse tragen zur Entlastung von Leber und Gallenblase bei. In Entstehung begriffene Steine können damit wieder aufgelöst und ihre Bestandteile ausgeschwemmt werden. Da Gallensteine mit Fett in Verbindung gebracht werden, verzichten Patienten und deren Angehörige fortan auf Fette. Gerade Kokosöl ist hier aber ein wertvolles natürliches Gegenmittel und kann somit zum Kochen jederzeit verwendet werden. Die mittelkettigen Fettsäuren des Kokosöls benötigen für ihre Verdauung keine Gallenflüssigkeit und sind frei von jeglichem Cholesterin. Apfelessig ist in der basischen Ernährung, neben Zitronen- oder Orangensaft, ohnehin der Essig für die vielen verschiedenen Salatvarianten, welche Du auch hier im Buch findest, er kann aber auch gegen Gallensteine helfen, sogar wenn sie schon vorhanden sind. Ein Glas Wasser mit bis zu 3 EL Apfelessig am Tag hilft nicht nur diesen Steinen vorzubeugen, es unterstützt auch die Produktion von weiteren Verdauungssäften und sorgt so für ein besseres Herauslösen der wertvollen Nährstoffe aus Deinem Essen. Weitere Lebensmittel, die Deine Galle in ihren Aufgaben unterstützen sind Rettich, Löwenzahn, Kurkuma und Kohlgemüse wie Brokkoli oder Grünkohl.

Blasensteine

Blasensteine können entweder in den Nieren oder direkt in der Harnblase entstehen und werden zumeist ohne Probleme ausgeschieden. Die Vorbeugung und Behandlung sind den Nierensteinen sehr ähnlich oder sogar gleich, da sie zumeist aus ähnlichen kristallinen Strukturen bestehen. Steinreichtum ist in diesem Falle ein Anzeichen für die westlich konsumorientierte Lebensart, die aufgrund von falscher und aus zumeist ungesunder Ernährung resultiert. Nur ein Überdenken und Ändern Deines Lebensstiles und Deiner Nahrungsmittel können dauerhaft davor bewahren. Die Ansätze der basischen Ernährung mit ihrer Einschätzung das weit mehr als die Hälfte der Bewohner westlicher Zivilisationen an einer Übersäuerung leiden, hilft den daraus entstandenen Krankheiten vorzubeugen.

Ausleitungskrankheiten

Die *Haut* als unser größtes Ausleitungsorgan, neben der Niere, wird von Übersäuerung schnell in Mitleidenschaft gezogen. Hautunreinheiten aufgrund verstopfter Poren bilden hier nur die Spitze des Eisberges. Falten, rissige oder spröde Haut, fettige Stellen und Unebenheiten zeigen, dass wir uns falsch ernähren und auch falsch pflegen. Eine Ernährung ohne ausreichende Vitamine, Mineralstoffen, Spurenelementen und Antioxydantien, wie sie heute leider nur allzu oft praktiziert wird, hinterlässt ihre Spuren. Die Lösung wird nicht selten in den Regalen von Apotheken oder Drogerien gesucht. Anstatt unsere Haut dabei zu unterstützen über den Schweiß Giftstoffe und Schlacken abzutransportieren, kleistern wir Cremes, Gels und Öle darauf, in der Hoffnung den durch die Ernährung angerichteten Schaden zu reparieren. Oft erreichen wir damit aber das Gegenteil. Durch die Erfindung des Werbewortes „Säureschutzmantel" enthalten die gängigen Körper- und Gesichtspflegemittel einen ph-Wert von rund 5,5 anstelle von eher 7. Würden wir basische Kosmetika verwenden, könnten wir unsere Haut und damit unseren gesamten Organismus beim Abtransport der Schlacken helfen. Die basische Umgebung der Haut würde die Säuren aus den Hautunterschichten quasi anziehen. Ein wenig Sport oder Sauna und schwitzen, noch mehr Schlacken können raus!

Die Basische Ernährung und das Trinken von reichlich stillem Wasser kann für Teenager schon eine wahre Wohltat bedeuten. Akne und Mitesser wären schneller dahin, denn die Suche nach der zur Haut passenden Pflege dauert! Da damit einhergeht, dass auf Cola, Pizza und Co verzichtet werden muss, wird diese Empfehlung gerne ignoriert. Unsere Hautbilder quer durch alle Schichten sind auch ein Spiegelbild unserer Bequemlichkeit und unseres Glaubens an die äußere und schnelle Hilfe, sei es durch eine kleine Pille oder eine Creme. Der Kampf gegen freie Radikale und damit gegen die vorzeitigen Anzeichen von Alterung, speziell der Haut, lässt sich am besten über die Ernährung führen. Nahrungsmittel mit vielen natürlichen Antioxydantien gepaart mit weiteren wunderbaren Inhaltsstoffen wie Silizium für ein kräftiges Bindegewebe, führen zur Verbesserung auch ständig geröteter Hautstellen auf Deinem Körper.

Industriell gefertigte Lebensmittel mit ihrem Mix aus Zusatzstoffen, Konservierungsstoffen, Aromen und Weichmachern lassen freie Radikale vermehrt entstehen und Dein Körper muss die Schlacken wieder zwischenlagern, da er keine Möglichkeit zum Abbau oder zur Ausleitung sieht. Unterstütze Deine Haut vor allem mit Nahrungsmitteln wie Gurken, Kurkuma, Spinat und Kokosöl. Gerade Kokosöl eignet sich neben dem Kochen auch zur Hautpflege. Es ist Basis vieler natürlicher DIY-Rezepte in diesem Bereich.

Gesunder Schlaf fördert nicht nur die Verdauung, sondern auch die Schönheit der Haut. Versuche für den Abend und für das Schlafengehen Rituale zu finden, die einen erholsamen Nachtschlaf für Dich garantieren.

Lass dazu das Abendessen tatsächlich die letzte Mahlzeit des Tages sein, so dass sich über Nacht Dein Magen-Darm-Trakt der letzten Essensreste annehmen kann, sie ordnungsgemäß verarbeiten und der Ausscheidung zuführen. Dein Stoffwechsel schaltet in das Regenerationsprogramm je weniger Du ihn kurz vor dem zu Bettgehen belastest. Das Bier, Glas Wein oder der Griff zu Snacks während dem TV-Programm belasten und erschweren diese Aufgabe. Eine Tasse wohltuender Kräutertee und ein Peeling mit warmer Dusche dagegen, können Dich auf Deinen Schönheitsschlaf vorbereiten und Dich zur Ruhe bringen. Dunkle, kühl gehaltene Schlafzimmer, ohne technischer, strahlender Geräte tragen das ihre dazu bei. Ein geöffnetes Fenster sorgt für ausreichend frische Luft, um auch beim Atmen in der Nacht zur Entsäuerung beizutragen.

Demineralisierungskrankheiten

Osteoporose

Osteoporose war lange bekannt als Altersbedingte Abnahme der Knochendichte, was zu vermehrten Knochenbrüchen führte und vornehmlich bei Frauen ab der Menopause auftrat. Osteoporose kann man nicht spüren. Der Abbau der Knochenmasse geht vom Patienten unbemerkt vor sich. Mit dem Voranschreiten der Krankheit genügen einfache, vormals leicht wegzusteckende Stürze, um komplizierte Knochenbrüche zu initiieren. Starker Husten, sogar Niesen können sie auslösen. Hüften, Handgelenke und Wirbelsäule sind ganz besonders davon betroffen. Die Heilung der Brüche geht langsam vonstatten und je höher das Alter, desto langwieriger ist sie.
Die Medizin unterscheidet heute in die primäre Osteoporose bedingt durch den Alterungsprozess der Menschen und die sekundäre Osteoporose bedingt durch Vorerkrankungen, medizinische Behandlungen und eben den modernen Lebensstil. Unsere Knochen bestehen aus Calcium und wenn Du Dich ein Leben lang mit säurebildenden Gerichten ernährst, muss Dein Körper Deinen Knochen das Calcium entziehen, um diese Säuren zu neutralisieren. Der ohnehin einsetzende, altersbedingte Abbau von Knochenmasse wird schon früher angestoßen und erheblich beschleunigt. Mache Dir die Umstellung zur basischen Ernährung zunutze und fülle den Kalziumbestand Deiner Knochen und Zähne wieder auf, indem Du vermehrt auf sämtliche Kohlsorten, wie Brokkoli, Grünkohl, Pack Choi, weiße Bohnen oder Süßkartoffeln greifst.

Zahnerkrankungen

Zahnerkrankungen sind eine weitere, vielfach unerkannte Erkrankung aufgrund Mineralmangels. Karies gehört dazu ebenso wie Zahnausfall und Zahnfleischerkrankungen. Betrachten wir heute die Zähne von

Steinzeitmenschen, müssen wir feststellen, dass sie weit bessere Zähne hatten als wir heute mit allen unseren modernen Möglichkeiten der Mundhygiene. Es ist erschreckend zu beobachten, dass ungesunde Zähne heute als alltäglich hingenommen werden, anstatt zu überlegen, ob auch hier unsere Ernährung eine Rolle spielen könnte.

Karies und Zucker werden zwar in Verbindung gebracht, aber das Problem liegt weit tiefer. Fluorid in der Zahnpasta und nach wie vor, von den Krankenkassen bezahlte Amalgamfüllungen, behandeln wie meist in der schulmedizinischen Behandlung Symptome, lassen aber die Ursachen außen vor. Aufgrund des industrialisierten Ackerbaus werden unsere Nahrungsmittel immer ärmer an Mineralien und Spurenelementen, wenn dann noch dazukommt, dass Dein Körper zur Neutralisation von Säuren auf die Zahnmineralien zugreifen muss, ist dem Verfall Tür und Tor geöffnet. Da hilft auch das 2 bis 3malige Zähneputzen am Tag nicht mehr. Ganz abgesehen davon, dass eine Remineralisierung Deiner Zähne nicht stattfinden kann. Die basische Ernährung sorgt auch hier dafür, dass schon der Speichel, wo die Zerlegung der Nahrung beginnt, wieder im richtigen ph-Bereich landet und nicht wie bei industrialisierten Lebensmitteln in den zu sauren Bereich abrutscht. Unterstütze Deine Zähne und Dein Zahnfleisch mit der Hilfe von biologisch oder biodynamisch angebautem Obst und Gemüse, wie dunkelgrünem Blattgemüse reich an Kalzium, Fisch für basenüberschüssige Tage reich an natürlichem Fluorid und Äpfeln und Erdbeeren.

Entzündliche Krankheiten

Arthrose

Arthrose ist laut Meinung der Schulmedizin nicht heilbar. Therapien zeigen oft nur kurzfristige Wirkung, so dass Arthrose Patienten verstärkt zu operativen Eingriffen geraten wird. Leider zeigen Erfahrungen, dass mit den künstlichen Gelenken nur allzu oft keine einschneidenden Verbesserungen in der Lebensqualität erzielt werden. Wie genau entsteht nun Arthrose und was kannst Du aufgrund einer Umstellung zur basischen Ernährung erreichen?

Arthrose kann symptomlos, also weitgehend schmerzfrei verlaufen. Mit ein Grund warum bei letztendlicher Diagnose zur Operation geraten wird. Die Entzündung der Gelenke ist soweit fortgeschritten, dass die Schulmedizin keine andere Antwort hat. Die dünner werdende Knorpelschicht, der Stoßdämpfer zwischen unseren Knochen, sorgt für ansteigende Schmerzen und nach seiner Auflösung für eine Reibung mit Bewegungseinschränkung. Da die Ursache der Arthrose in einer chronischen Übersäuerung liegt und damit in einer Störung der Darmflora versuche es bei beginnendem Auftreten von Steifheit am Morgen, auch ohne Schmerzen, mit folgenden Nahrungsmitteln: Brokkoli, Granatapfel,

Knoblauch, grüne Blattsalate und Heidelbeeren. Hast Du Diagnose bereits erhalten, dann sieh nach einer Woche Basenfasten, ob Du Erleichterung verspürst. Heilung erfolgt nicht über Nacht, aber erste Verbesserungen sollten sich bei einer strikten Ernährung einstellen. Ist es nicht besser sein Leben zu überdenken, anstatt einen langen Krankenhausaufenthalt mit einer großen Operation zu riskieren?

DIE SUPERFOODS DER BASISCHEN ERNÄHRUNG

Kaum eine Ernährung hat so viele Superfoods im Gepäck wie die eng mit der Naturheilkunde verbundene basische oder basenüberschüssige Ernährungsform. Ähnliches findet sich neuerdings verstärkt auch in der BioHacking Szene, aber dort geht es um ebenso viele Nahrungsergänzungsmittel. Naturheilkunde und Anhänger des gesunden Säure-Basen-Haushaltes bevorzugen eher natürliche Nahrungsmittel. Jährlich wieder wird eine Frucht, Wurzel oder ein Kraut zum Superfood gekürt. Aus aller Welt sind sie heute in gut sortierten Supermärkten und Bio Läden zu finden.

Hier eine Aufzählung der wichtigsten Vertreter speziell für die basische Ernährung und die damit verbundenen Krankheiten, welchen vorgebeugt werden soll. Zuvor noch eine kurze Erklärung was ein echtes Superfood eigentlich ist:

- Superfoods kommen zum Teil auch aus der mittelalterlichen Heilkunde, wurden schon in der Antike als Medizin eingesetzt, sind aber keine Arzneimittel. Ihre Wirkung ist zum Teil umstritten, weil oftmals nur ein einzelner Wirkstoff einer Pflanze untersucht wird!

- Superfoods sollten jedenfalls biologisch angebaut werden, sonst kann die Wirkung der positiven Inhaltsstoffe über die Ablagerungen der eingesetzten Spritzmittel aufgehoben werden.

- Superfoods liefern größere Mengen an Nährstoffen aus allen Bereichen, denn herkömmliche oder artverwandte Sorten Gemüse, Obst oder Blattgemüse.

- Superfoods müssen nicht unbedingt gut schmecken, kaufe sie also lieber erst in kleineren Mengen ein, wenn Du von einer Wirkung oder einer Nachricht diesbezüglich profitieren willst. Etwas das Dir nicht schmeckt, wirst Du auch bei vielen guten Eigenschaften nur ungern essen.

- Superfoods kommen zwar von überall auf dem Globus, müssen aber nicht zwangsläufig aus Übersee importiert werden. Viele asiatische oder lateinamerikanische Superfoods haben heimische Entsprechungen. Greife verstärkt zu wirkungsvollen Zutaten aus Deiner Region.

- Superfoods, vor allem aus der eigenen oder umliegenden Region, sollten nicht teurer sein. Heidelbeeren beispielsweise sind ein heimisches Superfood, welches Du wildwachsend in den Bergen pflücken kannst! Auch viele Kräuter, die Du in Deinem Garten oder in kleinen Töpfen züchten kannst, fallen unter die Bezeichnung Superfood. Löwenzahn gehört zu den heimischen, wildwachsenden Supernahrungsmitteln. Auch Brennnessel, Petersilie und selbst gemachtes Sauerkraut.

- Superfoods weisen vor allem einen hohen Anteil an sekundären Pflanzenstoffen auf, welche dafür gerühmt werden gegen freie Radikale in Deinem Körper anzukämpfen. Diese freien Radikale entstehen bei der Verbrennung von Zucker in Energie und auch beim Verdauungsprozess, Du kannst sie also nicht gänzlich vermeiden, aber mit einer vernünftigen Ernährungsumstellung ihr Schadensvolumen in Grenzen halten.

- Superfoods sind keine Neuzüchtungen. Sie fanden sich über die Jahrhunderte mehr oder weniger intensiv auf den europäischen Speisezetteln, sie wurden zum Teil vergessen oder von einfacher anzubauenden und zu verkochenden Lebensmitteln verdrängt. Auch das Aufkommen der Fertigwaren in den Supermärkten und neue Herstellungsprozesse und Haltbarkeitsmöglichkeiten haben Superfoods wie rohes Sauerkraut aus deutschen Küchen verbannt!

Frisch gepresste Obst- und Gemüsesäfte

Manch Einer kennt sie nur von den großen Frühstücksbuffets internationaler Hotels, andere Zeitgenossen können stundenlang über Saftpressen mit Zentrifugen oder Pressschnecken Technik referieren. Welcher Fruchtsaft ist der gesündeste und welche Drehgeschwindigkeit hat die Presse? Fragen für die eingeschworenen Fans der basischen, wie auch der Raw Food Fraktion, Vegetarier und Veganer, die nicht nur die eigens für sie produzierten Fertigwaren kaufen, ebenso wie über den gesundheitlichen Wert von frisch gepressten Säften ins Schwärmen kommen. Obst und Gemüse ist gesund, das wurde uns schon als Kinder beigebracht, ergo muss ein frisch gepresster Saft enorm gesund sein. Vor allem wenn die liebe Familie Obst und Gemüse eher verweigert, sind frisch gepresste Säfte eine Möglichkeit doch noch ein gerütteltes Maß an Vitalstoffen in deren Körper zu bekommen. Karotten, Sellerie oder Gurken gemischt mit mitentsaftetem Apfel oder eigens gepresstem Orangensaft, lässt sich auch Kindern gut verkaufen. Gerade Karottensaft kann sehr süß schmecken und wird deshalb gerne angenommen. Für Fastentage kann man den frischen Saft als Frühstück zu sich nehmen oder anstelle des Abendessens konsumieren. Auch Blattgemüse kann entsaftet werden oder Sprossen und so kommt auch gleich jede Menge Chlorophyll ins Glas!

Weizengras und Gerstengras gemischt mit Karotten, Roter Beete, Äpfeln, Birnen oder anderen Lieblingsfrüchten werden als Getränke aus Superfoods gehypt und tragen sicher zur Verbesserung so mancher ernährungsbedingter Beschwerden bei, wenn Du sie anstelle diverser künstlicher Snacks oder Limonaden konsumierst. Sie ersetzen aber nicht das Wasser, welches Du täglich trinken sollst. Für den Einsatz als Dauergetränk für Kinder sind sie auch nicht empfehlenswert. Ein oder zwei Gläser am Tag, wenn sie keine Mahlzeit ersetzen, müssen reichen. Gesunde, frisch gepresste Säfte liefern neben den vielen vitalen Nährstoffen auch den Fruchtzucker mit. Und dieser ist in großen Mengen ebenso ein Säurebildner wie der Zuckerzusatz aus der bis dato geliebten Limonade. Gerade bei einer Umstellung der Ernährung für eine Gewichtsabnahme musst Du diesen Zucker in Deine Energiebilanz miteinrechnen. Ein Liter Apfel oder Karotten Saft liefert neben den Nährstoffen auch Zucker, Wasser trinken wird dadurch nicht ersetzt, aber Du kannst mit Wasser verdünnen und so Deinen Flüssigkeitshaushalt in eine gute Balance bringen, wenn Du mit dem reinen, stillen Wasser zu Beginn noch so Deine Probleme hast. Ein paar Beispiele für frisch gepresste Saftvarianten findest Du auch in unseren Frühstücksrezepten.

Smoothies

Der Grundgedanke der Smoothies liegt darin die gesunden Vitalstoffe aus grünem Blattgemüse, welches einem roh oder gekocht nicht wirklich schmeckt, trotzdem zu sich zu nehmen, auf eine gesunde Art und Weise. Da beim reinen Entsaften keinerlei wichtige Ballaststoffe mitgeliefert werden, sie bleiben ja als Pressabfall im Auffangkorb zurück, diese aber gerade für eine funktionierende Verdauung essentiell sind, war die Idee geboren Grünkohl nicht zu entsaften sondern in einen feinen Brei zu mixen und mit Hilfe von Bananen, Äpfeln oder Orangen zu einer flüssigen Konsistenz zu bringen, die man anstelle einer Gemüsemahlzeit zu sich nehmen kann, aber schmeckt. Stilles Wasser oder Mandelmilch können dafür sorgen, dass es tatsächlich flüssig wird und nicht als Püree aus dem Blender kommt.

Technik affine Mitmenschen können auch hier über unzählige Modelle an Blendern und Mixern und weiteren Maschinen zur Smoothie Herstellung diskutieren. Ein ganzer Wirtschaftszweig ist rund um die Idee entstanden, Gemüse zu trinken, anstatt es zu essen. Die gesundheitlichen Vorteile sind erwiesen. Vergessen wurde dabei im Laufe des Marketings, dass Smoothies nicht als Getränk oder als Snack erdacht wurden, sondern als Ersatz einer gesunden Gemüsemahlzeit. Wenn Du also normal isst und zusätzlich noch zwei oder mehr Smoothies täglich konsumierst, dann wirst Du zwar viele wichtige Nährstoffe aufnehmen, aber auch einen Überfluss an Energie, besser gesagt Kalorien, was für die Gewichtsreduzierung jedenfalls wieder kontraproduktiv ist. Wir haben Dir in allen Kapiteln der Rezepte auch Smoothies angeführt. Sie sind richtig eingesetzt eine hervorragende Möglichkeit Deinem Körper zu leicht verwertbaren Vitaminen, Mineralstoffen und Ballaststoffen zu verhelfen und sie lassen sich auch sehr gut vorbereiten und mit ins Büro nehmen, gekühlt lagern, aufschütteln und als Mittagsmahl genießen. Sie sind aber kein Snack oder eine Zwischenmahlzeit, wenn Du sie nicht in Deinen Gesamtumsatz an Energie miteinberechnest. Verkleinerst Du Deine Portionen an den Hauptmahlzeiten ist ein Smoothie am Nachmittag natürlich kein Problem. Gerade an heißen Sommertagen bieten sie sich an als Mittagessen herzuhalten und Deinen Kindern ihre tägliche Ration an frischem Gemüse und grünen Blättern, gesüßt mit Früchten, dekoriert wie einen exotischen Cocktail zu servieren.

Gekeimte Müslis

Müsli gehört heutzutage zum deutschen Frühstück wie das Brötchen mit Fruchtaufstrich. Leider bringt dieses, als gesund angesehene, morgendliche Mahl viel zu viel Zucker in den Tag. Herkömmliche Müslisorten aus dem Supermarkt bestehen aus Haferflocken, Nüssen, geraspelter Schokolade oder getrockneten Früchten und zumeist noch einmal extra zugesetztem Zucker. Neuerdings werden sie auch gerne mit Chia, Leinsamen oder anderen gesunden Gräsern versetzt. Ballaststoffe wohin das Auge schaut und damit angeblich langanhaltende Sättigung, wenn da nicht der Zucker und die Blutzuckerschwankung wäre.

Basische Müslis dagegen werden aus gekeimten Körnern hergestellt und somit ihr Nährwert erhöht und gemischt mit ein paar Trockenfrüchten wie Datteln enthalten sie keinerlei weitere zugesetzte Stoffe. Hafer, Dinkel oder Buchweizen werden dafür für zwei bis vier Tage befeuchtet, so dass wie beim klassischen Sprossenzüchten ein kleiner grüner Keim aus dem

Korn ausbricht. Erst dann werden die Körner schonend getrocknet und in Flocken gewalzt. Durch das Keimen wird das Korn oder die Flocken besser verdaulich und der Gehalt von Spurenelementen erhöht. Dein Körper kann diese Vitalstoffe leichter aufnehmen und diverse Mangelerscheinungen aus der vorherigen Ernährungsweise besser ausgleichen. Grundsätzlich müsste man diese Müslis nicht einmal im einschlägigen Fachhandel für basische Ernährung kaufen, sondern könnte sie selbst machen. Gemischt mit frisch gepressten Fruchtsäften, frischem reifem Obst oder Mandelmilch wird ein wandlungsfähiges Frühstück daraus.

Grüne Blattgemüse

Natürlich könnten wir aus dieser Kategorie nun einzelne Superfoods herauslösen wie etwa Brennnesseln, Löwenzahn, Spinat oder Basilikum. Eine Aufzählung und Erklärung aller grüner Superfoods würde ein eigenes Buch füllen, darum hier nur ein Plädoyer für die gesunden, grünen Blätter aus dem Garten, aus dem Salatregal der Supermärkte oder noch besser vom Bauernmarkt wo Du Dich über Anbau und Pflege informieren kannst.

Die Wissenschaft geht nach wie vor davon aus, dass grüne Blätter zu unserer Urnahrung gehören. Als umherziehende Sammler hat der Mensch nicht nur Nüsse und Samen, sowie Früchte geerntet oder eben aufgesammelt, sondern vor allem frisches Grün. Manch Forscher meint gar wir hätten unseren kompletten Bedarf an Makronährstoffen vor Urzeiten mittels Blattgemüse gedeckt. Nun kannst Du Dir die unterschiedlichsten Studien dafür zu Gemüte führen, allerdings wirst Du keine Ernährungsform finden, welche grünes Blattgemüse aus ihrer Liste der empfohlenen Nahrungsmittel gestrichen hat. Ganz im Gegenteil Salate, Kräuter, Wildkräuter und teilweise auch Gräser führen die Ernährungspyramiden der basischen, der Low Carb und der ketogenen Ernährung an. Es geht hier nicht mehr darum die Makronährstoffe Fett oder Protein aus pflanzlichen Quellen zu decken, sondern um das Chlorophyll. Die grüne Pflanzennahrung schützt unsere Zellen, heilt entzündliche Prozesse und vitalisiert unseren Körper. Kurz, es nährt uns mit allen wichtigen Stoffen, mit der Basis allen Lebens, neben Wasser. Die Lieferung von Mineralstoffen und Vitaminen trägt dazu bei, Deinen Säure-Basen-Haushalt wieder zu normalisieren, vorhandene Säuren zu neutralisieren und bestehende Schlacke Ablagerungen auszuleiten.

Kohlgemüse

Vom Grünkohl über Brokkoli, Weißkohl bis Blumenkohl gilt diese Familie der Kreuzblütler als wahre Schlankmacher und Wandlungskünstler in der Küche. Als oberirdisch wachsende Gemüsesorten sind sie in allen modernen, gesundheitsbewussten Ernährungsarten zuhause und gelten nicht selten als der beste Ersatz für Nudeln oder kohlehydratreiche Wurzelgemüse. Ob Du die Teigblätter Deiner Lasagne gegen große Wirsingblätter tauscht oder fein gehackten Blumenkohl als Reis servierst, kaum eine Gemüsefamilie ist so vielfältig einsetzbar. Grünkohl mit allen seinen positiven Nährstoffen gilt als Hauptursache für die Erfinderin des Smoothie, Viktoria Boutenko, es zu häckseln und mit Banane zu süßen, da es der Familie pur nicht geschmeckt hat, sie aber um die Zusammensetzung aus Vitaminen, Mineralien und weiteren Pflanzenstoffen wusste. Kohl war lange Zeit ein Hauptbestandteil zentraleuropäischer Küchen, wurde dann eher vergessen und fristete als ungeliebtes Wintergemüse eher ein Schattendasein. Die Beschäftigung mit gesunder Ernährung und vor allem sein hoher Anteil an Vitamin C, welches gerade in der kalten Jahreszeit geschätzt wird, haben zu einem Revival in den Kochbüchern neuerer Auflagen geführt. Alte Sorten wie Schwarzkohl werden wiederentdeckt und fanden Eingang auch in die preisgekrönten Küchen. Wir haben jede Menge Ideen rund um die Kohlgemüse in unsere Rezepte gepackt. Lass Dich von deren Reichtum überraschen und zum Ausprobieren verführen. Die Gesundheit Deiner selbst und Deiner Familie wird es Dir danken.

Wenn es um Kohl geht, muss man selbstverständlich Sauerkraut ins Feld führen. Beim Sauerkraut kommt aber nicht das gehobelte Kohlblatt allein zum Tragen, sondern seine Zubereitungsart. Gerade bei lange anhaltenden Verdauungsproblemen und ungesundem Darmklima wird zu probiotischen Nahrungsmitteln geraten und milchsauer vergorene, fermentierte Gemüse führen die Hitliste der Probiotika an.

Fermentiertes Gemüse

Großmütter in ländlichen Regionen haben ihr Wissen darüber weitergegeben und die Forschung zur Darmgesundheit gibt ihnen nachträglich noch recht, wenn sie gepredigt haben, das Sauerkraut ist das gesündeste Essen im Winter überhaupt und beugt allen möglichen Krankheiten vor. Ist es heute vor allem das Sauerkraut und die asiatische

Variante davon Kiimchi den reißenden Absatz finden, so wollen wir hier aber über die generellen positiven Einflüsse von milchsauer vergorenen und fermentierten Lebensmitteln berichten. Du kannst nämlich nicht nur Kohl und seine artverwandten Sorten säuern. Du kannst auch Karotten, Rote Beete, Gurken, Kürbis oder Zwiebeln im Tontopf wandeln lassen. Allen Ergebnissen wohnt die positive probiotische Eigenart inne.

Probiotische Nahrungsmittel sind roh fermentierte Gemüsesorten aus aller Welt. Zugegeben unsere Vorfahren haben der Haltbarkeit wegen milchsauer vergoren, aber schon in den mittelalterlichen Klöstern wusste man um die Vorteile dieser Kost. Fermentiertes Gemüse enthält lebendige Vitalstoffe, Enzyme und aktive Milchsäurebakterien, die unsere unausgeglichene Darmflora und unser überbeanspruchtes Verdauungssystem wieder harmonisieren können. Diese nützlichen Mikroorganismen verdrängen schädliche Bakterien wieder aus unserem Magen-Darm-Trakt und lassen damit sogar Heißhunger wieder verschwinden. Allergien, chronische Verdauungsprobleme und die übermäßige Lust auf zuckerhaltige Lebensmittel gehören der Vergangenheit an, wenn probiotische Nahrung die auf Zucker angewiesenen Pilze, Viren und Bakterien aus unseren Verdauungsorganen beseitigen. Die sekundären Pflanzenstoffe aus den fermentierten Gemüsesorte wirken antioxidativ und bringen unser Immunsystem wieder in Schwung. Ständige Grippeattacken und winterliche Verkühlung gehören werden damit zu einer schwindenden Erinnerung. Wir haben in den Rezepten für Salate auch gesäuerte Karotten und Kohlmischungen angeführt. Du kannst sie unter grüne Blätter mischen und hast mit der Flüssigkeit daraus gleich auch ein Dressing oder servierst sie als Beilagen zu Aufläufen. Wenn einmal hochwertiges Fleisch oder Fisch auf dem Menüplan stehen, helfen sie tatkräftig bei deren Verdauung mit.

Beeren

Viele kennen Acai, Aronia und Goji Beeren, welche tatsächlich um einiges Geld in den Bio Läden gehandelt werden. Du musst aber gar nicht so viel Kaufkraft aufwänden, um in den Genuss eines beerigen Superfoods zu kommen. Mit Ausnahme der Erdbeeren, welche heute egal ob als Pflanze für Deinen Küchengarten oder ausgereift in Plastikschalen im Supermarkt, überzüchtet sind und ihrer Inhaltsstoffe zugunsten von Süße weitestgehend beraut, liefern allen voran Heidelbeeren und Johannisbeeren ebenso viele Antioxydantien wie grüne Blattgemüse.

Vitamine und Mineralstoffe gepaart mit etwas Fruchtzucker und Ballaststoffen machen Beeren zum idealen Begleiter für das morgendliche Müsli oder den Snack am Nachmittag.

Auch Trauben gehören in die Familie der Beeren und ihnen wollen wir nun noch ein paar eigene Zeilen widmen. Seit dem Garten Eden gelten Trauben als göttliche Früchte und ihr Cocktail an gesunden Inhaltsstoffen gibt dem Namen recht. Studien aus den Mittelmeerländern zum Thema Arterienverstopfung und Herzkrankheiten belegen eindeutig die positiven Aspekte des regelmäßigen Verzehrs, auch wenn hier oft nur über Rotwein spekuliert wird. OPC und Resveratrol finden sich nicht nur im vergorenen Endprodukt, welches als Alkohol nur in wenigen Schlucken tatsächlich ab und an getrunken werden darf, sondern auch in den erntereifen Trauben. OPC vor allem aus der Haut und den Kernen der Weinbeeren hilft den Harnsäurespiegel zu senken und beugt damit Gicht und anderen verwandten Krankheiten vor. Auch Resveratrol gehört zu den sekundären Pflanzenstoffen, überwiegend aus der Schale von roten Trauben. Es kämpft gegen freie Radikale und wirkt damit dem Alterungsprozess vor allem der Haut entgegen. Nicht umsonst hat auch die pflegende Kosmetik diese Wirkstoffe entdeckt und propagiert sie in unzähligen Cremes und Tinkturen. Wenn im Herbst die Weintrauben geerntet werden, macht es auch für Antialkoholiker Sinn die Weinbaugebiete Mitteleuropas zu bereisen und die verschiedenen Sorten zu probieren und von ihren Vorteilen zu profitieren. Von kernlosen Riesentrauben im Supermarkt kannst Du allerdings die Finger lassen. Auch sie sind heute auf Zucker gezüchtet und verlieren mehr und mehr die wirklich wichtigen, positiven Eigenschaften, ähnlich der Eingangs erwähnten Erdbeeren. Dazu kommt, dass unzählige Weinbauern heute ihre Betriebe biodynamisch ausrichten.

Mandeln

Den positiven Wirkungen der Mandeln auf unsere Gesundheit wurden schon eigene Bücher gewidmet. Vom Besiegen mancher Krebsarten bis zum Lobgesang auf die Hilfe bei Diabetes und hohen Cholesterinwerten reichen die Publikationen. Tatsächlich ist die Mandel eine Power Frucht, welche Du nicht nur als Zutat für Müslis oder weihnachtliche Bäckereien beachten solltest. Gerade wenn Du gewohnt bist immer wieder zu einem Snack zu greifen, bietet sich die Mandel als Ersatz an. Sie wird seit tausenden von Jahren kultiviert und war im Mittelmeerraum ein weit verbreitetes Grundnahrungsmittel. Nicht umsonst kann die Low Carb Küche heute auf so viele und variantenreiche Backrezepte aus

Mandelmehl zurückgreifen. Viele Klassiker, die wir aus dem Urlaub kennen, beispielsweise der spanische Turron oder die italienischen Cantuccini, bestehen aus Mandeln.

Da Mandeln den Blutzuckerspiegel kaum ins Schwanken bringen, sind sie sogar geeignet für Diabetiker und können aufgrund ihrer Zusammensetzung an Nährstoffen vor vielen sogenannten Zivilisationskrankheiten schützen. Ungesättigte Fettsäuren, Magnesium und Calcium, sowie nennenswerte Mengen an den Vitaminen der Gruppe B und E tragen zu ihrem positiven Nutzen bei.

Interessant ist die basische Nuss in der hier beschriebenen Ernährungsform vor allem auch als Ersatz für Milch! Mandelmilch eignet sich für die gesamte Familie, vom Kleinkind bis zur Großmutter und kann als Kakao ebenso getrunken werden, wie zum Kochen und Verfeinern von Saucen. Mandelmehl ist, wie bereits erwähnt, ein perfekter Ersatz für Weizenmehl und sogar Butter, käseartige Konsistenzen und Püree können daraus herstellt werden. Einige Ideen dazu findest Du auch in unserem Rezepte Teil.

Ingwer und Kurkuma

Nicht nur Liebhaber der asiatischen Küche sollten sich mit den vielen gesundheitlichen Vorteilen dieser beiden Wurzeln befassen. Gerade Ingwer eignet sich perfekt, um stillem Wasser Geschmack zu verleihen. Neben dem Liefern von Aroma wird Dein Wasser auch noch mit dem zähflüssigen Balsam versetzt, der die Wirkstoffe Gingerol und Shogaole enthält. Die ätherischen Öle sorgen für eine verbesserte Durchblutung und wirken entzündungshemmend. Dies macht Ingwer auch bei Grippe als Tee beliebt!

Kurkuma gibt dem asiatischen Gewürz Curry seine Farbe und sollte als wissenschaftlich belegtes Antioxydans nicht nur auf die indische Küche beschränkt bleiben. Als Zusatz zu Smoothies oder als Kaffeeersatzgetränk mit Mandelmilch aufgeschäumt beugt der Gelbwurz Gallensteinen vor und stößt die Selbstheilungskräfte der Leber an. Ideen zu einem Kurkuma Latte findest Du in unseren Frühstücksrezepten.

LEBENSLANG BASISCH ODER BASENÜBERSCHÜSSIG?

Wie schon am Anfang dieses Buches festgestellt und durch die Erklärung der basischen und säurebildenden Nahrungsmittel vor Augen geführt, gilt der Begriff basische Ernährung eigentlich der sogenannten basenüberschüssigen Ernährung, in welcher 20% Säurebildner nicht nur erlaubt, sondern auf lange Sicht auch notwendig sind. Wie ebenfalls erklärt, besteht unser Körper aus basischen und sauren Bereichen und diese gilt es in der Waage zu halten.

Eine basische, oder eigentlich basenüberschüssige Ernährung ist also ein Lifestyle, den Du Dein Leben lang befolgen kannst und den Du auch Deinen Kindern frühzeitig nahebringen wirst. Nährstoffmängel sind, bei richtiger Anwendung der 80:20 Regel, kein Thema. Ganz im Gegenteil zielt diese Lebensführung darauf ab, keine Mängel aufkommen zu lassen und gegebene Defizite wieder auszugleichen. Wie kaum eine andere der modernen Ernährungsweisen legt die Basische Wert auf Nährstoffintensive Zutaten. Sie hat ein Augenmerk auf die Anbaumethoden und weiß um die Vorteile von Fleisch, Fisch und Eiern, wenn diese Dinge in Maßen genossen werden und aus artgerechter Haltung stammen. Selbst Milch und Milchprodukte wären erlaubt, könnte garantiert werden, dass ihr Ausgangsprodukt Rohmilch aus Weidehaltung ist. Wo aber findet man diese heute in Mitteleuropa? Dir ist sicherlich schon einmal aufgefallen, dass verschiedene Molkereien für die Milch im Sommer eine eigene Werbelinie verfolgen, weil die Kühe der angeschlossenen Bauern im Sommer auf die Almen oder Wiesen getrieben werden können. Stelle Dir also vor, wir könnten auch in diesem Bereich zurück zu den Ursprüngen. Rohmilch enthält wichtige Stoffe, wie sie beispielsweise noch in Rohmilchkäse zu finden sind, suche Dir also als ergänzende Zutat zu Salaten vorzugsweise solche Käsesorten aus, gerade im Hartkäsebereich sind sie oft zu finden.

Der langen Rede kurzer Sinn, basenüberschüssig ist kein reines Ernährungskonzept, es ist ein Lifestyle mit Verantwortung gegenüber den Lieferanten, den Bauern, den Produzenten. Verbringe einfach einmal Urlaub auf einem Bauernhof und erfahre die Natur und ihre heilsame Wirkung auf Deinen Körper und auch auf Deine Psyche. Wenn Du ohnehin auf dem Land lebst, dann laufe beim nächsten Aufenthalt in einer Großstadt mit offenen Augen durch die Straßen und sie Dir die sogenannten zivilisatorischen Errungenschaften an. Sie erleichtern uns sicher in so manchen Bereichen das Leben, gesünder machen sie uns leider aktuell nicht wirklich!

Gerade wenn Du Familie hast, ist ein basenüberschüssiges Leben eine Möglichkeit Deinen Lieben die Gesundheit zu erhalten und das Leben zu leben, für das wir tatsächlich geschaffen wurden, ein gesundes Leben, ein Leben in Balance, nicht zuletzt im Gleichgewicht unseres naturgegebenen Säure-Basen-Haushaltes.

Wie isst Du basisch im Restaurant oder der Kantine?

Selbstverständlich wissen wir, dass Du nicht jeden Tag Zeit dafür hast aufwändig drei Mal am Tag eine frische Mahlzeit zuzubereiten, darum wollen wir Dir hier noch ein paar Tipps geben, um auch einen Ausflug in ein Restaurant oder das Essen in der Schulkantine, Mensa oder im Büro so basisch wie möglich zu gestalten. Du hast zwar immer die Möglichkeit dort auf klassische Gerichte zu greifen und mögliche Säuren dann im Laufe der Woche wieder abzubauen, aber schon bei den Kindern in einer Ganztagesschule wird dies an 5 Tagen der Woche schwierig. Was also sollst oder kannst Du außer Haus essen?

Restaurantbesuche sind eigentlich relativ einfach zu bestreiten. Wir alle lieben die italienische und die asiatische Küche und gerade diese beiden glänzen mit vielen Gemüsegerichten. Nimm nur einmal Antipasti bei Deinem Lieblingsitaliener, gegrillte und hinterher marinierte Zucchinis, Paprika und Auberginen sind genauso toll wie frische Tomaten und Salate. Diese kannst Du dann auch gerne noch mit etwas frischem Käse toppen. Nudeln aus eigener Herstellung darfst Du Dir mit viel Pesto und Tomatensauce ebenfalls gönnen. Nur von der klassischen Lasagne und Pizza solltest Du zum Großteil die Finger lassen.

Beim Asiaten eine Kokossuppe oder gebratene Gemüsepfannen sind ebenso lecker und bringen Dich womöglich sogar auf neue kreative Ideen für zuhause. Zudem kannst Du Dich mit dem Kellner gut beraten und anstelle der Glas- oder Eiernudeln für Deine Gerichte auf Konjak Nudeln umbestellen.

Gerade im Sommer und im Herbst haben Restaurants auch viele saisonale Gerichte aus Gemüse auf einer Tageskarte. Sieh Dir die vegetarischen Angebote an oder greife auf die Klassiker wie Hühnerbrust auf Blattsalaten. Er ist in der Regel etwa 80:20 aufgebaut und wenn Du als Dressing dann eine Zitrone und Olivenöl bestellst, dann genieße gerne auch Fisch oder Fleisch dazu. Selbst in Kantinen oder an Salatbuffets findest Du heute neben den Fertigdressings eine Auswahl an verschiedenen Essigsorten und Ölen. Hier kannst Du immer auch Apfelessig und Olivenöl finden und schon bist Du wieder in der basischen Spur. Versuche einfach bei Gerichten etwas auszusuchen, das nur eine säurebildende Zutat enthält. Grillgemüse mit einem kleinen Steak geht ebenso wie griechischer Salat mit etwas Ziegenkäse. Spaghetti Bolognese mit Pasta und Fleisch oder Pizza mit Salami sind die Dinge, welche Du besser zuhause zubereitest, weil Du dort auf basenbildende Zutaten greifen kannst.

Ansonsten gilt „Genieße das Leben", denn Stress beim Aussuchen von der richtigen Mahlzeit bildet ebenfalls Säuren im Körper. Mache Dir einfach bewusst, wie Du Fehlgriffe ausgleichen kannst und verzichte auch nicht auf den Kaffee mit Kuchen mit Freunden. Gerade Konditoreien und Eisdielen bieten vermehrt auch Sorten mit glutenfreien und laktosefreien Zutaten an. Greife dann eher einfach dazu. Glutenfrei bedeutet ganz sicher kein Weizenmehl und laktosefrei ist ohne Milchprodukte, so dass Du schon einmal zwei der schlimmsten Säurebildner ausgeschlossen hast. Backen mit Mandeln hat gerade in den Ländern rund um das Mittelmeer eine lange Tradition, so dass hier viele Spezialitäten zu finden sind, die von Natur aus gesünder und besser verdaulich für Deinen Organismus sind.

Wir haben in unserem Kapitel Backen auch so manche glutenfreien Brote und Brötchen miteingebaut. Sie enthalten somit gesunde Säurebildner und dürfen gerne zu Salaten und Suppen gegessen werden oder als Jause für Picknicks und die Schule dienen. Dein neuer Lifestyle soll Dir Spaß machen, Dich nicht einschränken und genau dies werden wir Dir nun anhand unserer Rezepte Sammlung beweisen, dass basische oder basenüberschüssige Ernährung weder eintönig ist, noch immer aufwändig sein muss.

REZEPTE

Hast Du Dich einmal zu einer Ernährungsumstellung entschlossen, weil Du den gesundheitlichen Mehrwert der basischen oder basenüberschüssigen Ernährung erkannt hast und Dich in einigen Krankheitsbildern wiederfindest oder Gewicht auf gesunde und natürliche Weise verlieren willst, so unterstützen wir Dich hier mit jeder Menge abwechslungsreicher Rezepte quer durch verschiedene Kategorien.

Wir haben in unserem Rezeptteil bewusst auf Bilder verzichtet, um das Buch trotz spannendem und hilfreichem Inhalt kompakt zu gestalten. Jedes Rezept findet auf nur einer Seite Platz und lässt sich so einfach nachkochen und selbst via Smartphone Reader bequem auf dem Arbeitstisch griffbereit haben. Bilder von fertig gekochten Gerichten zeigen ohnehin nur, wie man sie nett dekorieren kann, aber auch hier findest Du Tipps und Tricks in unseren Anleitungen.

Wenn Du aus der veganen oder vegetarischen Ernährung kommst, welche heute aufgrund der Angebote an vegetarischen Ersatzprodukten ebenso säurebildend sein kann, wie eine normale Alltagsernährung, dann werden Dir die klassischen Säurebildner wie Fleisch oder Käse nicht fehlen. Wenn Du aus der heute üblichen Lebensweise kommst, dann zeigen wir Dir einfache, aber fantasievolle Gerichte für die gesamte Familie. Wenn ein Familienmitglied partout nicht auf sein Steak verzichten will, ist dies bei unseren Rezepten auch kein Problem. Einfach unsere Gemüseaufläufe und Salate als Beilage nehmen und bei der Auswahl von Fleisch wirklich auf die artgerechte Haltung achten. Zudem sind Bio-Eier, Fisch und Fleisch bei der basenüberschüssigen Ernährung mit bis zu 20% erlaubt. Nichts spricht dagegen den Sonntagsbraten beizubehalten, wenn viel grünes Blattgemüse dazu verspeist wird und der Rest der Woche eher basisch gehalten ist.

In den Tipps findest Du so manche Erklärung, wie aus basisch basenüberschüssig oder umgekehrt wird!

Selbst auf Backwaren und Desserts musst Du nicht verzichten, denn Mandeln und Früchte können in vielerlei Variationen verarbeitet werden und lassen somit auch Partys und Feiertage mit basischen Menüfolgen erfolgreich stattfinden.

FRÜHSTÜCK

Wie im Kapitel Basenfasten versprochen, kannst du die ersten sieben Rezepte in diesem Kapitel für eine erfolgreiche Fastenwoche heranziehen. Einfach am Montag mit dem ersten Rezept beginnen und den Sonntag mit dem siebenten Rezept beenden.

Das basische Frühstück besteht zum überwiegenden Teil aus Früchten. Diese können einfach geschält, klein geschnitten gegessen werden. Sie tragen mit Zucker und Ballaststoffen zu einer längeren Sättigung bei und sollte Hunger im Laufe des Vormittages auftauchen, kann zu einem Snack oder kleinen Smoothie zwischendurch gegriffen werden. Smoothies sind das beliebteste basische Frühstück überhaupt. Darum haben wir auch kein eigenes Kapitel Smoothie, sondern diese hier und auch in den anderen Kapiteln eingebaut. Bedenke, dass Smoothies eine eigene Mahlzeit sind und nicht gedankenlos den ganzen Tag über getrunken werden sollten. Ansonsten ist es mit dem Gewichtsverlust gleich wieder vorbei!

Frisch gepresste Obstsäfte, gemischt mit Gemüse oder einigen grünen Blättern, sowie basische Müslis runden diese Auswahl an Rezepten ab. Viel Spaß beim Start in energiegeladenere und aktivere Tage für Dich und Deine gesamte Familie.

Schnelles Beerenmüsli
(rein basisch)

KH 15 g | EW 5 g | F 2 g | K 87 kcal

Zubereitungszeit: 5 min
Portionen: 1
Schwierigkeit: leicht

Zutaten
150 ml Mandelmilch
3 EL frische Beeren nach Saison (im Winter TK Ware)
1 EL Yaconsirup (oder klein geschnittene Datteln)
1 EL Kastanienflocken
1 EL Erdmandelflocken

Zubereitung
1. Mische die Kastanienflocken mit den Beeren und dem Yaconsirup in Deiner Frühstücks Schale.
2. Wärme die Mandelmilch an und schäume sie etwas auf. Übergieße den Inhalt der Schale damit.
3. Bestreue Dein basisches Müsli zum Schluss mit den Erdmandeln.

Tipp
Esskastanien sind basisch, glutenfrei und gesund. Sie können als Mehl für Backwaren und Brot verwendet werden. Als Püree sind sie eine sättigende Beilage ebenso wie eingeritzt und im Backofen gebraten. Sie können zu Milch verarbeitet werden und sind in gut sortierten Läden als Flocken für basische Müslis zu finden. Wenn Du aus den einschlägigen Webseiten basische Müslis bestellst, sind sie ein wichtiger Bestandteil.

Esskastanien gehörten lange Zeit zu den Grundnahrungsmitteln in Europa und stammen ursprünglich aus dem Kaukasus. Sie liefern leicht verdauliches Protein und wichtige Ballaststoffe für eine ausgeglichene Verdauung. Der Blutzucker bleibt bei ihrem Verzehr relativ stabil, das heißt er steigt nur leicht an im Vergleich zu Getreideprodukten. Ihr Mix aus Vitaminen und Mineralien macht sie zu einem optimalen Ausgleichsprodukt für ursprünglich Raubbau treibende Ernährungsformen für Deinen Körper. Kalium und die Gruppe der B Vitamine führen die Liste der gesunden Inhaltsstoffe an.

Frühstücksbrei
(rein basisch)

KH 63 g | EW 8 g | F 12 g | K 397 kcal

Zubereitungszeit: **20 min**
Portionen: **1**
Schwierigkeit: **leicht**

Zutaten

1	kleine Karotte
1	Apfel
1	Banane
1 EL	Mandeln
1 TL	Rosinen

Zubereitung

1. Schäle den Apfel und entferne die Kerne. Schneide ihn dann in kleinere Stücke. Schäle auch die Karotte und schneide sie.
2. Schneide drei dünne Scheiben aus der Mitte der Banane und lege sie für die Dekoration zur Seite. Brich den Rest der Banane ebenfalls in kleinere Stücke.
3. Nimm drei der Mandeln und hacke sie grob.
4. Mixe nun die Apfelstücke, die Karotte und Banane mit den restlichen Mandeln und den Rosinen in einem hohen Gefäß mit einem leistungsstarken Pürierstab in eine breiartige Konsistenz.
5. Fülle Deinen Frühstücksbrei in Dein Müsli Schale und dekoriere ihn mit den drei Bananenscheiben und den grob gehackten Mandeln.

Tipp

Du kannst natürlich auch andere Obstsorten zu einem Brei verarbeiten, wie beispielsweise Mango, reife Birnen oder Ananas. Die Karotte kann gut gegen Stangensellerie getauscht werden, um mehr Abwechslung in das morgendliche Mahl zu bringen.
Bananen bieten sich als Sattmacher für das Frühstück und auch als Jause für die Kinder in der Schule oder für Dich im Büro an. Sie liefern zwar reichlich Zucker, aber gepaart mit gesunden Ballaststoffen und jeder Menge Vitaminen der Gruppe B, C und K sowie Betacarotin, Mangan und Magnesium.

Heidelbeer Basilikum Creme
(rein basisch)

KH 39 g | EW 9 g | F 59 g | K 747 kcal

Zubereitungszeit: **20 min, Kühlzeit 60 min**
Portionen: **2**
Schwierigkeit: **leicht**

Zutaten

250 g Mandel Schlagsahne
250 g Heidelbeeren, davon 50 g für Dekoration
2 EL Mandelmus
3 EL Apfeldicksaft
1/2 TL Vanillepulver
1 TL Flohsamenschalenpulver
10 g Basilikum
50 ml kaltes Wasser
½ Limette
2 EL Mandelblättchen, fettfrei frisch geröstet zur Dekoration

Zubereitung

1. Püriere 200 g Heidelbeeren gemeinsam mit 1 EL Apfeldicksaft mit Deinem Stabmixer zu einer feinen Creme und rühre dann 1 EL Mandelmuss und ½ TL Flohsamenschalenpulver hinzu. Fülle die Creme in zwei Gläser oder Schüsseln und stelle sie für 30 Minuten in den Kühlschrank.
2. Inzwischen kannst Du die Limette auspressen und diesen Saft gemeinsam mit dem Wasser und dem Basilikum sowie den restlichen 2 EL Apfeldicksaft ebenfalls fein pürieren.
3. Rühre nun auch hier 1 EL Mandelmuss und die zweite Hälfte des Flohsamenschalenpulvers gut unter. Fülle die beiden Gläser oder Schüsseln mit der Heidelbeercreme damit auf und lasse sie für weitere gut 30 Minuten im Kühlschrank kalt werden und sich etwas verfestigen.
4. Schlage nun die Mandel Schlagsahne mit dem Vanillepulver schaumig.
5. Wenn die 30 Minuten Kühlzeit noch nicht vorbei sind, dann auch die Schlagcreme inzwischen kaltstellen und die Mandelblättchen fettfrei goldbraun rösten.
6. Toppe nun Deine Creme mit Schlagobers, mit den restlichen Heidelbeeren und den Mandelblättchen.

Tipp

Dieses Frühstück ist auch als Dessert ein Hingucker. Lasse die Cremes unaufgeteilt kühlen und schichte dann mehrmals in hohe Sektgläser.

Banane Mandel Drink
(rein basisch)

KH 25 g | EW 3 g | F 3 g | K 141 kcal

Zubereitungszeit: **10 min**
Portionen: **1**
Schwierigkeit: **leicht**

Zutaten
250 ml Mandelmilch
2 Prisen Zimt
1 Banane
Ahornsirup, wenn die Banane nicht süß genug macht

Zubereitung
1. Schäle die Banane und brich sie in groben Stücken direkt in Deinen Blender.
2. Füge den Zimt nach Geschmack dazu und fülle mit der Mandelmilch auf.
3. Mixe alles zu einem cremigen Drink und schmecke mit dem Ahornsirup ab.
4. Fülle den basischen Frühstücks Drink in ein Glas, dekoriere ihn eventuell noch mit etwas Zimt und genieße ihn handwarm, so wie er aus dem Blender kommt.

Tipp
Ahornsirup ist zwar ungesund für Deine Zähne, wenn Du ihn in zu großen Mengen verwendest, aber der eingedickte Saft aus den meist kanadischen Ahornbäumen ist anderen klassischen Süßungsmitteln aufgrund seiner gesunden Inhaltsstoffe trotzdem vorzuziehen.
Erst kürzliche wurde in einer Studie vorgestellt, dass dieser Sirup über 50 Stoffe innehält, welche sich positiv auf Deine Gesundheit auswirken sollen. Unter anderem kann Ahornsirup die Wirkung von Antibiotika verstärken und wirkt an sich antioxidativ und entzündungshemmend. Je dunkler Dein Ahornsirup desto mehr Antioxydantien lassen sich darin finden. Komplettiert wird die Liste der gesundheitswirksamen Inhaltsstoffe mit seinem hohen Gehalt an Kalium, Calcium und Magnesium.

Basische Früchte Frühstücksbowl
(rein basisch)

KH 47 g | EW 4 g | F 2 g | K 223 kcal

Zubereitungszeit: **10 min**
Portionen: **2**
Schwierigkeit: **leicht**

Zutaten
2   Äpfel
2   Bananen
4 EL   Beeren gemischt oder nach Saison
4 EL   Erdmandelflocken
100 ml Mandeldrink

Zubereitung
1. Schäle die Äpfel und entferne die Kerne. Reibe sie dann fein.
2. Schäle die Bananen und zerdrücke sie mit einer Gabel zu einem Brei. Mische dann die geriebenen Äpfel darunter.
3. Mische die Erdmandelflocken mit dem Mandeldrink und verteile sie auf 2 Schalen.
4. Fülle auch den Banane Apfel Brei in die Schalen und toppe alles mit den Beeren.

Tipp
Erdmandeln gehören in Spanien zu den Grundnahrungsmitteln seit dem Mittelalter. In unseren Breiten ist die Frucht dieses Sauergrases noch ein Geheimtipp. Seine gluten- und laktosefreie Vielzahl an Verwendungsmöglichkeiten bringt sie aber langsam in aller Munde.
Auch bekannt als Tigernuss werden die kleinen Wurzelknollen mit dem mandelartigen Geschmack getrocknet und zum Teil vermahlen verwendet. Sie wurden vermutlich von den arabischen Besatzern auf die iberische Halbinsel gebracht, waren aber schon den Pharaonen bekannt. Chufa Drinks hast Du sicherlich schon auf einem Urlaub in Spanien kennen gelernt!
Mit ihren Ballaststoffen und sekundären Pflanzenstoffen ist die Erdmandel prädestiniert für die basische Küche und wenn Du sie einmal in Verwendung hast, wirst Du sie neben der Mandel nicht mehr aus Deinem Speiseplan streichen. Kalium, Magnesium und Phosphor sowie Vitamin E tragen zu ihren wertvollen Inhaltsstoffen das ihre bei.

Basischer Spinat Banane Smoothie
(rein basisch)

KH 26 g | EW 5 g | F 13 g | K 246 kcal

Zubereitungszeit: 10 min, Gefrierzeit 1 Nacht
Portionen: 2
Schwierigkeit: leicht

Zutaten
60 g   frischer Blattspinat
1 TL   Gerstengraspulver
1   Banane, gefroren
250 ml   Kokosnuss Waser, aus dem Kühlschrank
1 EL   Leinöl
2 EL   weißes Mandelmus
Je ½ TL Vanillepulver, Kurkuma gemahlen und Zimt gemahlen
1 Prise frisch gemahlener, schwarzer Pfeffer

Zubereitung
1. Friere am Vorabend eine geschälte und in Stücke geschnittene Banane ein.
2. Spüle den Blattspinat kurz durch und gib ihn dann mit allen anderen Zutaten in Deinen Blender.
3. Mixe bis Du eine cremige aber angenehm flüssige Konsistenz hast. Gib eventuell noch etwas mehr Kokoswasser oder reines Wasser dazu.
4. Fülle den Smoothie in zwei vorbereitete Gläser und toppe mit der Prise frisch gemahlenem Pfeffer.

Tipp
Kokoswasser ist in troischen Gefilden vor allem als Durstlöscher bekannt und erfreut sich zunehmend auch in Deutschland an Beliebtheit. Der Iso-Drink wird nicht zuletzt von Sportlern hochgeschätzt.
Kokoswasser ist das reine Fruchtwasser, wenn Du eine grüne, frische Kokosnuss öffnest. Kokosmilch dagegen ist das pürierte Fruchtfleisch gemischt mit Wasser. Das Kokoswasser enthält im Vergleich zur Milch kaum bis gar kein Fett. Es liefert Dir Natrium, Kalium, Magnesium, Calcium, Eisen und einen nennenswerten Anteil an Vitamin C. Als Säurehemmer erfreut sich Kokoswasser gerade bei Anhängern der Naturheilkunde und der basischen Ernährung eines grandiosen Hypes, welcher bedingt, dass immer hochwertigeres Kokoswasser in unseren Bio Läden zu finden ist.

Basischer Früchte Kokos Shake
(rein basisch)

KH 61 g | EW 13 g | F 33 g | K 608 kcal

Zubereitungszeit:	**10 min, Einweichzeit 2 Std**
Portionen:	**1**
Schwierigkeit:	**leicht**

Zutaten

2 EL   geschälte Hanfsaat oder Chia Samen
3 EL   Kokosmus
1   Orange
2 EL   frisch gepresster Zitronensaft
1   Banane
2 EL   Goji Beeren, mindestens 2 Std. oder über Nacht eingeweicht

Zubereitung

1. Weiche die Goji Beeren entweder am Vorabend, jedenfalls aber mindestens 2 Stunden vor der Zubereitung des Shakes ein.
2. Presse die Orange gut aus.
3. Gib dann alle Zutaten in Deinen Blender und mixe sie zu einem cremigen Shake.
4. Du kannst 1 oder 2 Goji Beeren zuvor als Dekoration zur Seite legen.

Tipp

Die tibetische Superfrucht Goji Beere wird seit Jahren in der Szene der Vegetarier und Anhänger der basischen Ernährung als Wunderfrucht gehypt. Sie ist auch unter den Namen Glücksbeere oder Wolfsbeere bekannt und gehört seit Jahrtausenden zu den Wirkmitteln der Traditionellen Chinesischen Medizin, welche sich ebenfalls immer größerer Beliebtheit in Zentraleuropa erfreut.

Die Beeren dieses winterhaften Nachtschattengewächses liefern neben sekundären Pflanzenstoffen und essentiellen Fettsäuren auch noch unentbehrliche Aminosäuren. Das Zusammenspiel all seiner Inhaltsstoffe tragen zum hervorragenden Ruf der Beeren bei. Vitamin A in Form von Beta Carotin, Vitamin C, E und nennenswerte Mengen an den Vitaminen der Gruppe B, sowie Eisen und weitere, über zwanzig, Spurenelemente sollen neben gesunden Augen und Nervenbahnen zu einer langsameren Alterung führen. Sie stärken die Darmflora nach einer Darmreinigung, weil sie die Neuansiedlung nützlicher Darmbakterien aktiv unterstützen. Auch wirken sie entzündungshemmend und antioxidativ.

Apfel Birnen Müsli
(rein basisch)

KH 56 g | EW 5 g | F 2 g | K 275 kcal

Zubereitungszeit: **20 min**
Portionen: **2**
Schwierigkeit: **leicht**

Zutaten

1	Apfel
1	Birne
6 EL	gekeimte Haferflocken
6 EL	gekeimte Buchweizen
6 EL	ungesüßte Mandelmilch

Zubereitung

1. Weiche die gekeimten Haferflocken und den Buchweizen kurz in der Mandelmilch ein. Rühre gut durch und verteile die Masse auf zwei Frühstücksschalen.
2. Inzwischen kannst Du die Birne und den Apfel gut waschen und trockenreiben. Danach mit der Schale in dünne Scheiben schneiden und die Kerngehäuse entfernen.
3. Richte die Scheiben von Apfel und Birne auf dem Müsli dekorativ an.

Tipp

„An apple a day, keeps the doctor away!" ist ein gängiges Sprichwort und kennzeichnet gleichzeitig die vielen gesunden Vorteilen dieser heimischen Obstsorte. Äpfel sollen beim Abnehmen helfen, Asthma vorbeugen können und sogar vor Krebs schützen. Zudem wird ihnen eine reinigende Kraft der Leber zugeschrieben und Pflege der Darmflora sowie des Gehirnes.

Tausende von Apfelsorten sind weltweit zu finden und gerade alte Sorten sind in den Märkten auf dem Vormarsch. Gegenüber Neuzüchtungen sollen sie reicher an Vitaminen sein, allen voran Vitamin C. Das wichtigste an den Äpfeln aber sind ihre heilsamen Polyphenole und Gerbstoffe. Pektin und Ballaststoffe gleichen den mitgelieferten Zucker wieder aus und aus Äpfeln vom Bio Landbauern kann man gerne auch Brei und Saft für Kleinkinder herstellen. Immer vorausgesetzt er ist frisch und selbst gemacht, somit frei von künstlichen Zusatzstoffen und Konservierungsmitteln. Gemischt mit anderen Obst- und Gemüsesorten ist der Apfel das perfekte basische Frühstück, ob roh, als Saft oder im Müsli verarbeitet.

Pflaumen Birnen Müsli
(rein basisch)

KH 40 g | EW 7 g | F 7 g | K 255 kcal

Zubereitungszeit: **20 min**
Portionen: **2**
Schwierigkeit: **leicht**

Zutaten

2	Pflaumen
1	Birne
2 – 3	frische Walnüsse
½	Zitrone
6 EL	gekeimte Haferflocken
6 EL	gekeimte Buchweizen

Zubereitung

1. Wasche die Birne und die Pflaumen. Schneide sie dann in mundgerechte Stückchen.
2. Knacke die Walnüsse und viertle diese.
3. Verteile das gekeimte Müsli in zwei Frühstücks Schalen.
4. Streue die geschnittenen Obststücke darüber.
5. Halbiere eine Zitrone und presse eine Hälfte der Zitrone aus.
6. Gib den Saft über das Müsli.

Tipp

Da sowohl Birnen als auch Pflaumen meist sehr süß sind, gleicht der Zitronensaft dies wieder aus. Ist Dir die Menge an Saft zu wenig, dann kannst Du auch noch den Saft einer halben Orange oder Grapefruit über Euer Müsli gießen.

Wenn Du Dein Müsli lieber etwas aufgeweicht uns soft magst, im Bircher Style, dann presse zuerst die Zitrone oder weitere Zitrusfrüchte und lasse die gekeimten Flocken darin schon ziehen, während Du das Obst klein schneidest. Ist Dir Zitrone am frühen Morgen zu sauer, dann arbeite nur mit Orangen- oder Grapefruitsaft.

Alternativ kannst Du natürlich auch hier auf Mandelmilch greifen und Dein Müsli damit ansetzen.

Apfel mit Müsli auf Erdbeergelee
(rein basisch)

KH 33 g | EW 5 g | F 6 g | K 214 kcal

Zubereitungszeit: **20 min, Kühlzeit 30 min**
Portionen: **2**
Schwierigkeit: **leicht**

Zutaten

1	Apfel
4 EL	gekeimtes Müsli
100 g	Erdberen
	AgarAgar nach Packungsanleitung
2 TL	Mandelöl

Zubereitung

1. Wasche die Erdbeeren und entferne den Stielansatz.
2. Püriere dann die Erdbeeren.
3. Verarbeite das Püree mit dem AgarAgar nach Packungsanleitung zu einem Gelee.
4. Fülle das Gelee in zwei vorbereitete Gläser oder Müsli Schalen und stelle es für 30 Minuten in den Kühlschrank.
5. Wasche inzwischen den Apfel, entferne das Kerngehäuse und schneide ihn dann in kleine Würfel.
6. Hole das Gelee wieder aus dem Kühlschrank und streue erst das gekeimte Müsli darauf, bevor Du mit den Apfelstückchen toppst.
7. Lasse dann das Mandelöl darüber laufen.

Tipp

Schon römische Dichter priesen die kleinen, leckeren, roten Früchtchen. Erdbeeren sind seit Jahrhunderten Zeichen für Sinnlichkeit und Genuss. Sind sie nebenher auch gesund?

Erdbeeren, vor allem aus biologischem Anbau, sind während ihrer Erntezeit ganz besonders zu empfehlen. Als eine Frühlingsfrucht bringen sie Dir nach der Wintermelancholie nennenswerte Vitamine der Gruppe B inklusive Folsäure, zudem Vitamin C und K. An Mineralstoffen kann die Erdbeere auf Kupfer, Eisen, Mangan und Magnesium verweisen. Die sekundären Pflanzenstoffe der roten Frucht sollen helfen oxidativen Stress zu reduzieren, Entzündungen zu hemmen, Bluthochdruck zu senken und das Risiko für Übergewicht und Diabetes zu reduzieren.

Erdmandel Porridge
(rein basisch)

KH 63 g | EW 4 g | F 7 g | K 344 kcal

Zubereitungszeit: **14 min**
Portionen: **1**
Schwierigkeit: **leicht**

Zutaten
4 EL   Bio-Erdmandelflocken
100 ml   heißes Wasser oder heiße ungesüßte Mandelmilch
1   Banane
½   Apfel
2   getrocknete Feigen
1 TL   geschrotete Leinsamen

Zubereitung
1. Gib die Erdmandelflocken in Deine Frühstücksschüssel und übergieße sie mit der heißen Flüssigkeit nach Wunsch. Rühre kurz um und lasse sie quellen während Du den Rest vorbereitest.
2. Schäle, zerdrücke die Banane und mische sie unter Deinen Porridge.
3. Wasche den Apfel, halbiere ihn, entferne das Kerngehäuse und reibe die Hälfte von ihm fein, ebenfalls unter den Porridge rühren.
4. Schneide die Feigen klein und gib diese ebenfalls dazu.
5. Zum Schluss auch den geschroteten Leinsamen in den Porridge mischen. Wenn Du Deinen Brei dicklicher und gebundener haben möchtest, dann kannst Du den Leinsamen schon gemeinsam mit den Erdmandelflocken quellen lassen.
6. Dekoriere Dein Frühstück mit ein oder zwei dünn geschnittenen Apfelspalten.

Tipp
Ohne Schwefelzusatz getrocknete Früchte wie Rosinen, Sultaninen, Datteln oder Feigen eignen sich perfekt, um etwas zusätzliche Süße in Dein Müsli oder Deinen Frühstücksbrei zu bringen. Vor allem, wenn Du gerade erst Deine Ernährung von herkömmlichen, übermäßig gezuckerten Frühstücks Cerealien auf eine basische Ernährung umstellst.

Wenn Du Obstbäume oder Beerensträucher in Deinem Garten hast, wenn Du vor allem Beeren auch wild pflücken kannst, weil sie entlang Deiner Spazier- oder Joggingwege wachsen, dann lege Dir ein Dörrgerät zu und trockne Deine Früchte ohne weitere Zusätze selbst.

Chiapudding an Applepie
(rein basisch)

KH 0 g | EW 0 g | F 0 g | K 0 kcal

Zubereitungszeit: 20 min, Quellzeit 1 Nacht
Portionen: 2
Schwierigkeit: leicht

Zutaten

4 EL   Chiasamen
250 ml   ungesüßte Mandelmilch
1   Birne
2   Äpfel
   Saft von ½ Orange
½ TL   Zimt
½   Vanilleschote, das Mark ausgekratzt
1   TL   Agavendicksaft
2 EL   Mandelblättchen

Zubereitung

1. Gib je zwei Esslöffel Chiasamen in zwei Deiner Müslischalen oder in Gläser und lasse sie über Nacht im Kühlschrank in der aufgeteilten Mandelmilch quellen.
2. Am nächsten Morgen dann wasche die Birne und die Äpfel. Schneide einen Apfel und die Birne in grobe Stücke und den zweiten Apfel in kleine Würfelchen. Die Kerngehäuse zuvor entfernen, wenn die Schale gut aussieht und die Früchte ungespritzt sind, dann musst Du sie nicht schälen.
3. Halbiere die Orange und presse die Hälfte aus.
4. Gib danach die grob geschnittene Birne und den Apfel mit dem Orangensaft und den Agavendicksaft und einer Prise Zimt in den Mixer und püriere zu einem cremigen Brei.
5. Mische die kleinen Apfel Würfel mit etwas Saft der Orange, damit er nicht braun wird, und ebenfalls einer Prise des Zimtes und dem Mark der Vanilleschote.
6. Hole den Chiapudding aus dem Kühlschrank, verteile das Birnen-Apfelmus darauf.
7. Richte die kleinen Apfelstückchen darauf an und bestreue es mit den Mandelblättchen.

Tipp

Du kannst die Mandelblättchen, wenn genug Zeit bleibt, vorher fettfrei goldbraun rösten. Wenn Du keine Blättchen hast, hacke Mandeln klein.

Stachelbeeren Birnen Smoothie
(rein basisch)

KH 21 g | EW 5 g | F 9 g | K 186 kcal

Zubereitungszeit: **20 min**
Portionen: **2**
Schwierigkeit: **leicht**

Zutaten

1 kleine Schale	Stachelbeeren
4 Hände voll	Babyspinat
1	reife Birnen
2 EL	Hanfsamen
500 ml	Wasser
2 EL	geröstete Erdmandelflocken
	einige Blätter frischer Pfefferminze nach Geschmack

Zubereitung

1. Wasche die Stachelbeeren und entferne eventuelle Stilansätze.
2. Die Birne ebenfalls waschen, entkernen und in grobe Stücke schneiden.
3. Den Babyspinat waschen und gut abtropfen lassen.
4. Gib alle Zutaten in den Mixer und püriere sie zu einem cremigen Drink. Füge eventuell noch etwas mehr Wasser dazu.
5. Verteile den Smoothie auf zwei dickbauchige Gläser und dekoriere mit der Pfefferminze.

Tipp

Glaubt man den Forschungen aus dem chinesischen Dorf Bama Yoa werden wir jedenfalls einhundert Jahre alt, wenn wir regelmäßig Hanfsamen verzehren. Die Einwohner dort erfreuen sich jedenfalls bester Gesundheit bis ins hohe Alter und fügen die Samen der Hanfpflanze in viele ihrer Gerichte hinzu.

Hanfsamen zählen zu den Superfoods und das kommt nicht von ungefähr. Die genügsame Pflanze wird vermehrt, ohne den psychisch wirkenden Stoffen, auch in Europa angebaut und findet als Öl, Samen und Pesto viele Abnehmer. Neben Calcium, Kalium, Magnesium, Schwefel und Eisen sorgen die Vitamine A, B, C, D und E gemeinsam mit den als gesundheitsfördernd bekannten Omega 3 Fettsäuren für die vielen positiven Eigenschaften. Hanfsamen in Smoothies und Hanföl über Deinen Salaten kann somit Deinen Fettsäurehaushalt unterstützen und einen Ausgleich zu den übermäßig verzehrten Omega 6 Fettsäuren herstellen.

Johannisbeeren Gurken Smoothie
(rein basisch)

KH 48 g | EW 5 g | F 9 g | K 305 kcal

Zubereitungszeit: **20 min**
Portionen: **2**
Schwierigkeit: **leicht**

Zutaten

1 Schale	Johannisbeeren
1	reife Banane
1	Gartengurke
500 ml	Mandelmilch
2 EL	Mandeln
2 EL	Erdmandelflocken
1	Limette
	Kokosblütensirup nach Bedarf zum Süßen
	Wasser nach Bedarf zum Verdünnen

Zubereitung

1. Wasche die Gurke, schäle sie und schneide sie in grobe Stücke.
2. Wasche die Johannisbeeren kurz und schäle die Banane, bevor Du sie in grobe Stücke brichst.
3. Presse die Limette aus.
4. Gib nun alle Zutaten in den Mixer und püriere sie zu einer cremigen Flüssigkeit.
5. Falls Dein Smoothie zu dick erscheint, gib noch etwas Wasser oder mehr Mandelmilch hinzu.
6. Bei Bedarf mit etwas Kokosblütensirup nachsüßen.

Tipp

Smoothies sind grundsätzlich so wandelbar wie Dein persönlicher Geschmack und wenn Du kein Rezept findest, welches Dir spontan zum Ausprobieren zusagt, dann werde doch selbst kreativ. Zwei bis drei Obstsorten oder grüne Blätter und eine Frucht nach Wahl gemixt mit Wasser oder Mandelmilch zu einem cremigen Shake, schon hast Du das perfekte basische Frühstück nach Deinem Wunsch.

Allerdings solltest Du vor allem bei Smoothies und frisch gepressten Säften auf eine biologische Anbauweise achten oder Deinen bevorzugten Bauern auf dem Wochenmarkt zu seiner Philosophie befragen. Allergien gegen bestimmte Nahrungsmittel werden oftmals nicht von den Früchten, sondern von deren Zusatzstoffen ausgelöst!

Pink Berry Smoothie
(rein basisch)

KH 33 g | EW 7 g | F 17 g | K 317 kcal

Zubereitungszeit: 10min
Portionen: 2
Schwierigkeit: leicht

Zutaten

1 Schälchen	reife Brombeeren
1 Schälchen	schwarze Johannisbeeren
1	reife Banane
8	Paranüsse
2 EL	Erdmandelflocken
405 – 500 ml	Wasser

Zubereitung

1. Wasche die Beeren und lasse sie gut abtropfen. Achte darauf, dass Du mit den wirklich reifen Früchten arbeitest. Am besten wäre es natürlich Du könntest sie auf den Feldern selber pflücken, überall gibt es mittlerweile entsprechende Angebote.
2. Gib nun alle Zutaten in Deinen Smoothie Blender und püriere sie gut zu einer cremigen Konsistenz. Wenn Dein Frühstücks Drink noch zu breiartig ist, dann verdünne mit Wasser bis er Deine richtige Crcmigkeit hat.
3. Verteile den Smoothie nun auf zwei bauchige Gläser. Dekoriere eventuell mit ein bis drei vorher zur Seite gelegten Beeren und einem Strohhalm.

Tipp

Johannisbeeren sind wahre Kraftpakete mit Schutz für Augen und Haut, sowie deren Zellsysteme. Damit halten sie jung und fördern auch die Durchblutung derselben. Zusätzlich stärken sie Deine Knochen und Zähne und liefern einen nennenswerten Beitrag an Vitamin C. Weitere Inhaltsstoffe sind Vitamin A, Eisen, Calcium und Phosphor. Der Mix aus Spurenelementen und sekundären Pflanzenstoffen macht sie zur Anti-Aging Geheimwaffe, bringt aber auch jungen Menschen ein geschmeidigeres Hautbild und unterstützt vor allem die Augen bei einer andauernden Belastung durch die Bildschirme der unterschiedlichsten Endgeräte.

Dunkler Rucola Beeren Smoothie
(rein basisch)

KH 20 g | EW 3 g | F 5 g | K 135 kcal

Zubereitungszeit: **10 min**
Portionen: **2**
Schwierigkeit: **leicht**

Zutaten
1 große Schale Waldheidelbeeren
2 Hände voll Rucola
6 EL geröstete Erdmandelflocken
350 ml Wasser

Zubereitung
1. Wasche die Heidelbeeren und lasse sie gut abtropfen.
2. Wasche den Rucola und schleudere ihn trocken. Am besten legst Du Dir für alle Blattsalate und Kräuter, welche in der basischen Ernährung eine wichtige Rolle spielen, eine Salatschleuder zu. Es erleichtert Dir den Waschvorgang ungemein.
3. Röste die Erdmandelflocken in einer Pfanne ohne Zugabe von Fett goldbraun an. Selbstverständlich kannst Du diese Flocken geröstet und ungeröstet auf Vorrat einkaufen.
4. Püriere nun alle Zutaten miteinander in Deinem Blender.
5. Falls der Smoothie zu dünn ist, gib noch einige Erdmandelflocken hinzu.

Tipp
Noch in den 1980er Jahren kannte man Rucola vorwiegend aus dem Urlaub in Italien, heute fühlt er sich auch in deutschen Schrebergärten heimisch und gedeiht prächtig.
Die eher scharfen, grünen Blätter bringen nicht nur neues Aroma in unsere Salate und in die hausgemachten Pestos und Dips, sondern auch eine Vielzahl an gesunden Inhaltsstoffen, die antibiotisch und heilend wirken, Dein Herz und Gehirn gesund erhalten können und vor allem im Winter Dein Immunsystem pushen. Verantwortlich dafür sind Vitamin C, Folsäure aus der Gruppe der B Vitamine und seine ätherischen Öle. Je jünger die Blätter desto weniger bitter und scharf schmecken sie. Als mehrjährige Pflanze kommt er alle Jahre wieder und wird dabei schärfer und dunkler.

Hirse-Porridge
(basenüberschüssig)

KH 65 g | EW 12 g | F 30 g | K 562 kcal

Zubereitungszeit: **40 min**
Portionen: **2**
Schwierigkeit: **leicht**

Zutaten
120 g   Hirse
200 g   Wasser
150 g   Kokosmilch
125 g   Apfel
4   getrocknete Aprikosen
1 Prise   Zimt
2 EL   Kokosflocken
1 EL   Sesam
2 EL   Leinsamen geschrotet

Zubereitung
1. Spüle die Hirse gründlich.
2. Gib die gewaschene Hirse mit, Leinsamen, Sesam, Wasser und Kokosmilch in einen Topf und bringe es langsam zum Kochen.
3. Wasche den Apfel, entkerne ihn und schneide ihn in kleine Würfel.
4. Gib diese dann mit in den Topf und lasse den Apfel mitkochen.
5. Schneide die getrockneten Aprikosen in kleine Stücke und rühre diese unter die Hirse Masse.
6. Lasse das Porridge dann für 5 Minuten ohne Deckel köcheln.
7. Danach drehe die Hitze zurück und gib den Deckel darauf um es noch etwa 10 Minuten weiter Quellen zu lassen.
8. Inzwischen röstest Du die Kokosflocken in einer fettfreien Pfanne leicht hellbraun an.
9. Falls das Porridge zu dickflüssig ist, kannst Du noch etwas Kokosmilch dazugeben.
10. Rühre abschließend noch den Zimt und die gerösteten Kokosflocken unter.

Tipp
Du kannst anstelle der Kokosmilch und -flocken auch mit Mandelmilch und -blättchen arbeiten, um im Geschmack zu variieren.

Weihnachtliches Porridge
(basenüberschüssig)

KH 40 g | EW 15 g | F 22 g | K 411 kcal

Zubereitungszeit:	**25 min**
Portionen:	**2**
Schwierigkeit:	**leicht**

Zutaten

20 g	Hirsekörner
50 g	Buchweizen
30 g	Kürbiskerne
30 g	Sonnenblumenkerne
30 g	Haselnüsse
3	getrocknete Datteln
1	Apfel
	etwas Zimt
400 g	Wasser

Zubereitung

1. Zerkleinere die Buchweizen, Hirse, Samen und Nüsse direkt mit Deinem Smoothie Blender oder im Blitzhacker.
2. Schneide die Dattel und Feige in möglichst kleine Stücke.
3. Bringe die zerkleinerten Zutaten mit dem Wasser in einem Topf zum Kochen.
4. Wenn es einmal aufgekocht hat, drehe die Temperatur auf kleineste Stufe zurück und gare für etwa 3 Minuten.
5. Wasche in der Zeit den Apfel und schäle ihn. Schneide ihn dann in mundgerechte Stücke.
6. Nimm das Müsli vom Herd und lasse es etwas abkühlen.
7. Rühre den Apfel und den Zimt unter.

Tipp

Du kannst diesen Porridge auch in größeren Mengen vorkochen, dann allerdings ohne den Apfelwürfeln. Luftdicht verschlossen hält er sich im Kühlschrank gut drei bis vier Tage und Du kannst ihn täglich mit einer anderen Obstsorte als Frühstück auf den Tisch bringen.
Versuche anstatt Zimt auch Lebkuchen oder Glühweingewürz Mischungen für mehr Abwechslung im Geschmack. Als Alternative zum Apfel kannst Du Birnen, Bananen, Mangos oder auch Beeren verwenden. Orientiere Dich einfach an den besten Angeboten der laufenden Erntesaisons.

Frühstücksbrei mit Buchweizen
(basenüberschüssig)

KH 50 g | EW 6 g | F 20 g | K 376 kcal

Zubereitungszeit: **15 min**
Portionen: **2**
Schwierigkeit: **leicht**

Zutaten
2   Äpfel
2   Karotten
1   Banane
50 g   Buchweizengrieß
400 g   Wasser
1 EL   Rapsöl
3 EL   Walnüsse
1 Prise   Salz

Zubereitung
1. Bringe das Wasser mit einer Prise Salz zum Kochen.
2. Wasche den Buchweizengrieß unter fließendem, heißem Wasser gut aus.
3. Reduziere die Hitze, füge den Buchweizendazu und lasse ihn für gut 5 Minuten köcheln.
4. Wasche in der Zwischenzeit die Karotten und Äpfel, schäle diese und reibe sie dann fein.
5. Schäle die Banane und zerdrücke sie mit einer Gabel. Mische dann die geriebenen Äpfel und Karotten unter den Bananenbrei.
6. Rühre zum Abschluss die Apfel-Karottenmischung und das Öl in den noch warmen Frühstücksbrei und verteile ihn auf zwei Schalen.

Tipp
Buchweizen gehört zu den sogenannten Pseudogetreiden und feiert seine Verbreitung in deutschen Küchen durch den Boom an glutenfreien Alternativen und dem Hype um Vollkorn. Er soll sogar Diabetes vorbeugen können und stärk die Knochen. Zellschutz und AntiAging Wirkstoffe komplettieren die ihm zugeschriebenen positiven Kräfte.
Magnesium, Kalium und Eisen, sowie Vitamin E und Kieselsäure machen dies möglich. Auch sein Gehalt an pflanzlichem Protein ist für viele Konsumenten interessant.

Hirse Brei mit Sojamilch
(basenüberschüssig)

KH 65 g | EW 12 g | F 30 g | K 334 kcal

Zubereitungszeit: 20 min
Portionen: 2
Schwierigkeit: leicht

Zutaten
120 g   Hirse
280 g   Sojamilch
20 g   Zuckerrübensirup
1 EL   Mandelmus
        Spritzer Zitronensaft
40 g   Himbeeren
1 Prise Salz

Zubereitung
1. Wasche die Hirse und koche sie anschließend für gut fünf Minuten in Sojamilch auf.
2. Füge das Mandelmus, den Zuckerrübensirup, den Zitronensaft und die Prise Salz hinzu und lasse den Brei dann noch für weitere zehn Minuten quellen.
3. Verteile ihn auf 2 Schüsseln und dekoriere mit den Himbeeren.

Tipp
Hirse war auch in Europa jahrhundertelang ein Grundnahrungsmittel, bis sie von Kartoffeln und Mais, sowie Weizen verdrängt wurde. Aufgrund seines Reichtums an Vitalstoffen und seiner Freiheit von Gluten kommt ihm heute wieder mehr Bedeutung zu. In Zeiten von Darmkrankheiten und Gluten sensiblen Mitmenschen bis hin zu kompletter Unverträglichkeit von glutenhaltigen Getreidesorten, ist er eine heimische Alternative für Müslis und zu Mehl vermahlen auch für Backwaren.

Zu seinen gesunden Eigenschaften zählen neben seiner leichten Verdaulichkeit sein Gehalt an Magnesium, Eisen und auch Eiweiß. Was sie zu einem Lieblingsprodukt für viele Vegetarier und Veganer werden ließ. Ihr Anteil an Kieselsäure hilft die Zellen von Haut, Haaren und Nägeln zu schützen und deren Wachstum auch zu fördern. Wenn Du Probleme in diesen Bereichen hast, etwa brüchige Nägel oder Spliss in den Haaren, dann solltest Du jedenfalls zu diesen kleinen Körnern greifen.

Obstsalat mit Erdmandelflocken
(rein basisch)

KH 55 g | EW 5 g | F 14 g | K 363 kcal

Zubereitungszeit: **15 min**
Portionen: **4**
Schwierigkeit: **leicht**

Zutaten

2	Äpfel
250 g	Erdbeeren
80 g	Heidelbeeren
2	Kiwis
150 ml	Orangensaft
1	Orangen
200 g	Erdmandelflocken

Zubereitung

1. Presse die Orange aus.
2. Vermenge die Erdmandelflocken mit dem Orangensaft und lasse sie kurz quellen.
3. Schäle die Äpfel, entferne die Kerngehäuse und schneide sie in kleine Stückchen oder reibe sie zu Mus.
4. Schneide auch die Erdbeeren klein und die geschälten Kiwis.
5. Mische das gesamte Obst nun gut durch und verteile es auf vier Müslischalen.
6. Verteile nun die Erdmandelflocken über dem Obstsalat.

Tipp

Wichtig im basischen Frühstück ist der Anteil an Obst. Gleich ob im Smoothie, frisch gepresst oder als Brei und Zutat im Müsli. Selbstverständlich kannst Du auch den reinen Obstsalat essen, ihn mit dem Orangensaft marinieren und die Flocken einfach außen vor lassen oder andere Flocken und Nüsse verwenden.

Das Obst sorgt für die Energie über den Vormittag und gleicht mit seinen Ballaststoffen und Vitaminen sowie Spurenelementen die Zufuhr des Fruchtzuckers etwas aus. Bei ständig erhöhtem Blutzucker solltest Du aber auf niedrig kalorische Obstsorten greifen, wie beispielsweise Beeren. Saisonal und regional sind sie selbst in Low Carb Ernährungsplänen zu finden und können auch von Diabetikern ohne Reue in kleinen Mengen genossen werden.

Smoothie mit Avocado und Minze
(rein basisch)

KH 16 g | EW 4 g | F 10 g | K 178 kcal

Zubereitungszeit:	**20 min**
Portionen:	**2**
Schwierigkeit:	**leicht**

Zutaten
60 g   Spinat
20   Blätter Minze
1 Stück Ingwer
2 EL   Zitrone
300 g   Kokoswasser
1 Stück Avocado
1   Banane

Zubereitung
1. Wasche den Blattspinat und die Minze. Schleudere sie danach trocken.
2. Gib sie dann in Deinen Blender und lege eventuell zwei schöne Blätter Minze als Dekoration zur Seite.
3. Schäle den Ingwer und reibe ihn grob. Gib diesen ebenfalls in den Mixer.
4. Halbiere die Avocado hole das Fruchtfleisch heraus und füge es dem Inhalt des Blenders mit der geschälten Banane, dem Kokoswasser und dem Zitronensaft hinzu.
5. Püriere mit der Pulstaste alles zu einem cremigen Smoothie und verteile ihn auf zwei bauchige Gläser.

Tipp
Solltest Du noch keinen Smoothie Mixer besitzen und Dich erst am Anfang Deiner Reise in die Welt der basischen Ernährung und der Smoothies befinden, raten wir Dir Dich intensiv mit den unterschiedlichen Modellen auf dem Markt zu beschäftigen und Dir anhand der Programme der Smoothie Mixer zu überlegen, wie oft Du ihn tatsächlich benutzen wirst. Tatsächlich kann ein Hochleistungsmixer aus dem hochpreisigen Sektor eine sehr sinnvolle Investition sein, wenn Du auch Nussbutter, Nussmilch und cremige Gemüsesuppen damit herstellen möchtest. Dadurch dass vor allem das grüne Blattgemüse in kleinste Teile zerhackt wird, kann Dein Körper die wichtigen sekundären Pflanzenstoffe und das Chlorophyll viel besser aufnehmen. Billige Discounter Mixer halten harten Zutaten oftmals nur kurze Zeit Stand.

Shake mit Banane
(rein basisch)

KH 30 g | EW 5 g | F 14 g | K 261 kcal

Zubereitungszeit: **10 min**
Portionen: **2**
Schwierigkeit: **leicht**

Zutaten
500 g   Mandelmilch
2   Bananen
3 EL   Mandelmus
4   Eiswürfel

Zubereitung
1. Schäle die Bananen und gib sie in grobe Stücke gebrochen in Deinen Mixer. Je leistungsfähiger Dein Smoothie Maker ist, desto größere Stücke, auch an harten Zutaten, kannst Du in den Mixbecher füllen.
2. Gib die Mandelmilch, das Mandelmus und die Eiswürfel zu den Bananen.
3. Mixe alles bis zu einer Dir angenehmen cremigen Konsistenz. Du kannst am Anfang immer wieder die Menge Wasser oder Mandelmilch variieren, um zu sehen wie es Dir und Deiner Familie am besten schmeckt. Du kannst sogar erstmal mit ganz wenig Milch oder Wasser nur einen Brei zubereiten und danach für einen Shake auffüllen. Vielleicht mag das eine Familienmitglied lieber löffeln und das andere lieber trinken.
4. Verteile den Shake in zwei ansprechende Gläser und dekoriere eventuell mit einer Prise Zimt!

Tipp
Gerade wenn Ihr Euch in der Phase der Umstellung befindet, solltest Du für eine gelungene Dekoration und Präsentation sorgen. Eventuelle Widerstände lassen sich so schneller brechen und das Auge isst und trinkt bekanntlich immer mit. Wenn ein gesunder, grüner Smoothie mit der Obstdekoration eines exotischen Cocktails serviert wird und Du Deiner Familie erklären kannst, die Früchte sind auch Bestandteil des gesunden Getränkes, werden sie eher bereit sein, es zu versuchen und Deine Ernährungsumstellung mitzumachen.
Dies gilt nicht nur für Smoothies, sondern auch für Brei und Müsli oder Aufläufe und Salate zu Mittag und am Abend. Standen früher bunte Verpackungen Pate bei der Auswahl der Speisen, ändere auf die Deko.

Kirsch Bananen Smoothie
(rein basisch)

KH 45 g | EW 3 g | F 1 g | K 202 kcal

Zubereitungszeit: **10 min**
Portionen: **2**
Schwierigkeit: **leicht**

Zutaten
500 g   Kirschen
1 Stück   Banane
5 Blätter   Zitronenmelisse
               Wasser nach Bedarf

Zubereitung
1. Wasche die Kirschen und entkerne sie.
2. Schäle die Bananen und schneide sie in Stücke.
3. Brause die Melisse ab und schleudere sie trocken.
4. Fülle alle Zutaten in ein hohes Gefäß oder Deinen Becher vom Blender und püriere sie mit Deinem Standmixer oder mit Deinem Pürierstab.
5. Gib bei Bedarf noch etwas Wasser hinzu.
6. Verteile den Smoothie auf zwei vorbereitete Gläser und dekoriere mit Melisse oder ein bis zwei fein gehackte Kirschen oben auf.

Tipp
Kirschen von nahezu weiß bis fast schwarz liefern jede Menge sekundäre Pflanzenstoffe und sollen gegen Entzündungen ebenso helfen, wie gegen freie Radikale. Bluthochdruck kann gesenkt werden, Gicht und Demenz sogar eingeschränkt.
Sämtliche Vitamine der Gruppe B, zusätzlich Vitamin A, D, E und K tragen zu den vielen gesundheitlichen Vorteilen ebenso bei, wie Kalium, Magnesium, Phosphor und Calcium. Angereichert außerdem mit Natrium, Schwefel, Eisen und Zink machen die süßen Früchtchen mit ihrem Mix an positiven Einflüssen auf Deinen Organismus so mancher Superfrucht harte Konkurrenz.
Aufgrund ihres eher niedrigen glykämischen Index dürfen auch Diabetiker hier zugreifen und sogar in der ketogenen Ernährung sind sie während sie Saison haben in kleinen Mengen erlaubt. Vielerlei Backwaren werden mit ihnen verfeinert und Smoothies oder Müslis erhalten neben dem Fruchtzucker ein ausgewogenes Fruchtsäureverhältnis.

Kurkuma Smoothie
(rein basisch)

KH 65 g | EW 12 g | F 30 g | K 334 kcal

Zubereitungszeit: **10 min**
Portionen: **1**
Schwierigkeit: **leicht**

Zutaten
60 g   Blattspinat
1 Stück Bananen
200 ml Wasser
1 EL   Chia-Samen
1 EL   Leinöl
1 Prise Zimt
½ TL   Kurkuma

Zubereitung
1. Wasche den Spinat und gib diesen in den Smoothie Maker oder Standmixer.
2. Wasche die Kurkuma und hacke ihn fein
3. Füge das Mandelmus, die geschälte Banane, das Wasser, das Leinöl, den Zimt und die klein gehackte Kurkuma zum Spinat.
4. Püriere alles zu einem cremigen Smoothie.

Tipp
Selbstverständlich kannst Du auch mit Kurkuma Pulver arbeiten. Taste Dich dann an den Geschmack langsam heran.
Kurkuma und auch Ingwer, wenn Du sie aus biologischem Anbau kaufst, müssen nicht geschält werden. Gut waschen und eventuell mit einer Gemüsebürste schrubben sollte ausreichen. Beim Hacken, Schälen oder Kleinschneiden der Kurkuma solltest Du jedenfalls Handschuhe tragen, denn die gelbe Farbe geht von Deinen Fingern nur langsam wieder ab, da hilft auch oftmaliges Waschen nicht. Spüle auch Dein Schneidbrett und Messer sofort danach mit heißem Wasser, der Gelbwurz hat seinen Namen nicht umsonst und ist auch im Curry für die einmalige Farbgebung zuständig.
Viele positive Eigenschaften werden dieser orangefarbenen Wurzel zugeschrieben und sowohl in der chinesischen als auch in der indischen Heilkunst ist sie seit Jahrtausenden im Einsatz. Die Wirkungen reichen von antioxidativ über entzündungshemmend bis zu entgiftend und genau dies macht sie für die Verwendung in der basischen Ernährung so wichtig. Geht es doch hier ebenfalls um den Abbau von Schlacken.

Grüner Shake
(rein basisch)

KH 30 g | EW 17 g | F 20 g | K 352 kcal

Zubereitungszeit: **15 min**
Portionen: **2**
Schwierigkeit: **leicht**

Zutaten
100 ml Grapefruitsaft
150 g Grünkohl
1 Apfel
½ Gurke
50 g Sellerie
7 EL Hanfsamen
½ Banane
15 g Pfefferminz
1 TL Leinöl
4 Eiswürfel

Zubereitung
1. Halbiere die Grapefruit und presse sie aus, miss danach 100 ml Saft ab und stelle den Rest zum pur Trinken oder gegebenenfalls verdünnen des Shakes zur Seite. Alternativ kannst Du auch Orangensaft oder Kokosmilch verwenden.
2. Wasche alle Zutaten gründlich.
3. Entferne alle Stielansätze, das Grün und die Kerne.
4. Schneide die Gurke, den Apfel, den Sellerie und den Kohl je nach Leistungsmöglichkeit Deines Mixers klein.
5. Fülle nun alle Zutaten in Deinen Smoothie Maker und mixe zu einer feinen cremig-flüssigen Konsistenz.
6. Gib gegebenenfalls etwas Wasser oder Saft hinzu, wenn er zu klumpig ist, dann kann der Mixer wieder besser weiterarbeiten.

Tipp
Die Erfinderin der grünen Smoothies Viktoria Boutenko, eine, mit ihrer Familie, in den Staaten lebende Russin, hatte die Idee zu den gesunden Drinks durch das Studium von Schimpansen. Abgesehen davon, dass diese Tiere ihre Nahrung viel länger kauen, als wir Menschen dies leider tun, ernähren sie sich von über hundert verschiedenen Pflanzen und davon wiederum dem größten Teil grüner Blätter. Den intensiven Kauvorgang hat sie nun anhand des Mixers ausgeschlossen und durch die Zugabe von Obst den Geschmack von Grünkohl relativiert.

Roter Smoothie
(rein basisch)

KH 16 g | EW 6 g | F 10 g | K 168 kcal

Zubereitungszeit: **20 min**
Portionen: **2**
Schwierigkeit: **leicht**

Zutaten
1   frische Rote Beete
100 g   Gurken
40 g   Blattspinat
1 Stück Apfel
1   Orange
20 g   Mandeln
15 g   Leinsamen
15 g   Walnüsse
300 ml Wasser

Zubereitung
1. Schäle die Rote Beete und viertle diese, gib sie in den Mixer.
2. Wasche die Gurke und den Apfel und schneide diese in grobe Stücke.
3. Schäle die Orange mit einem Messer und halbiere sie.
4. Gib dann alle weiteren Zutaten zur Roten Beete in Deinen Mixer und püriere für mindestens eine Minute auf höchster Stufe.
5. Verteile den Smoothie in zwei bauchige Gläser und garniere nach Geschmack mit etwas frisch gemahlenem Pfeffer oder ein paar überzähligen Blättern fein gehacktem Spinat.

Tipp
Rote Beete ist bekannt als gesund für Deine Augen. Sie kann aber auch die Regeneration nach intensiven Sporteinheiten ankurbeln und entpuppt sich bei näherem Hinsehen auch als AntiAging Gemüse.
Der Farbstoff Betanin als Antioxidans sorgt für diese ausgesprochen erfreuliche Wirkung. Er unterstützt ebenfalls die Leber in der Verdauung und hilft mit Dein Immunsystem zu stärken.
Folsäure aus der Gruppe der B Vitamine ist in großen Mengen vorhanden. Der Rest dieser Vitaminfamilie gemischt mit Eisen, macht die rote Knolle zur besten Unterstützung, wenn es um Deine Herz und Gefäß Gesundheit geht. Sie hilft neue Blutkörperchen zu bilden und schützt vor Ablagerungen vor allem in den Arterien.

Hirsebrei mit Banane
(basenüberschüssig)

KH 74 g | EW 8 g | F 4 g | K 373 kcal

Zubereitungszeit: 20 min
Portionen: 2
Schwierigkeit: leicht

Zutaten
5 EL	Hirseflocken
2 EL	Braunhirsemehl
2	reife Bananen
1 TL	Leinöl
1 EL	Honig

Zubereitung
1. Bedecke die Hirseflocken in einem Topf knapp mit Wasser.
2. Schalte Deinen Herd auf höchste Stufe und lasse die Hirseflocken einmal aufkochen.
3. Zerdrücke in der Zwischenzeit die reifen Bananen mit einer Gabel zu einem cremigen Brei.
4. Sobald das Wasser kocht, schalte die Temperatur auf ein Minimum zurück, damit es nicht mehr blubbernd kocht.
5. Mische die Banane darunter.
6. Gib dann unter stetigem Rühren die Braunhirse dazu.
7. Nach etwa fünf Minuten weiterköcheln ist der Brei auch schon fertig und wird mit Leinöl verfeinert und mit Honig gesüßt oder abgeschmeckt.
8. Verteile ihn auf zwei Schalen und dekoriere eventuell mit etwas Zimt oder Kakaopulver.

Tipp
Cremiger wird Dein Brei, wenn Du ihn mit Nussmilch oder Kokosmilch zubereitest. Entdecke für Dich, wie es Dir und Deiner Familie am besten schmeckt.
Du kannst auch eine andere weiche, reife Obstsorte unter Deinen Hirsebrei mischen, wie Mango, Papaya oder geriebene Äpfel und Birnen. Säuerliche Obstsorten passen eher weniger in dieses morgendliche Gericht. Du kannst mit den Hirseflocken auch Vanille, etwas Kakaopulver oder Zimt mitkochen für ein breiteres Angebot an Aromen und Geschmack. Im Sommer bieten sich klein gehackte Melisse oder Minze an, für ein wenig Abwechslung zu sorgen.

Buchweizen Porridge
(basenüberschüssig)

KH 82 g | EW 12 g | F 21 g | K 578 kcal

Zubereitungszeit: **20 min, Quellzeit 1 Nacht**
Portionen: **1**
Schwierigkeit: **leicht**

Zutaten

3 EL   Buchweizen
2 EL   Mandeln
2 EL   Haferflocken
150 ml Getreidemilch (Hafer oder Dinkel)
1   Apfel
1 Prise Zimt
1 Prise Kardamom gemahlen oder frisch gemörsert

Zubereitung

1. Hacke die Mandeln grob und weiche diese mit dem Buchweizen über Nacht in Wasser ein.
2. Spüle am nächsten Tag den Buchweizen und die Mandeln gut ab und lasse sie etwas abtropfen.
3. Stelle einen Topf auf kleiner Hitze auf den Herd und gib die Mandeln, den Buchweizen und die Haferflocken in diesen Topf.
4. Füge Hafer oder Dinkel Milch dazu bis das Getreide und die Nüsse bedeckt sind.
5. Wasche Deinen Apfel oder schäle ihn und reibe ihn zu einem feinen Brei. Mische diesen unter Dein Porridge und lasse ihn etwa 10 Minuten leicht köcheln, bis das Getreide die Milch aufgesogen hat und Du eine insgesamt cremige Masse erhalten hast. Rühre immer wieder um und lasse den Topf nicht unbeaufsichtigt.
6. Schmecke mit Zimt, Kardamom und eventuell Agavendicksaft, wenn es Dir nicht süß genug ist, ab.

Tipp

Ob nun Süßungsmittel in den Zutaten stehen oder nicht, verkoste Deine Breis und Porridges immer, bevor Du Honig, Yacon Sirup oder Agavendicksaft hinzufügst. Auch wenn diese Zuckeraustauschstoffe gesünder sind als der klassische Haushaltszucker, weil auch Vitamine und Mineralien mitgeliefert werden, so bringen sie dennoch Deinen Blutzucker zum Steigen. Das Zuckertief hinterher kann zu Heißhunger führen und Du sitzt in der Teufelsspirale des ständigen Snacks fest.

Milchreis mit Zwetschgen und Apfelmus
(basenüberschüssig)

KH 64 g | EW 6 g | F 5 g | K 338 kcal

Zubereitungszeit:	**40 min**
Portionen:	**2**
Schwierigkeit:	**leicht**

Zutaten

125 g	Milchreis
400 ml	Mandelmilch
250 g	Zwetschgen
2 – 3 EL	Apfelmus
1 EL	Ghee
2 TL	Zimt
1 Scheibe	Zitrone

Zubereitung
1. Spüle den Milchreis gut mit Wasser durch.
2. Gib den Milchreis mit der Mandelmilch, einem Teelöffel Zimt und der Zitronenscheibe in einen Topf und bringe die Milch zum Kochen.
3. Schalte nach dem ersten Aufkochen die Temperatur zurück und lasse alles für 25 Minuten leicht köcheln und danach für fünf Minuten ausquellen. Der Topf kann dabei auf der ausgeschalteten Platte stehen bleiben.
4. Inzwischen kannst Du die Zwetschgen waschen, entkernen und diese in kleine Stücke schneiden.
5. Dünste die Zwetschgen mit dem zweiten Teelöffel Zimt in einer Pfanne in Ghee oder Butter an. Wenn die Zwetschgen nicht genügend Saft geben kannst Du eine halbe Orange auspressen und dazufügen oder einfach ein wenig Wasser unterheben. Es soll kein Mus werden, sondern einem Kompott ähneln.
6. Nach ungefähr 30 Minuten kann der Milchreis mit den heißen Zwetschgen und dem Apfelmus angerichtet werden.

Tipp
Am gesündesten wäre, Du würdest auch Dein Apfelmus selbst herstellen. Einfach einen oder zwei Äpfel schälen und mit etwas Wasser oder Saft von Zitrusfrüchten, einer Stange Zimt, einem Anisstern und drei bis vier Nelken weichkochen lassen. Wenn die Apfelstücke anfangen zu zerfallen, die Gewürze entfernen und pürieren.

Joghurt mit verschiedenen Früchten
(rein basisch)

KH 27 g | EW 8 g | F 43 g | K 539 kcal

Zubereitungszeit: **20 min**
Portionen: **2**
Schwierigkeit: **leicht**

Zutaten

1 Becher	Kokosjoghurt
4	Feigen
1	reife Mango
4	Zwetschgen
2 EL	Sonnenblumenkerne
4 EL	Leinsamen
1 TL	Kakao Nibs
	Etwas Ghee und Zimt zum Andünsten der Zwetschgen

Zubereitung

1. Wasche die Zwetschgen, entkerne diese und halbiere sie. Schwenke diese dann in einer Pfanne zerlassenem Ghee mit Zimt. Sie sollen maximal 5 Minuten andünsten.
2. Spüle die Feigen kurz ab und schneide sie in Scheiben.
3. Schäle die Mango und schneide auch diese in kleine Scheiben, püriere sie dann mit dem Stabmixer zu einem Fruchtpüree.
4. Gib jeweils zwei Esslöffel Kokosjoghurt in zwei vorbereitete, bauchige Gläser.
5. Lege dann die Feigen darauf.
6. Gib jeweils zwei Esslöffel Leinsamen darüber.
7. Schichte nun die Hälfte des Mango Püree in die Gläser.
8. Verteile darauf die warmen Zwetschgen.
9. Fülle mit dem restlichen Kokosjoghurt auf.
10. Verteile die Sonnenblumenkerne auf dem Jogurt.
11. Schließe Dein geschichtetes Frühstück nun mit dem restlichen Püree der Mango ab.
12. Als Topping garniere Dein Frühstück mit Kakao Nibs.

Tipp

Wenn Dir das Schichten in ein Glas zu viel Arbeit erscheint, dann richte die einzelnen Komponenten nebeneinander in einer Frühstücks Schüssel an. Geschichtet eignet sich dieses Frühstück aus als Dessert.

Quinoa Leinsamen Müsli
(basenüberschüssig)

KH 33 g | EW 6 g | F 23 g | K 373 kcal

Zubereitungszeit: **10 min**
Portionen: **1**
Schwierigkeit: **leicht**

Zutaten

1	Pfirsich
1	Mandarine
100 ml	Mandelmilch
30 g	Kokosflocken
1 EL	gekeimter Quinoa
1 EL	Leinsamen

Zubereitung

1. Spüle die gekeimte Quinoa kurz ab und mische sie dann mit dem Leinsamen und den Kokosflocken in der Mandelmilch.
2. Schäle die Mandarine und schneide die Spalten eventuell noch einmal in der Hälfte durch.
3. Wasche den Pfirsich, halbiere ihn und hole den Kern heraus. Schneide ihn dann in kleine Würfel.
4. Mische die Obstwürfel unter Dein Müsli und genieße es.

Tipp

Du kannst Quinoa in Deinem Sprossengerät oder Deinen Sprossentassen ebenso keimen lassen wie Alfalfa oder Brokkoli. Gekeimt kannst Du auch Weizen oder Roggen unter Dein Müsli mischen. Lasse Dir die vielen Variationsmöglichkeiten durch diese kleinen Nährstoffbomben nicht entgehen. Ob als Dekoration oder als Hauptbestandteil Deines Frühstücks bringen sie Dir schon am frühen Morgen Chlorophyll und sekundäre Pflanzenstoffe, sowie Enzyme.

Sprossentassen findest Du im Internet oder auch in gut sortierten Bio Läden. Dort kannst Du auch die ersten Sprossensamen kaufen, bis Du Erfahrung damit gesammelt hast. Du wirst schnell merken, welche Samen Du abseits noch in Deinen Schalen Platz geben möchtest. Der Sprossvorgang an einem warmen, aber nicht zu sonnigen Platz, dauert etwa 3 Tage.

Müsli mit Kiwi und Mandarine
(rein basisch)

KH 20 g | EW 5 g | F 57 g | K 634 kcal

Zubereitungszeit: **20 min**
Portionen: **2**
Schwierigkeit: **leicht**

Zutaten
150 ml   Kokosmilch
1   Mandarine
1   Kiwi
30 g   Kokosflocken
1 EL   Leinsamen
1 EL   Buchweizenkeime

Zubereitung
1. Mische die Kokosmilch mit dem Leinsamen, den Buchweizenkeimlingen und den Kokosflocken. Dies kannst Du direkt in Deiner Schale für das Frühstück oder einem tiefen Teller erledigen.
2. Schäle die Mandarine und die Kiwi und schneide sie anschließend in mundgerechte Bissen.
3. Mische die Obstwürfel unter Dein Müsli und genieße es eventuell mit ein paar, in einer fettfreien Pfanne, frisch gerösteten, duftigen Kokosflocken.

Tipp
Wenn Du den Leinsamen über Nacht schon in der Kokosmilch quellen lässt, verwandelt sich Dein Müsli eher in Pudding. Auch Chia Samen kannst Du dafür verwenden. Gerade wenn Du aber Probleme in Deiner Verdauung beheben möchtest, regt der Leinsamen die Darmtätigkeit an und hilft durch seine schleimende Wirkung (die eben Deine Kokosmilch über Nacht in Gelee verwandelt) entzündete Stellen der Darmwand zu beruhigen. Fast noch besser ist, wenn Du die kleinen braunen Samen dafür grob schrotest. Das funktioniert auch mit dem Mörser oder einer alten Kaffeemühle.

Rohkost mit Avocado
(rein basisch)

KH 9 g | EW 5 g | F 24 g | K 283 kcal

Zubereitungszeit: **20 min**
Portionen: **2**
Schwierigkeit: **leicht**

Zutaten
1   Chicorée
1   Paprika rot
½   Salatgurke
1   Avocado
1 EL   Zitronensaft
       Salz und Pfeffer nach Geschmack

Zubereitung
1. Brause den Chicorée ab und teile ihn in seine einzelnen Blätter. Wasche die Paprika, entferne die Kerne und schneide sie in schmale Streifen.
2. Wasche die Gurke und halbiere sie, den Rest für einen anderen Tag oder einen mittäglichen Salat aufbewahren, und schneide sie in Spalten.
3. Halbiere die Avocado, höhle das Fruchtfleisch aus und zerdrücke es mit einer Gabel in einer flachen Schüssel. Schmecke Deine Avocado Creme mit Zitronensaft, Salz und Pfeffer ab.
4. Arrangiere Deine Rohkost auf einem Teller und stelle die Avocado Creme in einem Schälchen in die Mitte. Lasst Euch Euer Frühstück schmecken.

Tipp
Die Avocado als Lieferant wertvoller Fettsäuren kannst Du als Brei auch auf basisches Brot streichen und mit ein paar Sprossen oder frisch gehackten Kräutern garniert als Frühstück servieren.
Wenn Ihr die Creme nicht aufesst, dann lege den Kern der Avocado mittig in die Creme, decke die Schüssel mit Folie ab und stelle sie in den Kühlschrank. Sie hält sich zwar bis zum nächsten Tag, wird sich aber bräunlich verfärben. Mithilfe des Kerns verlangsamt sich dieser Prozess.

Sonntagswaffeln
(basenüberschüssig)

KH 41 g | EW 9 g | F 7 g | K 273 kcal

Zubereitungszeit: 20 min
Portionen: 1
Schwierigkeit: leicht

Zutaten

4 TL   Amaranth, gemahlen
4 TL   Buchweizen, gemahlen
4 TL   Dinkel Vollkornmehl
2 TL   Sonnblumenkerne, gemahlen
1 Prise Salz
       Wasser nach Bedarf

Zubereitung

1. Am besten wäre Du könntest Deine Zutaten zuerst frisch mahlen, in einer alten Kaffeemaschine oder einer Getreidemühle.
2. Verarbeite die frisch gemahlenen Samen und Körner dann mit dem Mehl und der Prise Salz zu einem zähflüssigen Teig. Je nach Mahlgrad Deiner Körner, benötigst Du mehr oder weniger Wasser, das musst Du einfach selbst ausprobieren, indem Du das Wasser eher löffelweise unterrührst.
3. Fette dann Dein Waffeleisen ein und backe Deine Waffel heraus. Genieße sie mit ein paar frischen Beeren und zur Feier des Sonntages mit frisch aufgeschlagener Sahne.

Tipp

Wenn Du diesem Waffelteig ein paar Kräuter beimischst und mit etwas frischem Pfeffer abschmeckst, ergeben sie auch eine hervorragende Beilage zu Salaten, anstelle der basischen Brote oder Cracker aus unseren Rezepten.
Für basenüberschüssige Tage kannst Du auch einen Teelöffel geriebenen Parmesan oder anderen Hartkäse in den Teig rühren. Die Avocado Creme des Rohkost Frühstück macht sich hier gut dazu.

Trockenfrucht Aufstrich
(basenüberschüssig)

KH 9 g | EW 3 g | F 7 g | K 118 kcal

Zubereitungszeit: 10 min, Einweichzeit 1 Nacht
Portionen: 4
Schwierigkeit: leicht

Zutaten

2 EL	getrocknete Pflaumen, ohne Stein
2 EL	getrocknete Datteln, ohne Stein
2 EL	getrocknete Feigen
2 EL	getrocknete Aprikosen
1 TL	Rosinen
50 g	Mandeln, gemahlen
	Zimt nach Geschmack

Zubereitung

1. Gib alle Trockenfrüchte am Vorabend in eine flache Schüssel oder einen Suppenteller und bedecke sie mit Wasser. Zugedeckt lässt Du die Früchte nun über Nacht weich werden.
2. Gieße am nächsten Morgen eventuell übrig gebliebenes Wasser ab und fülle die Früchte in Deinen Blender. Gib eine Prise Zimt und die gemahlenen Mandeln dazu und püriere alles zu einer feinen Creme.

Tipp

Gib das Mandelmehl löffelweise zu Deinem Aufstrich, dann kannst Du genau da stoppen, wo Dir die Konsistenz am besten erscheint. Eventuell magst Du auch mit einem Spritzer Limettensaft und Abrieb einer Limettenschale abschmecken anstelle des Zimtes.
Der Aufstrich ist im Kühlschrank etwa eine Woche in einem Schraubglas gut haltbar, wenn er Euch schmeckt auf basischem Brot oder um Obstspalten, etwa aus Äpfeln, zu dippen, dann kannst Du gerne mehr davon produzieren. Das Mengenverhältnis sollte einfach immer dasselbe sein, außer Du möchtest zugunsten einer Trockenfrucht das Aroma verschieben, dann nimm eben eine Aprikose mehr und lasse dafür eine Feige weg, wenn die Trockenfrüchte annähernd gleich groß oder schwer sind.

Ananas Pudding
(rein basisch)

KH 37 g | EW 7 g | F 49 g | K 635 kcal

Zubereitungszeit:	**30 min, Quellzeit 1 Nacht**
Portionen:	**1**
Schwierigkeit:	**mittel**

Zutaten
1 Mini Ananas
100 ml Kokosmilch
1 EL Chiasamen
1 EL Kokosraspel
1 EL Kokosflocken

Zubereitung
1. Schneide von der Mini Ananas den Deckel ab und schneide nun vorsichtig mit Messer das Fruchtfleisch heraus, so dass ein Fruchtfleischrand an der Schale bleibt, Du den Großteil aber in kleine Stücke schneiden kannst.
2. Fülle den Innenraum der Ananas nun mit Kokosmilch auf und gib die Chiasamen und die Kokosraspel hinein. Rühre einmal auf und stelle die Ananas über Nacht in den Kühlschrank.
3. Das Fruchtfleisch kannst Du auch gleich klein schneiden und in einer kleinen Schüssel mit Folie abgedeckt für den nächsten Tag bereitstellen.
4. Am nächsten Morgen holst Du die Ananas aus dem Kühlschrank und auch die Fruchtstückchen.
5. Röste die Kokosflocken in einer fettfreien Pfanne golden an und hebe sie vorsichtig in Deinen Kokospudding. Danach rührst Du die Hälfte der Ananas Stückchen ein. Toppe Dein exotisches Frühstück mit dem restlichen klein geschnittenen Fruchtfleisch und genieße Deinen Pudding.

Tipp
Dieses Frühstück macht sich auch hervorragend als Dessert auf einem Buffet. Zu Show Effekten kannst Du den Deckel der Ananas samt der grünen Krone dann über Nacht in kaltes Wasser legen und zur Dekoration auflegen.

Vitamin Drink für die Augen
(rein basisch)

KH 36 g | EW 4 g | F 1 g | K 365 kcal

Zubereitungszeit: **15 min**
Portionen: **1**
Schwierigkeit: **leicht**

Zutaten

1	Rote Beete
1	Karotte
1	Apfel, eher säuerliche Sorte

Zubereitung

1. Schäle die rote Beete und die Karotte und schneide sie in passende Stücke für Deinen Entsafter.
2. Wasche den Apfel und schneide ihn in Viertel. Schneide dann auch die Kerngehäuse heraus.
3. Presse nun abwechseln Rote Beete, Karotte und Apfel Stücke in ein Glas. Rühre noch einmal durch und genieße Deinen Augendrink in kleinen Schlucken.

Tipp

Der perfekte Drink, um müde Augen von zu viel Bildschirmarbeit wieder munter zu machen.

Für diverse altersbedingte Augenprobleme mische Deinem Saft noch Spinat oder Endivien ausgepresst bei. Eine gute Handvoll davon und regelmäßig getrunken, sollen Eintrübungen verlangsamt, wenn nicht sogar gestoppt werden.

Grippe Abwehr Drink
(rein basisch)

KH 32 g | EW 9 g | F 4 g | K 207 kcal

Zubereitungszeit: **15 min**
Portionen: **1**
Schwierigkeit: **leicht**

Zutaten
320 g   Karotten
20 g   Sellerie
60 g   Petersilie
100 g   Spinat

Zubereitung
1. Wasche und schäle alle Zutaten und bereite sie für Deinen Entsafter vor. Schneide oder hacke sie also in passende Größen.
2. Entsafte die Zutaten und rühre den Saft noch einmal durch.

Tipp
Eingelagerte Schlacken bilden auch den idealen Nährboden für das Übernehmen von Viren während Grippeepidemien oder für das Einfangen einer Verkühlung in der kalten Jahreszeit. Gemüsedrinks aus biologischem Anbau, eventuell gemischt mit einem Apfel oder einer Birne können helfen gegen Entzündungsherde zu kämpfen und unterstützen Deinen Organismus optimal bei der Ausleitung der Giftstoffe aus der herkömmlichen, früheren Ernährung.

Vitamin Start
(rein basisch)

KH 54 g | EW 6 g | F 15 g | K 390 kcal

Zubereitungszeit:	**25 min**
Portionen:	**1**
Schwierigkeit:	**leicht**

Zutaten

1	Apfel
1	Birne
50 ml	Sahne, am besten aus Rohmilch
¼ l	frisch gepresster Karotten-Spinat Saft

Zubereitung

1. Wasche den Apfel und die Birne und rasple beides fein.
2. Mische sie zuerst unter die frische Sahne und fülle danach mit dem Karotten-Spinat-Saft auf.
3. Wenn Du nicht löffeln magst, dann kannst Du Deinen Vitaminreichen Start in den Tag auch mit dem Mixer pürieren und als Drink genießen. Presse dann aber nur die Karotten und püriere eine Handvoll Babyspinat mit.

Tipp

Die Sahne sorgt für eine langanhaltende Sättigung mit ihren hohen Fettanteil und ist auch bei einer basischen Ernährung kein Problem, da sie vor allem aus Rohmilch hergestellt als neutral eingestuft wird.

Apfel und Birne bringen die Ballaststoffe mit und der Gemüsesaft sorgt für ein Plus an Vitamin C, Betacarotin und Eisen.

Eine weitere Möglichkeit der Zubereitung ist, die Sahne halb aufzuschlagen und unter die geriebenen Früchte zu geben und das Glas Saft einfach dazu zu trinken.

VORSPEISEN UND SNACKS

In diesem Kapitel findest Du neben Snacks für Deinen Fernsehabend und Ersatz für den Griff zur Schokolade am Nachmittag, während eines Leistungstiefs, vor allem auch Ideen für die Pausenverpflegung Deiner Kinder und Dich selbst in Deinem Job. Saucen, Dips und süße Kleinigkeiten, sowie würzige Kleinigkeiten komplettieren dieses Kapitel.

Ob Picknick mit der Familie in der Natur oder kleines Buffet für die Gartenparty mit Freunden, Nachbarn und Verwandtschaft. Wir haben uns bemüht an alles zu denken und jedwede Lebenssituation auch in unserer Rezeptsammlung abzubilden. Tue Deiner Umgebung etwas Gutes und bereite ein kleines, basisches Feinschmecker Buffet für sie vor. Nach Deinen ersten Wochen Ernährungsumstellung wirst Du ohnehin gefragt werden, was denn mit Dir los sei, weil Du energiegeladener, entspannter und leistungsfähiger unter Deinen Kollegen stehen wirst. Strahlendes Aussehen und sportliches Laufen über die Treppen inklusive. Lass Dein Umfeld teilhaben an Deinem neuen Leben und serviere die schnellen, leckeren und einfachen Köstlichkeiten aus unserem Fundus.

Wir beginnen mit Smoothies als wichtigem Teil der basischen Ernährung und halten uns hier an die Anleitung von Viktoria Boutenko, grüne Blätter zur Unterstützung Deines Organismus gepaart mit Früchten, um auch wirklich Jedem, diese gesunden Drinks schmackhaft zu machen. Nährstoffmängel sind damit nahezu ausgeschlossen. Passe einfach auf die Menge auf, die Du davon zu Dir nimmst!

Grüner-Smoothie
(rein basisch)

KH 36 g | EW 10 g | F 22 g | K 390 kcal

Zubereitungszeit: **20 min**
Portionen: **2**
Schwierigkeit: **leicht**

Zutaten

2 Bund Portulak
1 gr. reife Banane
4 EL Mandeln
4 EL geschälte Hanfsamen
2 EL geröstete Erdmandelflocken
1 reife Mango
500 ml Wasser

Zubereitung

1. Schäle und schneide die Banane die Mango jeweils passend zu Deinem Mixer.
2. Brause den Portulak kurz ab und entferne die dicken Stiele. Hacke ihn eventuell grob und gib ihn ebenfalls in den Mixer.
3. Füge die Mandeln, Hanfsamen, Erdmandelflocken und das Wasser dazu und mixe zu einem cremigen Smoothie.
4. Fülle den Smoothie in zwei bauchige Gläser und serviere ihn.

Tipp

Portulak kommt langsam auch in Deutschlands Supermärkten an und liefert wertvolle Omega 3 Fettsäuren. Daneben versorgt er Dich mit Eisen und Vitamin A. Er stärkt Deine Abwehrkräfte und Deine Nerven. Seit dem Mittelalter wird er in Europa angebaut und hat von März bis Oktober auf den Feldern Saison. Auch in Salaten schmeckt dieses gelb blühende Kraut.

Gesundheits Smoothie
(rein basisch)

KH 49 g | EW 7 g | F 2 g | K 248 kcal

Zubereitungszeit:	**16 min**
Portionen:	**1**
Schwierigkeit:	**leicht**

Zutaten

1 Handvoll	Wildkräuter (z.b Löwenzahn und Brennessel)
1 Schälchen	Gartenkresse
1	reife Banane
1 Msp.	Nelkenpulver
1 Msp.	Vanillepulver
1 Msp.	Kurkuma
1 EL	Braunhirsekeimlinge
	Wasser nach Bedarf

Zubereitung

1. Schäle die Banane und gib diese in den Mixer.
2. Wasche die Wildkräuter und die Kresse und gib sie gemeinsam mit den Gewürzen und den Braunhirsekeimlingen ebenfalls hinein.
3. Mixe einmal gut durch und gib Wasser dazu, so dass es für Dich eine angenehme, trinkbare Konsistenz erreicht.
4. Fülle den Smoothie in ein Glas und genieße ihn eventuell mit ein paar Kressestämmchen dekoriert.

Tipp

Der Löwenzahn ist nicht nur als Salat sehr gesund. Die grünen, gezahnten Blätter wirken appetitanregend und blutreinigend. Er hilft bei rheumatischen Erkrankungen und entschlackt den ganzen Körper.
Die Brennnessel hingegen regt den Stoffwechsel an und reinigt das Blut. Sie hilft vor allem bei Nieren- und Magenproblemen. Die behaarten Blätter sind außerdem lindernd bei Menstruationsbeschwerden. Wenn Du Brennnesseln kurz heiß abbraust, ist keine „Verbrennungsgefahr" mehr gegeben.

Vitalbombe
(rein basisch)

KH 18 g | EW 4 g | F 24 g | K 311 kcal

Zubereitungszeit: **14 min**
Portionen: **2**
Schwierigkeit: **leicht**

Zutaten
2   Äpfel
1   Avocado
     der Saft 1 Orange
½ Handvoll   Spitzwegerich
½ Handvoll   Löwenzahnblätter
400 ml   Wasser
     einige Gänseblümchen

Zubereitung
1. Brause den Spitzwegerich und den Löwenzahn kurz ab und hacke ihn eventuell grob. Gib sie in den Mixer.
2. Schäle die Avocado, entkerne diese und kratze das Fleisch in den Mixer.
3. Wasche den Apfel und entkerne ihn. Gib ihn ebenfalls in grobe Stücke geschnitten in Deinen Smoothie Mixer.
4. Presse die Orange aus und gib den Saft gemeinsam mit dem Wasser dazu und püriere gut durch.
5. Die Gänseblümchen kannst Du zum Teil mitpürieren oder rein als Dekoration verwenden, verzehre sie aber jedenfalls.

Tipp
Gänseblümchen, wirken entschlackend und blutreinigend auf den ganzen Organismus. Sie schmecken auch im Salat sehr gut und bringen ein wenig Farbe in die grünen Blätter.
Achtung verwende wirklich nur den Kopf nicht den Stängel!

Defense-Smoothie für den Winter
(rein basisch)

KH 42 g | EW 5 g | F 1 g | K 204 kcal

Zubereitungszeit: **10 min**
Portionen: **1**
Schwierigkeit: **leicht**

Zutaten

2 Knollen	vorgekochte rote Beete
1	Birne
	Saft von 2 Orangen
1 Handvoll	Feldsalat
1 – 2 cm	frische Ingwerwurzel
1 TL	Kurkuma Pulver oder etwas von der frischen Kurkuma Wurzel
	Wasser nach Bedarf

Zubereitung

1. Wasche die Birne und entkerne sie und schneide sie in grobe Stücke.
2. Brause den Feldsalat ab und gib ihn zusammen mit den anderen Zutaten in den Mixer.
3. Püriere einmal durch und sieh ob Du noch Wasser zufügen musst, püriere fertig und fülle den Smoothie in ein Glas.

Tipp

Kurkuma ist gut bei Gallenleiden und Gallenstein. Ingwer wirkt die Verdauung an. Die antioxidativen und entzündungshemmenden Eigenschaften wirken blutreinigend, Ingwer wirkt außerdem bei Muskelschmerzen, Rheuma und Arthrose schmerzlindernd. Ingwer unterstützt generell bei Magen-Darm-Problemen und regt die Bildung von Magen-und Gallensäften sowie die Speichelbildung an.

Grüner-Rhabarber-Smoothie
(rein basisch)

KH 39 g | EW 4 g | F 4 g | K 217 kcal

Zubereitungszeit: **15 min**
Portionen: **1**
Schwierigkeit: **leicht**

Zutaten

1 Stange	Rhabarber
1	Banane
200 ml	Wasser
½ Handvoll	junger Blattspinat
3 Stängel	Waldmeister
5	geröstete Erdmandeln

Zubereitung

1. Wasche den Rhabarber und schneide ihn in grobe Stücke. Gib sie anschließend gleich in Deinen Blender.
2. Den Spinat und den Waldmeister ebenfalls waschen und in den Mixer geben. Schäle die Banane und brich sie in Stücken ebenfalls in den Smoothie Maker.
3. Füge die restlichen Zutaten dazu und püriere alles cremig.
4. Fülle Deinen Smoothie in ein bauchiges Glas und garniere ihn eventuell noch mit ein paar frisch geernteten Sprossen.

Tipp

Rhabarber ist ein Low Carb Gemüse, hat er doch nur 2 g Kohlehydrate auf 100 g. Wir behandeln ihn zwar wie Obst, aber tatsächlich gehört er botanisch zu Gemüse. Seine Säure lässt ihn als Partner in vielen Konfitüren mit süßen Beeren brillieren. Er liefert neben Tanninen vor allem Kalium und Calcium und hilft Schlacken schneller auszuscheiden.

Portulak-Pesto
(rein basisch)

KH 4 g | EW 5 g | F 18 g | K 207 kcal

Zubereitungszeit:	**10 min**
Portionen:	**2**
Schwierigkeit:	**leicht**

Zutaten

1 Bund Sommerportulak
4 EL geröstetes Erdnussöl mit Chili
2 EL Hanfsamen
4 EL Mandeln
Saft einer Limette
1 Prise Sesamsalz
1 Prise gemahlener schwarzer Pfeffer

Zubereitung

1. Wasche den Portulak und entferne die dickeren Stängel.
2. Hacke die Mandeln klein und presse die Limetten aus.
3. Püriere den Portulak, die Mandeln, die Hanfsamen, den Limettensaft und das Öl mit den Gewürzen. Am besten verwendest Du einen hohen Messbecher und Deinen Stabmixer. Schmecke mit eventuell mehr Pfeffer ab.
4. Wenn die Masse nicht cremig wird, dann gib noch etwas Öl dazu sie soll nicht fest sein.
5. Serviere Dein Pesto beispielsweise zu einer Ofenkartoffel.

Tipp

Anstelle des Portulaks kannst Du mit diesem Rezept viele weitere Pesto Varianten herstellen. Auch der Austausch des Erdnussöls gegen Olivenöl ist kein Problem. Vielleicht gibst Du auch nicht gleich von Anfang an den kompletten Saftanteil der Limette in Dein Pesto, sondern schmeckst eher löffelweise ab. Wenn Du das Säurespiel mit den Bitterstoffen der Limette in Deinen Pestos magst, dann kannst Du auch die Limette filetieren und Fruchtfleisch miteinarbeiten.

Bete-Tartar
(rein basisch)

KH 23 g | EW 4 g | F 14 g | K 245 kcal

Zubereitungszeit: **25 min, Marinierzeit 20 min**
Portionen: **1**
Schwierigkeit: **leicht**

Zutaten

1 Knolle	rohe gelbe Bete
1	Schalotte
1 Knolle	vorgekochte Rote Bete
2 El	getrocknete Braunhirse-Keimlinge
2 EL	kaltgepresstes Sonnenblumenöl
½ TL	geriebener frischer Meerrettich
	Saft aus einer ½ Zitrone
1 Stängel	frische Glattpetersilie
1 Prise	frisch gemahlener schwarzer Pfeffer
1 Prise	Salz

Zubereitung

1. Schäle die gelbe Bete und schneide sie in kleine Würfel.
2. Schneide die rote Bete in Scheiben und richte sie schindelartig aufgelegt auf dem Teller an.
3. Schäle und schneide die Schalotte ebenfalls in Würfel und gib diese zur gelben Bete.
4. Brause die Petersilie ab, lasse sie abtropfen oder schüttle sie frei von Wasser und hacke sie klein.
5. Vermenge die gelbe Bete mit den restlichen Zutaten und schmecke mit Salz und Pfeffer ab.
6. Lasse die Mischung für gut 20 Minuten marinieren und richte sie danach auf der aufgelegten roten Bete scheiben an.

Tipp

Die Gelbe Bete ist zwar etwas milder im Geschmack steht aber ihrer roten Schwester in Bezug auf die Nährwerte in nichts nach. Die sonnengelbe Farbe bringt Abwechslung in Deine Rohkostplatten und liefert neben Vitamin C auch einige Vitamine der Gruppe B, sowie Natrium, Magnesium, Zink und Eisen.

Vanillesoße
(rein basisch)

KH 9 g | EW 0 g | F 0 g | K 38 kcal

Zubereitungszeit: **20 min**
Portionen: **1**
Schwierigkeit: **einfach**

Zutaten
100 ml   ungesüßte Mandelmilch
1 TL   Kartoffelstärke
1   Vanilleschote
        Agavendicksaft nach Geschmack

Zubereitung
1. Für die Vanillesoße erhitze etwas Mandelmilch, aber nicht zum Kochen bringen.
2. Gib das ausgekratzte Mark der Vanilleschote dazu und eventuell etwas Agavendicksaft zum Süßen.
3. Binde es mit dem Kartoffelmehl ab bis es für Dich selbst die richtige Konsistenz hat. Dabei immer darauf achten, dass die Soße nicht aufkocht und fleißig umrühren.
4. Am besten schmeckt diese Soße zum Apfelstrudel.

TIpp
Wenn Du gerade keine Vanilleschote zur Hand hast, dann kannst Du auch Vanillepulver oder ganz nur Not Vanillezucker nehmen. Bei Vanillezucker sollte die Zugabe von Agavendicksaft entfallen.
Diese Soße kannst Du auch in größeren Mengen köcheln und in einem verschließbaren Schraubglas im Kühlschrank für etwa 1 Woche lagern. Wenn Du die Soße bis zu einer Creme eindickst, toppe doch einmal Obstsalat mit einem Klecks davon.

Tartar von der Avocado und Aprikosen
(rein basisch)

KH 13 g | EW 13 g | F 73 g | K 785 kcal

Zubereitungszeit: **15 min**
Portionen: **2**
Schwierigkeit: **einfach**

Zutaten

2	reife Avocados
4	reife frische Aprikosen
8 EL	fein gehackte Aprikosenkerne oder Mandeln
1 EL	Avocado Öl
½ Schale	Gartenkresse
1 EL	Limettensaft
1 TL	Sesamsalz
1 Prise	frisch gemahlener schwarzer Pfeffer

Zubereitung

1. Presse eine halbe Limette aus und messe 1 EL Saft ab.
2. Halbiere die Avocados und entferne den Kern, höhle mit einem Esslöffel das Fruchtfleisch aus, so dass es Ganz bleibt, es lässt sich dann einfacher schneiden.
3. Schneide das Fleisch der Avocados nun in kleine Würfelchen.
4. Brause die Aprikosen ab, tupfe sie trocken und entkerne sie. Schneide auch diese in feine kleine Würfelchen.
5. Gib sie nun zusammen mit dem Öl, den gehackten Nüssen und den Gewürzen zu den Avocadowürfel in eine Schüssel.
6. Beträufle alles mit der Limette und vermische Dein Tartar gut.
7. Richte den Tartar es am besten mit Hilfe von Silikonförmchen auf 2 Tellern an, eventuell auf einem Salatblatt als Unterlage und bestreue die Teller abschließend mit der frisch gezupften Kresse.

Tipp

In kleinen Souffléeförmchen kannst Du diese Mischung auch auf ein Buffet stellen oder zu einem Picknick in einem ansprechenden Bügelglas mitnehmen. Die Avocado hält mit ihrem hohen Fettanteil lange satt und Heißhungerattacken kommen nach diesem Gericht nicht auf. Es eignet sich also auch als schneller Mittagssnack im Büro.

Johanisbeeren und Avocado Creme
(basenüberschüssig)

KH 27 g | EW 9 g | F 39 g | K 508 kcal

Zubereitungszeit:	**10 min**
Portionen:	**2**
Schwierigkeit:	**einfach**

Zutaten

1 kl. Schale	schwarze Johannisbeeren
1	reife Avocado
5	Paranüsse
2 EL	Hanfsamen
3 EL	geröstete Bio-Erdmandelflocken
100 ml	ungesüßte Mandelmilch

Zubereitung

1. Wasche die Johannisbeeren und zupfe diese eventuell von den Stielen ab.
2. Halbiere die Avocado, entkerne sie und hole das Fleisch heraus.
3. Gib die Johannisbeeren mit dem Avocado Fleisch in den Mixer.
4. Gib die Paranüsse, Hanfsamen, Erdmandelflocken und die Mandelmilch zu den Johannisbeeren und der Avocado hinzu und mixe alles cremig.
5. Serviere diese Creme auch einmal als Dip zu Rohkostplatten mit Gurkensticks und Chicorée.

Tipp

Für eine Party kannst Du immer ein Blatt Chicorée mit einem kleinen Löffel der Creme befüllen. Auch als Dip zu selbstgemachten Crackern aus unserem Rezeptefundus wird sie Euch schmecken.
Wenn Du keine Paranüsse zur Hand hast, dann ersetze sie durch etwa 7 oder 8 Mandelkerne.

Indischer Karottenaufstrich
(rein basisch)

KH 26 g | EW 4 g | F 6 g | K 183 kcal

Zubereitungszeit:	**20 min**
Portionen:	**1**
Schwierigkeit:	**leicht**

Zutaten

2	Karotten
1	Apfel
2 EL	Hanfsamen
1 Scheibe	frischer Ingwer
1 Prise	Kreuzkümmel
1 TL	Curry
	etwas Salz
1 Prise	frisch gemahlener schwarzer Pfeffer

Zubereitung

1. Wasche die Karotten und schneide diese in grobe Stücke.
2. Dünste diese dann in einem Kochtopf oder im Gemüsedämpfer in ein wenig Salzwasser bis sie richtig weich sind.
3. Wasche den Apfel, viertle diesen und entkerne ihn.
4. Schäle ein wenig frischen Ingwer, nach Geschmack, und hacke ihn etwas klein.
5. Wenn die Karotten weich sind zusammen mit dem Apfel und den restlichen Zutaten im Mixer zerkleinern, so dass ein Aufstrich entsteht.
6. Schmecke diesen noch einmal mit Salz und Pfeffer ab.

Tipp

Dieser Aufstrich kann aufs Frühstücksbrot ebenso wie auf unsere Sonntagswaffeln. Als Dip für Rohkostplatten oder Cracker ebenso ideal. Für Tage, an denen Du etwas Fleisch oder Fisch kurz anbrätst, macht er sich als Beilage perfekt.
Als Aufstrich oder Dip sollte die Menge für mindestens 2 Personen reichen.

Avocado-Kräuter-Creme
(rein basisch)

KH 0 g | EW 0 g | F 0 g | K 0 kcal

Zubereitungszeit: 20 min
Portionen: 1
Schwierigkeit: leicht

Zutaten

1 reife Avocado
2 – 3 Spritzer Zitronensaft
2 EL Sahne
2 EL frisch gehackte Kräuter (Schnittlauch, Petersilie, Ztironenmelisse)
1 Msp Schabziegerklee
Salz und Pfeffer nach Geschmack

Zubereitung

1. Halbiere die Avocado, entferne die Schale und den Kern.
2. Zerdrücke das Fruchtfleisch mit einer Gabel zu einem Mus.
3. Beträufle dieses anschließend mit dem Zitronensaft.
4. Vermenge die Avocado mit den restlichen Zutaten. In einer flachen Schüssel benötigst Du dafür nicht mehr als eine Gabel.
5. Schmecke noch einmal mit Salz und Pfeffer ab.

Tipp

Im Geschmack ähnlich getrockneten Bockshornkleeblättern ist der Schabziegerklee vor allem in der Schweiz weit verbreitet als Gewürz für Brot und Käse. Die stark duftenden Blüten werden oft und gerne von Bienenvölkern aufgesucht, was auch die Möglichkeit bietet rein aus seinen Blüten hergestellt Honig im Markt zu finden.

Paprika Keimbrot
(rein basisch)

KH 0 g | EW 0 g | F 0 g | K 0 kcal

Zubereitungszeit: **1 Tag**
Portionen: **1**
Schwierigkeit: **leicht**

Zutaten

100 g über Nach in Wasser eingeweichte Leinsamen
100 g gekeimte Chiasaat
100 g gekeimte Sonnenblumenkerne
50 g gekeimte Kürbiskerne
150 g frische Tomate
100 g rote Paprika
4 getrocknete und gewürfelte Tomaten in 100 ml Wasser eingeweicht
4 entsteinte Datteln
1 Prise Majoran
Schabzigerklee
1 Prise Muskat
1 Prise Kräutersalz

Zubereitung

1. Schneide die getrockneten Tomaten in kleine Würfel und weiche sie in den 100 ml Wasser über Nacht ein. Auch die Leinsamen bedeckst Du mit Wasser und lässt sie für eine Nacht zu Gelee werden.
2. Am nächsten Tag kannst Du dann alle Tomaten aus der Zutatenliste mit dem Einweich-Wasser, der geputzten Paprika und den Datteln im Mixer pürieren.
3. Wenn alles püriert ist, gib die Kerne hinzu und lasse nochmal alles kurz pürieren. Fülle in eine Schüssel um und rühre die restlichen Zutaten unter.
4. Schmecke noch einmal ab mit den aufgeführten Gewürzen.
5. Gib den Teig jetzt aufgeteilt in Kleckse oder einfach löffelweise auf die Dörrfolie Deines Dörrgerätes.
6. Streiche diese zu einem runden Fladen glatt.
7. Trockne das Brot nun für 7 bis 9 Stunden.
8. Dreh dann das Brot und trockne es erneut für 5 bis 10 Stunden

Tipp

Dieses Keimbrot soll dünn und knusprig wie Cracker werden. Lasse ihm also eher mehr Zeit als zu wenig.

Zucchini Chips
(rein basisch)

KH 2 g | EW 2 g | F 8 g | K 88 kcal

Zubereitungszeit: **40 min**
Portionen: **4**
Schwierigkeit: **leicht**

Zutaten
3   Zucchinis
1 EL   Salz
3 EL   Öl

Zubereitung
1. Heize Deinen Ofen auf 180 Grad Umluft vor.
2. Belege ein Backblech mit Backpapier und rechne eventuell mit einem zweiten Blatt, wenn Du mit sehr großen Zucchini arbeitest, damit sie genügend Platz darauf haben.
3. Wasche die Zucchini und hoble oder schneide sie in richtig dünne Scheiben.
4. Gib die Scheiben in eine flache Schüssel und salze sie, vermische sie auch gut mit dem Öl und lasse die Zucchini etwa für 5 Minuten ziehen.
5. Lege nun die Scheiben auf das Backblech und backe sie so lange bis sie knusprig sind. Je weniger überlappend Du sie auflegst desto schneller geht es.

Tipp
Damit die Zucchini Chips im Backrohr etwas schneller gar werden und knuspriger werden, kannst Du sie erstmal auf jeder Menge Küchenkrepp in einzelnen Scheiben nebeneinander auflegen und einsalzen. Lasse sie für etwa 10 Minuten Wasser ziehen, Du kannst dann die Wasserperlen auf den Scheiben sehen und tupfe sie mit wieder reichlich Küchenkrepp vorsichtig trocken, so dass die Scheiben nicht zerbrechen. Salze sie dann noch einmal ein wenig, bepinsle sie mit dem Öl und lege sie dann auf das Backpapier.

Energie Snack
(basenüberschüssig)

KH 25 g | EW 3 g | F 4 g | K 153 kcal

Zubereitungszeit:	**10 min**
Portionen:	**2**
Schwierigkeit:	**leicht**

Zutaten

1 kl.	Banane in Scheiben geschnitten
2 EL	Energie Mousse, siehe unsere nächsten Rezepte
½	Apfel in Würfelchen geschnitten
6	getrocknete Apfelscheiben
2 EL	Schoko-Chia-Pudding, siehe unsere nächsten Rezepte

Zubereitung

1. Schäle die Banane und schneide sie in dünne Scheiben. Wasche den Apfel und halbiere ihn. Beträufle die Schnittfläche der Hälfte, die Du nicht benutzt mit etwas Zitronensaft, damit er nicht braun wird. Schneide die zweite Hälfte dann in kleine Würfel. Schneide auch die getrockneten Apfelscheiben in Würfel.
2. Schichte die Zutaten nun in ein verschließbares Glas.
3. Fange mit den Bananen an, dann die Mousse. Setze die Apfelwürfel des frisch geschnittenen Apfels darauf und schließlich die getrockneten Apfelstückchen.
4. Zum Schluss verteile den Schoko-Chia-Pudding darüber.
5. Den Pudding und die Mousse setzt Du am besten schon am Vorabend zum Quellen an.
6. Halte den Energie Snack im Kühlschrank für eventuelle Leistungstiefs bereit. Du kannst ihn auch ins Büro mitnehmen.

Tipp

Wie Du siehst, macht es Spaß die unterschiedlichen Rezepte miteinander zu kombinieren. Gerade unterschiedlich gefärbte Puddings und Cremes kannst Du auch für Buffets in Gläser schichten und einen leckeren Blickfang damit produzieren.

Lege Dir am besten Bügelgläser in verschiedenen Größen zu. Du kannst Deine Müslis und Puddings bequem darin ansetzen und auch daraus essen. Sie sind mittlerweile in vielen schönen Formen käuflich zu erwerben, so dass Du weder umfüllen noch zu viel Geschirr abzuwaschen hast.

Schoko-Chia-Pudding
(basenüberschüssig)

KH 7 g | EW 2 g | F 3 g | K 59 kcal

Zubereitungszeit:	**Einweichzeit 1 Nacht, 10 min**
Portionen:	**3**
Schwierigkeit:	**leicht**

Zutaten

1 ½ EL Chiasamen
1 EL   Roh-Kakao
1 EL   Kokosblütenzucker
½ TL   Zimt
150 ml Wasser
50 g   Beeren gemischt, gefroren

Zubereitung

1. Vermische alle Zutaten bis auf die Beeren in einem verschließbaren Glas und stelle es in den Kühlschrank.
2. Lasse den Pudding einige Stunden, aber am besten über Nacht quellen.
3. Lasse die Beeren etwas antauen und toppe dann Deinen Pudding damit oder mische die Beeren darunter. Eine gekühlte Köstlichkeit auch für Deine Kinder an heißen Tagen, als Ersatz für herkömmliches Speiseeis.
4. Der Pudding kann bis zu 5 Tage im Kühlschrank gelagert werden.

Tipp

Für mehr exotische Aromen in Deinem Schoko Pudding kannst Du ihn auch mit Kokosmilch ansetzen und zusätzlich noch einen Teelöffel Kokosraspel unterheben. Nimm dann als Topping Ananasstücke und lasse Dich in Urlaubsstimmung versetzen.

Den Basispudding kannst Du am Sonntagabend leicht in mehreren Gläsern ansetzen und hast für die restliche Woche Vorrat an einem schnellen Snack.

Energie Mousse
(basenüberschüssig)

KH 33 g | EW 8 g | F 10 g | K 265 kcal

Zubereitungszeit: **20 min**
Portionen: **2**
Schwierigkeit: **leicht**

Zutaten

70 g	Datteln, ohne Stein
70 g	getrocknete Aprikosen, vorzugsweise ungeschwefelt
30 g	Cashewkerne
1 EL	Kakaopulver oder 5 Kakaobohnen
1 EL	Hanf Protein Pulver
1 EL	Leinsamen Mehl
1 TL	Hanföl
	Wasser nach Bedarf

Zubereitung

1. Mahle Leinsamen zu Mehl, wenn Du kein Leinmehl direkt kaufen kannst. Anstelle von Hanf Protein Pulver kannst Du auch geschälte und gemahlene Hanfsaat verwenden.
2. Gib alle Zutaten zusammen in einen Mixer. Füge zum Anfang 2 oder 3 EL Wasser dazu und püriere zu einer cremigen Konsistenz.
3. Fülle die Mousse nun in zwei verschließbare Gläser und stelle sie in den Kühlschrank oder verteile sie auf zwei Dessertschalen und genieße sie gleich.

Tipp

Vor allem wenn Du auf Süßstoffe verzichten willst und getrocknete Früchte magst, könnte die Anschaffung eines Dörrgerätes für Dich von Vorteil sein. Du kannst darin nicht nur Obstscheiben oder Pilze trocknen, sondern auch gekeimte Körner und diese anschließend in Flocken walzen.

Aus selbst getrocknetem Obst gemischt mit ein paar verschiedenen Nüssen hast Du im Handumdrehen auch Studentenfutter als Snack hergestellt. An unseren Rezepten für Cracker siehst Du wie vielseitig so ein Dörrgerät sein kann.

Mandelfrischkäse
(rein basisch)

KH 10 g | EW 8 g | F 30 g | K 350 kcal

Zubereitungszeit:	**35 min inklusive Ziehzeit, 1 Nacht**
Portionen:	**4**
Schwierigkeit:	**leicht**

Zutaten

200 g	weißes Mandelmus
1 – 3 EL	Brottrunk oder Hulup
100 ml	Wasser
3 EL	frische Kräuter, gehackt nach Wahl
1 Prise	Kräutersalz
1 Prise	Schabzigerklee

Zubereitung

1. Gib die ersten 3 Zutaten in den Mixer und verarbeite diese zu einer Creme.
2. Fülle die Creme in eine Schüssel und lasse diese in einem zimmerwarmen Ort über Nacht oder einen Tag lang stehen.
3. Rühre dann die Kräuter und die Gewürze darunter.
4. Lasse ihn dann noch etwa eine halbe Stunde stehen damit die Kräuter einziehen können.
5. Der Frischkäse hält sich im Kühlschrank gut eine Woche und passt hervorragend zu Crackern und auf basisches Brot.

Tipp

Was in Russland der Kwass inklusive Alkohol ist, entpuppt sich als saurer Trank mit viel Tradition und Mehrwert für die Gesundheit quer über den Kontinent. Die Milchsäurebakterien darin helfen Deinem Darm ein gesundes Mikroklima zu erhalten und tragen somit zur Linderung diverser entzündlicher Krankheiten bei. Brottrunk liefert daneben auch noch Zink, Eisen und die Vitamine der Gruppe B.

Du kannst den Brottrunk selber herstellen indem Du etwa 200 g altes Sauerteigbrot mit 1 L heißem Wasser übergießt. Lass diese Mischung über Nacht stehen und seihe sie dann ab. Gib die Flüssigkeit gemischt mit 1 EL Zitronensaft und 1 EL Honig zurück in das Glas und rühre auch 1 EL Sauerteig unter. Nach 4 bis 6 Wochen Gärzeit ist der Brottrunk fertig und sollte eisgekühlt oder aus dem Kühlschrank verzehrt werden.

Hummus
(basenüberschüssig)

KH 5 g | EW 3 g | F 13 g | K 154 kcal

Zubereitungszeit: **15 min, Einweichzeit 1 Nacht**
Portionen: **10**
Schwierigkeit: **leicht**

Zutaten
200 g   Kichererbsen
125 g   weißes Mandelmus
1 TL   Salz
5 EL   Orangenöl
        Salz und Pfeffer nach Geschmack

Zubereitung
1. Weiche die Kichererbsen über Nacht in genügend Wasser, etwas mehr als nur bedeckt, ein.
2. Am nächsten Tag das Wasser abgießen, durchspülen und dann lässt Du sie in einem großen Topf mit reichlich Wasser gut eine Stunde weichkochen.
3. Seihe die Kichererbsen ab und lasse sie etwas kühlen bevor Du sie in Deine Küchenmaschine füllst.
4. Gib die restlichen Zutaten dazu und püriere im Mixer zu einer cremigen Konsistenz. Schmecke danach noch mit Salz und Pfeffer, Curry oder frisch gehackten Kräutern Deiner Wahl ab.

Tipp
Dieser Basis Hummus ist wunderbar wandelbar und kann auch mit geriebenen oder pürierten Gemüsesorten eingefärbt werden. Rote Beete oder Karotte allen voran.
Als Dip ebenso empfehlenswert, wie als Aufstrich. Wenn die Kichererbsen aus der Dose kommen in 5 Minuten fertig püriert.

Petersilien Pesto
(rein basisch)

KH 0 g | EW 0 g | F 6 g | K 61 kcal

Zubereitungszeit: **15 min**
Portionen: **1 kleines Schraubglas. 10 Portionen**
Schwierigkeit: **leicht**

Zutaten

1 Bund	glatte Petersilie
3 Stängel	Kulturlöwenzahn
50 – 100 ml	Olivenöl
1 TL	naturbelassenes Salz

Zubereitung

1. Brause die Petersilie und den Löwenzahn kurz ab und gib die Blätter inklusive der dünneren Stiele in Deinen Mixer.
2. Füge die restlichen Zutaten dazu, eventuell auch noch eine Knoblauchzehe oder ein paar Pfefferkörner.
3. Püriere zuerst mit der Hälfte des Öles und sieh, welche Konsistenz Du erreichst, dann löffelweise weiteres Öl zufügen und mitpürieren.
4. Fülle Dein Pesto in ein verschließbares Glas um oder serviere es Sofort zu den Pommes aus den folgenden Rezepten

Tipp

Für eine längere Lagerung solltest Du die Oberfläche des Pestos im Glas noch mit einem kleinen Schluck Öl bedecken. Vermischt mit selbst gemachtem Mandelmuss erhältst Du hier einen herrlichen, grünen Aufstrich.

Pommes aus Süßkartoffeln
(rein basisch)

KH 61 g | EW 5 g | F 30 g | K 546 kcal

Zubereitungszeit:	**40 min**
Portionen:	**2**
Schwierigkeit:	**leicht**

Zutaten

500 g	Süßkartoffeln
4 El	kaltgepresstes Olivenöl
1 Prise	Kreuzkümmel
1 Prise	Meersalz
	etwas Kurkuma
	etwas Paprikapulver
½ Bund	frischer Schnittlauch

Zubereitung

1. Heize den Backofen auf 180 Grad Umluft vor und belege Dein Backblech mit einer Lage Backpapier.
2. Schäle die Süßkartoffeln und schneide sie in Stifte, orientiere Dich an der Größe klassischer Pommes.
3. Mische ein einer Schüssel die Marinade aus Öl, Kreuzkümmel, Meersalz, Kurkuma und etwas Paprikapulver.
4. Wasche den Schnittlauch und schneide ihn in feine Röllchen.
5. Mariniere die Pommes nun in der Marinade für etwa 5 Minuten.
6. Verteile sie auf dem Backblech und backe die Pommes dann für 15 bis 20 Minuten im Ofen.
7. Verteile die Schnittlauchröllchen über den Pommes und salze eventuell noch ein wenig grobes Meersalz darüber, bevor Du sie auf zwei Tellern mit einem Dip anrichtest oder in einer Schüssel auf den Tisch bringst.

Tipp

Nicht nur als Snack eine Idee, sondern auch ein Renner auf allen Partys für Groß und Klein. Aus eventuellen Resten kannst Du ganz einfach einen Salat zaubern und mit frischen Tomaten und neuer Marinade zu neuen Ehren bringen.

Würzige Kartoffelspalten
(rein basisch)

KH 44 g | EW 6 g | F 14 g | K 338 kcal

Zubereitungszeit:	**60 min**
Portionen:	**4**
Schwierigkeit:	**leicht**

Zutaten
1 kg   Jungkartoffeln
4 EL   Öl
2   Knoblauchzehen
1 Prise Salz
1 Prise Pfeffer
1 Prise Paprikapulver

Zubereitung
1. Heize Deinen Ofen auf 200 Grad Umluft vor.
2. Wasche die Kartoffeln gründlich, bürste sie ab, und viertle diese.
3. Schäle den Knoblauch und drücke in durch die Presse in eine Schüssel.
4. Verrühre in dieser großen Schüssel Öl, Knoblauch, Salz, Pfeffer und das Paprikapulver.
5. Gib die Kartoffelspalten in die Schüssel und mariniere die Kartoffeln mit dem Dressing für etwas mehr als 10 Minuten.
6. Inzwischen belegst Du ein Blech mit Backpapier.
7. Verteile die Kartoffelspalten darauf und backe sie dann für 40 – 50 Minuten kross
8. Zwischendurch solltest Du sie immer wieder wenden.
9. Fülle die Kartoffelspalten in eine Schüssel und salze sie noch einmal ein wenig. Eventuell beträufelst Du sie auch mit einem Rest der Knoblauch Marinade.

Tipp
Wenn Du keine Frühkartoffeln mit dünner sauberer Schale für Deine würzigen Spalten verwenden kannst, dann schäle sie jedenfalls und schneide die Augen gut aus.
Wenn Du diese Marinade für Süßkartoffeln verwenden möchtest, dann schneide die Kartoffelstücke jedenfalls kleiner.

Avocado-Snack
(basenüberschüssig)

KH 8 g | EW 11 g | F 27 g | K 327 kcal

Zubereitungszeit: **15 min**
Portionen: **2**
Schwierigkeit: **leicht**

Zutaten

1 Becher	Hüttenkäse
1	Avocado
1 Bund	Radieschen
1	Paprika
1 Prise	Zitronensaft zum Beträufeln
1 Prise	Salz und Pfeffer

Zubereitung

1. Wasche die Radieschen, putze sie und schneide die Radieschen fein blättrig.
2. Halbiere die Avocado, entferne den Kern und hole das Fruchtfleisch aus der Schale. Schneide das Fruchtfleisch sehr klein und beträufle dieses anschließend gleich mit etwas Zitronensaft.
3. Wasche die Paprika, entkerne sie und schneide sie in Streifen.
4. Vermenge den Käse mit dem geschnittenen Gemüse und der Avocado und schmecke mit Salz und Pfeffer ab.

Tipp

Wenn Du grundsätzlich kein Problem mit Laktose hast und ab und an zu Hüttenkäse greifst, tut dies Deiner basenüberschüssigen Ernährung keinen Abbruch. Versuche einfach immer die meisten Speisen des Tages basisch zu gestalten und nur eines der Gerichte basenüberschüssig. Für Picknicks, Gartenpartys oder Feiertage kannst Du immer eine kleine Ausnahme machen, wenn darauf wieder ein paar reine basische Tage folgen, um Deinen Organismus wieder zu entlasten.

Bruschetta
(basenüberschüssig)

KH 28 g | EW 6 g | F 25 g | K 378 kcal

Zubereitungszeit: 45 min
Portionen: 2
Schwierigkeit: leicht

Zutaten

	einige Blätter Basilikum
4	Fleischtomaten
2	Knoblauchzehen
	einige Oliven, ohne Stein zur Dekoration
1 Prise	Salz und Pfeffer
2	Scheiben selbst gebackenes basisches Brot, siehe Backen
4 EL	Öl

Zubereitung

1. Überbrühe die Tomaten und häute sie. Schneide diese dann in kleinere Würfel. Schäle die Knoblauchzehen und halbiere sie.
2. Brause das Basilikum ab oder zupfe Blätter von Deinem Strauch und hacke sie fein.
3. Erhitze etwas Öl in einer Pfanne.
4. Dünste darin die Tomaten mit den halbierten Knoblauchzehen gut an. Inzwischen kannst Du die Oliven in Scheiben schneiden.
5. Schmecke mit Salz und Pfeffer ab.
6. Bepinsle die Brotscheiben mit etwas Öl und röste diese, im Ofen mit der Grillstufe oder in einer ansonsten fettfreien eigenen Pfanne etwas an.
7. Gib die Tomatenmasse auf die Brotscheiben, garniere mit den in Scheiben geschnittenen Oliven und frisch gehacktem Basilikum.

Tipp

Wenn Dein Brot nicht mindestens Kastenform groß ist dann solltest Du eher vier Scheiben für diese Menge an Tomaten nehmen.

Der Knoblauch ist in diesem Fall zur zum Aromatisieren in der Pfanne, wenn Du ihn aber gerne isst, dann kannst Du die zwei Zehen auch durch die Presse drücken und mit aufstreichen.

Bananenchips
(rein basisch)

KH 30 g | EW 2 g | F 1 g | K 135 kcal

Zubereitungszeit: **3 h 15 min**
Portionen: **4**
Schwierigkeit: **leicht**

Zutaten
4   Bananen
1   Zitrone

Zubereitung
1. Heize den Ofen auf 75 Grad Umluft vor.
2. Presse die Zitrone aus.
3. Schäle die Bananen und schneide diese in dünne 5 mm dicke Scheiben.
4. Lege ein Backblech mit Backpapier aus und platziere die Bananen Scheiben auf dem Backblech. Sie sollen nebeneinander und nicht überlappend oder gestapelt liegen. Bestreiche beide Seiten der Scheiben mit dem Zitronensaft.
5. Schiebe die Bananen Scheiben dann in den Ofen für 3 Stunden.
6. Nach 90 Minuten wende die Bananenchips.
7. Wenn die Bananenchips aus dem Ofen kommen sind sie noch sehr weich.
8. Die Chips werden knusprig, wenn diese abgekühlt sind.

Tipp
Du kannst diese Chips auch in großen Mengen zubereiten und sie mit Zimt bestreut auch variieren. Sie halten sich sehr gut in einer Blechdose mit Deckel und eignen sich auch dazu in Müsli gemischt zu werden.

Gemüsechips
(rein basisch)

KH 11 g | EW 4 g | F 1 g | K 66 kcal

Zubereitungszeit:	**70 min**
Portionen:	**8**
Schwierigkeit:	**leicht**

Zutaten

1	Steckrübe, etwa 1,5 kg
1	Wurzelpetersilien
2 EL	Salz
	etwas Harissa
	etwas grüner Pfeffer
	etwas Thymian
	etwas Rosmarin
	etwas Oregano

Zubereitung

1. Heize den Ofen auf 150 Grad vor und belege Dein Blech mit Papier.
2. Wasche das Gemüse gründlich und schäle es. Hoble es nun sehr fein, je feiner gehobelt desto knuspriger die Chips.
3. Gib die gehobelten Chips in eine große Schüssel.
4. Hebe vorsichtig das Salz unter, damit die Chips nicht kaputt werden.
5. Lasse die Chips dann 20 Minuten marinieren, damit das Wasser entweichen kann und die Chips knuspriger werden.
6. Da sich am Boden der Schüssel Wasser bildet, leere dieses vorsichtig ab und hebe die Chips auf Küchenkrepp und sie trocken zu tupfen.
7. Lege jetzt die Gemüsechips gleichmäßig auf Dein Backblech.
8. Gib die Chips dann für 45 Minuten in den Ofen.
9. Wende die Chips alle 10 – 15 Minuten. So werden die Chips nicht gleichmäßig knusprig.
10. Nun kann man die Chips noch würzen. Die Steckrüben zum Beispiel mit Harissa und grünem Pfeffer, Die Wurzelpetersilie mit Thymian, Rosmarin und Oregano.
11. Für die Würze alle getrockneten Gewürze gemeinsam mörsern oder die bereits gemahlenen Gewürze vermischen.

Tipp

Grundsätzlich sollte das Salz in die Chips eingezogen sein, Du kannst sie aber natürlich noch einmal nachsalzen.

Pastinakenchips
(rein basisch)

KH 42 g | EW 4 g | F 4 g | K 333 kcal

Zubereitungszeit:	**10 min, Backzeit 40 min, Marinieren 60 min**
Portionen:	**1**
Schwierigkeit:	**leicht**

Zutaten

200 g	Pastinaken
	etwas Olivenöl
2	Knoblauchzehen, gepresst
1 Prise	Paprikapulver
	etwas Chili
1 Prise	Salz und Pfeffer

Zubereitung

1. Schäle die Pastinaken und hoble diese in möglichst dünne Scheiben.
2. Gib sie in eine große Schüssel.
3. Mische aus den Gewürzen mit dem Olivenöl eine Marinade, dabei darf gerne mit dem Salz übertrieben werden.
4. Vermische die Marinade mit den Pastinaken so das alles gut vermischt ist und lasse die Pastinaken für mindestens eine Stunde marinieren.
5. Heize dann den Ofen auf 200 Grad Umluft vor und lege ein Backblech mit Backpapier aus.
6. Verteile die Scheiben auf dem Backblech.
7. Lasse die Chips 35 – 45 Minuten im Ofen backen, die Backzeit variiert je nach der Dicke der Scheiben.
8. Wende die Chips alle 15 Minuten und öffne ab und an den Ofen, um die Feuchtigkeit entweichen zu lassen.
9. Habe ein Auge gegen Ende der Backzeit auf die Chips, da diese unterschiedlich fertig werden können.

Tipp

Auf diese Art kannst Du auch Chips aus roter oder gelber Beete herstellen. Wenn Du für eine Party bunte Chips servieren willst, solltest Du sie jedenfalls getrennt backen und erst im fertigen, krossen Zustand mischen. Die rote Beete würde sonst alle Chips einfärben.

Hummus mit Petersilie und Seidentofu
(basenüberschüssig)

KH 4 g | EW 4 g | F 10 g | K 120 kcal

Zubereitungszeit: **15 min**
Portionen: **4**
Schwierigkeit: **leicht**

Zutaten
1   Knoblauchzehe
60 g   Kichererbsen aus der Dose
½ Bund Petersilie
      etwas Zitronensaft
100 g   Seidentofu
2 EL   Olivenöl
1 EL   Tahin
1 Prise Salz und Pfeffer

Zubereitung
1. Schäle die Knoblauchzehe und hacke diese fein.
2. Gieße die Kichererbsen ab und brause sie kalt ab, lasse diese dann gut abtropfen.
3. Wasche die Petersilie und schüttle sie trocken. Zupfe die Blätter ab und hacke diese grob.
4. Gib alle Zutaten in einen Mixer, oder in einen hohen Rührbecher, um alles mit einem Stabmixer zu pürieren.
5. Püriere zu einer cremigen Masse und schmecke noch einmal mit Salz und Pfeffer ab.

Tipp
Tahin die bekannte Sesampaste kannst Du ganz einfach auch selbst herstellen, röste dafür 250 g Sesam in einer fettfreien Pfanne golden an und lasse sie danach wieder gut auskühlen. Mixe sie nun in Deinem Blender bis eine cremige Masse entsteht. Du brauchst weder Öl noch Wasser, denn die Sesamsamen scheiden nach etwa 10 Minuten ihr eigenes Öl für die Bindung aus. Lasse die Masse beim Mixen nicht zu warm werden, sonst wird dieses Öl ranzig, lieber machst Du ein paar Pausen. Zum Schluss schmeckst Du Dein Tahin mit Salz und Honig etwas ab.
Im Prinzip ganz ähnlich anderen Nuss Mus Arten.

Blinis aus Buchweizen
(basenüberschüssig)

KH 40 g | EW 10 g | F 19 g | K 386 kcal

Zubereitungszeit: **70 min**
Portionen: **4**
Schwierigkeit: **leicht**

Zutaten

15 g	frische Hefe
½ TL	flüssiger Honig
100 ml	lauwarme Milch
50 g	Dinkelvollkornmehl
40 g	Buchweizenmehl
2	Eier
1 Prise	Salz
	etwas Olivenöl

Zubereitung

1. Erwärme die Milch, sie soll nicht kochen, nur warm werden.
2. Zerbröckle die Hefe in die Milch und gib den Honig hinzu, verquirle alles gut miteinander.
3. Vermische Dinkel- und Buchweizenmehl mit den Eiern, gib die noch lauwarme Milch hinzu und vermische alles gut miteinander.
4. Lasse diese Mischung zugedeckt für 45 Minuten quellen.
5. Heize inzwischen den Backofen auf 80 Grad vor.
6. Gib in eine beschichtete Pfanne etwa 1 TL Öl hinein.
7. Erhitze das Öl etwas und nimm mit einem Esslöffel Portionen vom Teig ab.
8. Setze diese in das heiße Fett.
9. Brate die Blinis auf jeder Seite jeweils 2 Minuten an.
10. Die fertigen Blinis auf einen Teller geben und im vorgeheizten Ofen warmhalten, bis du alle Blinis fertig gebacken hast.

Tipp

Die Blinis können im Kühlschrank gut 3 Tage aufbewahrt werden, und im Backofen bei 100 Grad für 6 – 8 Minuten aufgewärmt werden.

Rote Bete Salsa
(rein basisch)

KH 7 g | EW 2 g | F 19 g | K 217 kcal

Zubereitungszeit: **15 min**
Portionen: **4**
Schwierigkeit: **leicht**

Zutaten
1   reife Avocado
250 g   gegarte und geschälte Rote Bete
1 kleine rote Zwiebel
4 Stiele Koriander
1 EL   Limettensaft
2 EL   Olivenöl
1 Prise Salz und Pfeffer

Zubereitung
1. Halbiere die Avocado, entferne den Kern und schäle die Hälften. Du kannst sie auch aushöhlen und dann das Fleisch in 1 cm große Würfel.
2. Schneide die Rote Bete in kleine Würfel.
3. Schäle die Zwiebel und würfle diese fein.
4. Wasche den Koriander, schüttle diesen trocken, zupfe die Blätter ab und hacke diese fein.
5. Gib den Limettensaft mit Salz, Pfeffer und dem Öl in eine Schüssel.
6. Gib die Avocado, Rote Bete und den Koriander mit der Zwiebel zu dem Dressing.
7. Vermische alles gut miteinander.

Tipp
Je kleiner Du würfelst desto einfach ist hinterher das Dippen in diese Salsa oder auch das Verteilen auf unseren Sonntagswaffeln oder angerösteten basischen Brotscheiben.
Du kannst diese Salsa auch als Snack ganz pur essen oder ins Büro mitnehmen.

Sonnenblumen-Sesam-Cracker
(rein basisch)

KH 7 g | EW 21 g | F 37 g | K 455 kcal

Zubereitungszeit: **80 min**
Portionen: **4**
Schwierigkeit: **leicht**

Zutaten

80 g   Chiasamen
80 g   Kürbiskerne
80 g   Sesamsamen
80 g   Sonnenblumenkerne
300 ml Wasser
½ TL   Cayennepfeffer
1 Prise Salz
1   Knoblauchzehe

Zubereitung

1. Heize den Ofen auf 150 Grad Umluft vor.
2. Lege ein Backblech mit Backpapier aus.
3. Schäle den Knoblauch und hacke ihn fein.
4. Gib alle Zutaten samt dem Wasser und den Gewürzen in eine Schüssel und vermenge alles sehr gut miteinander.
5. Lasse den Teig 15 Minuten quellen.
6. Die Chiasamen sollten das komplette Wasser aufgesogen haben.
7. Gib den Teig dann teelöffelweise auf das Backblech und backe die Cracker für gut 30 Minuten.
8. Nach 30 Minuten wende diese und backe sie weiter für 25 Minuten.
9. Lasse die Cracker komplett abkühlen bevor Du sie servierst.

Tipp

Aufgrund der vielen Saaten sind diese Cracker ein guter Energielieferant, den Du Deinen Kindern auch als Jause mit in die Schule geben kannst. Kombiniere diese Cracker mit einer klassischen Salsa aus Tomaten, Chili, Paprika und Öl.

Linsenaufstrich mit Champignons
(basenüberschüssig)

KH 18 g | EW 8 g | F 8 g | K 180 kcal

Zubereitungszeit: **30 min**
Portionen: **4**
Schwierigkeit: **leicht**

Zutaten
1   Zwiebel
1   Karotte
1 Stück Ingwer
½   rote Paprikaschote
3 EL   Olivenöl
100 g   rote Linsen
    Saft von ½ Zitrone
1 Msp   Kreuzkümmel
2 EL   gehackter Dill
    Salz und Pfeffer zum Abschmecken

Zubereitung
1. Schäle die Zwiebel und würfle diese fein. Schäle auch die Karotte und den Ingwer und rasple beides.
2. Halbiere die Paprika, entferne die Kerne und schneide eine Hälfte dann in feine Streifen.
3. Erhitze in einem Topf 2 EL Öl und dünste das Gemüse mit dem Ingwer darin an. Lösche mit 200 ml Wasser ab.
4. Gib die durchgespülten Linsen zum Gemüse und lasse sie zugedeckt bei mittlerer Hitze 15 Minuten köcheln.
5. Rühre dabei immer wieder um.
6. Putze inzwischen die Champignons und würfle sie.
7. Erhitze das restliche Öl in einer anderen Pfanne und dünste die Champignons darin zugedeckt etwa 5 Minuten.
8. Püriere die fertig gekochte Linsenmasse mit dem Stabmixer. Gib den Zitronensaft, Kreuzkümmel und Dill hinzu, rühre alles gut unter und schmecke mit Salz und Pfeffer ab.
9. Mische nun die Champignons unter die Linsencreme.

Tipp
Linsen zählen zu den guten Säurebildnern und sind somit ein Lieferant für Eiweiß, den Du gerne ab und an in Deinen Speiseplan mischen darfst. Als Dip oder Aufstrich kannst Du sie auch öfter servieren.

Zwiebelaufstrich mit Apfel
(basenüberschüssig)

KH 4 g | EW 1 g | F 18 g | K 180 kcal

Zubereitungszeit: **1 Stunde 15 min**
Portionen: **6**
Schwierigkeit: **leicht**

Zutaten

4	Zwiebeln
3	frische Zweige Beifuß
125 g	Butter
1 – 2	säuerliche Äpfel
1 EL	Weinbrand
	Salz und Pfeffer nach Geschmack

Zubereitung

1. Schäle die Zwiebeln und würfle diese fein. Wasche den Beifuß und schleudere oder schüttle ihn trocken.
2. Zerlasse die Butter in einer Pfanne, gib dazu die Zwiebeln und den Beifuß. Lasse diese bei schwacher Hitze nun 30 Minuten bräunen, rühre dabei immer wieder um.
3. Inzwischen kannst Du die Äpfel waschen und schälen, das Kerngehäuse entfernen und raspeln.
4. Gib die Äpfel dann in die Pfanne zu den Zwiebeln und dem Beifuß und lasse weitere 30 Minuten eindünsten und cremig köcheln
5. Entferne zum Schluss die Beifußzweige und schmecke den Aufstrich mit Weinbrand, Salz und Pfeffer ab.

Tipp

Beifuß ist traditionell eine Zutat für fettige Fleischgerichte. Durch seine anregende Wirkung auf die Galle soll er helfen Gänse, Schweinsbraten und Co besser zu verdauen. Auch Kopfschmerzen und Beschwerden von Frauen in der Menopause sollen mit Beifuß als Tee leichter werden und Unruhe sowie Übelkeit beheben. Lasse ihn in Deinem Garten an halbschattigen Plätzen wachsen und erfreue Dich an seinen ährenartigen Blüten.

Forellencreme
(basenüberschüssig)

KH 4 g | EW 10 g | F 15 g | K 195 kcal

Zubereitungszeit: **80 min**
Portionen: **4**
Schwierigkeit: **leicht**

Zutaten
1   frische Meerrettichwurzel
    Saft ½ Zitrone
2   geräucherte Forellenfilets
200 g   Frischkäse
1 Bund Dill
    Salz und Pfeffer nach Geschmack

Zubereitung
1. Schäle den Meerrettich, rasple ihn grob und mische ihn sofort mit dem Zitronensaft.
2. Zerteile die Forellenfilets mit einer Gabel in grobe Stücke.
3. Mische diese mit dem Meerrettich und rühre den Frischkäse ebenfalls unter.
4. Wenn Du die Creme mit der Gabel gut durchmischen konntest, auch wenn noch ein paar Stückchen Fisch zu bemerken sind, dann kannst Du Dir das Pürieren mit dem Stabmixer sparen. Gerade für Partys macht es vielleicht Sinn, alles noch einmal cremig sahnig zu pürieren.
5. Wasche dann den Dill und schüttle ihn trocken. Hacke ihn fein und hebe ihn zum Abschluss unter Deinen Aufstrich.
6. Vermische alles gut und serviere zu Brot oder mit Rohkost.

Tipp
In vielen Fällen macht heimischer Fisch von ausgesuchten Züchtern mit Fischteichen und guter Wasserversorgung mehr Sinn, denn im Supermarkt die Tiefkühlfische genau zu studieren und doch nicht zu wissen wie nachhaltig die verschiedenen Labels nun sind.
Heimische Fischzucht ist nicht zu vergleichen mit asiatischen Aquakulturen und Fisch sollte Dein bevorzugter Eiweißlieferant sein, wenn Du eine gute Quelle dafür findest.

Cale Chips
(rein basisch)

KH 3 g | EW 4 g | F 11 g | K 130 kcal

Zubereitungszeit: **55 min**
Portionen: **4**
Schwierigkeit: **leicht**

Zutaten
300 g   Grünkohl
3 EL   Olivenöl
1 EL   Erdnussmus
2 TL   Meersalz in Flocken
1 TL   Rosenpaprika Pulver
    Chiliflocken oder Chilifäden nach Geschmack

Zubereitung
1. Heize Dein Backrohr auf 100 Grad Umluft vor und belege Dein Backblech mit einer Lage Backpapier.
2. Brause die Grünkohlblätter ab, schleudere sie trocken und zupfe sie in Stücke, etwa der Größe eines herkömmlichen Chips.
3. Mische das Olivenöl, das Erdnussmus, das Paprikapulver und nach Geschmack die Chiliflocken zu einer Marinade.
4. Mische die Grünkohlblätter damit und verteile sie danach auf Deinem Backblech.
5. Backe den Grünkohl jetzt für gut 40 bis 45 Minuten, damit er richtig kross werden kann.
6. Wenn der Grünkohl zu dicht auf dem Blech liegt, dann backe lieber zweimal! Öffne zudem die Ofentür alle etwa 10 Minuten, dann kann die Feuchtigkeit aus dem Kohl entweichen. Er soll ja eigentlich nicht backen, sondern trocknen.
7. Fülle die Chips in eine große Schüssel und bestreue sie großzügig mit dem flockigen Meersalz.

Tipp
Wenn Du mehrere Bleche Grünkohl Chips backen möchtest, dann berechne das letzte Blech für Dich alleine. Wenn Du jedes Blech nach dem Backen zu Deiner Familie oder Deinen Freunden bringst, wird für Dich nichts übrigbleiben, so lecker sind diese gesunden, grünen Chips.

Curry Mandeln
(rein basisch)

KH 30 g | EW 28 g | F 60 g | K 760 kcal

Zubereitungszeit: **20 min**
Portionen: **4**
Schwierigkeit: **leicht**

Zutaten

500 g   Mandeln – am besten blanchiert, zur Not mit Haut
1   getrocknete Chilischote, gemörsert
Je 2 EL Honig oder Alternative und Currypulver
1 EL   Olivenöl
1 EL   Paprikapulver, edelsüß
      Salz nach Geschmack

Zubereitung

1. Gib die blanchierten Mandeln in eine große Schüssel und mische die restlichen Zutaten unter. An jeder Mandel soll ein wenig Gewürz kleben. Gegebenenfalls füge noch einen weiteren Esslöffel Olivenöl dazu.
2. Heize Deinen Backofen auf 210 Grad Ober- und Unterhitze vor, belege Dein Backblech mit Backpapier und rühre nach dem Aufheizen die Mandeln mit den Gewürzen noch einmal ordentlich durch.
3. Verteile die Mandeln nun auf dem Backblech und röste sie unter regelmäßigem Wenden für jedenfalls 7 Minuten im Ofen.
4. Wenn die Mandeln fertig sind, fülle sie wieder in eine Schüssel und salze sie nach Geschmack. Lasse sie vor dem Servieren jedenfalls abkühlen.

Tipp
Auf dieser Basis kannst Du alle möglichen Nuss Sorten mit Gewürzen oder Gewürzmischungen überziehen. Gerade orientalische oder asiatische Gewürze sind dazu angetan.
In eine kleine Geschenkdose verpackt auch ein nettes Präsent für die Gastgeber Eurer nächsten Einladung.

Fruchtgummi aus dem Dörrgerät
(rein basisch)

KH 6 g | EW 0 g | F 0 g | K 27 kcal

Zubereitungszeit:	**15 min**
Portionen:	**jedenfalls 10 Bissen**
Schwierigkeit:	**leicht**

Zutaten

200 g	insgesamt Banane, Apfel und Pflaume
5	Datteln, getrocknet und ohne Stein
1	Orange, gepresst
1	Apfel
	Zimt nach Geschmack

Zubereitung

1. Schäle den Apfel und die Banane, brich sie passende Stücke für Deinen Mixer und halbiere die Pflaume. Hole den Stein heraus und gib sie dazu.
2. Püriere nun alles zu einem Fruchtbrei und streiche diesen auf die Folie Deines Dörrgerätes. Je nach Leistung des Gerätes trockne den Früchtebrei nun zu einem lederartigen Fladen.
3. Inzwischen kannst Du die Füllung vorbereiten. Mixe dafür den Saft der Orange mit den entsteinten Datteln und dem geriebenen Apfel zu einem Mus. Schmecke dieses noch mit Zimt ab und streiche es auf das fertige Fruchtgummi.
4. Rolle das Fruchtgummi nun ein und schneide ihn in einzelne Bissen.

Tipp

Du kannst das Fruchtgummi auch ohne Füllung essen. Variiere das Fruchtmus dabei so lange, bis Du herausgefunden hast, welches Euch am besten schmeckt oder bereite mehrere verschiedene zu, je nachdem wie viele Dörrfächer Dein Gerät hat.

Koriander Guacamole
(rein basisch)

KH 5 g | EW 1 g | F 11 g | K 133 kcal

Zubereitungszeit: 20 min
Portionen: 4
Schwierigkeit: leicht

Zutaten
1	Fleischtomate
½	Koriander
1	Limette, gepresst
2	Avocados
	Salz und Pfeffer nach Geschmack

Zubereitung
1. Wasche die Tomate, viertle sie und kratze die Kerne heraus. Schneide das Fruchtfleisch dann in kleine Würfelchen.
2. Brause den Koriander ab und schüttle ihn wasserfrei bevor Du ihn fein hackst.
3. Presse die Limette und mische den Saft schon einmal mit den Tomaten und dem Koriander.
4. Halbiere die Avocados, hole die Kerne heraus und höhle das Fleisch mit einem Löffel aus der Schale. Schneide auch sie in kleine Würfel.
5. Misch die Avocado nun unter den Rest der Zutaten und schmecke mit Salz und Pfeffer, frisch aus der Mühle, ab.

Tipp
Die Fettfrucht Avocado ist perfekt in seiner Möglichkeit zu Cremes und Aufstrichen für die basische Küche geeignet. Mit einem Blick auf die basische Lebensmittel Liste, kannst Du Dir hier jede Menge Rezepte googeln oder auch aus anderen Kochbüchern holen. Siehe dazu eventuell auch unser Vegetarisches und Veganes Kochbuch.

Dattel Pralinen
(rein basisch)

KH 13 g | EW 6 g | F 25 g | K 307 kcal

Zubereitungszeit: **15 min**
Portionen: **10 Pralinen**
Schwierigkeit: **leicht**

Zutaten
10   Datteln
10   Mandelkerne, blanchiert
1 EL   Kakaopulver
1 TL   Zimt

Zubereitung
1. Hole die Steine so aus den Datteln, dass Du eine Tasche hast. Du darfst sie nicht halbieren dafür.
2. Drücke nun eine blanchierte Mandel in jede Dattel, dahin wo vorher der Stein saß.
3. Mische in einem flachen Teller das Kakaopulver mit dem Zimt und wälze die gefüllten Datteln darin.
4. Lege die Datteln auf einen netten Teller und serviere sie beispielsweise als Petit Four nach einem Dinner mit Freunden.

Tipp
Diese Datteln sind auch als Geschenk ein Gewinn. Für Freunde und Familie, welche nicht der basischen Ernährung anhängen oder auch für Dich an besonderen Tagen, kannst Du die Datteln auch in geschmolzene Kuvertüre tunken und so eine Schokopraline herstellen.
Lasse Deine Fantasie ein wenig spielen und entdecke auch mit anderen Früchten, eine Variation dieser Idee. Vor allem wenn Du selber ein Dörrgerät besitzt und auch Mirabellen oder Aprikosen trocknen kannst, so dass Platz für die Mandel oder auch andere Nüsse bleibt.

Zaziki mit Lupinenjogurt
(rein basisch)

KH 13 g | EW 17 g | F 9 g | K 149 kcal

Zubereitungszeit: 20 min, Ziehzeit 2 Std
Portionen: 2
Schwierigkeit: leicht

Zutaten

250 g   Lupinen Jogurt
1   Salatgurke
1   Knoblauchzehe
2 EL   Zitronensaft
1 Prise Kokosblütenzucker
        Salz und Pfeffer nach Geschmack

Zubereitung

1. Wasche die Gurke und hoble sie fein. Hacke sie danach noch in kleinste Stückchen. Gib sie in ein Sieb und lasse das Gurkenwasser abtropfen.
2. Fülle den Lupinen Jogurt in eine große Schüssel, rühre ihn einmal auf und presse die geschälte Knoblauchzehe hinein.
3. Rühre den Zitronensaft, Salz und Pfeffer, zum Abschmecken eventuell noch eine Prise Kokosblütenzucker in den Knoblauchjogurt.
4. Hebe die abgetropften Gurken unter und stelle Dein Zaziki für mindestens eine, besser zwei Stunden zum Ziehen in den Kühlschrank.

Tipp

Du kannst die Gurken auch richtig ausdrücken, indem Du sie in ein sauberes Käsetuch hüllst und das Gurkenwasser für den nächsten Smoothie oder Gemüsedrink auffängst.
Wenn Du die Gurken nicht zumindest abtropfen lässt, steht in Deinem Zaziki das Gurkenwasser an der Oberfläche, dies sieht vor allem dann nicht besonders appetitlich aus, wenn Du ihn als Dip auf ein Buffet stellen möchtest.

SALATE

Wie im Kapitel Basenfasten versprochen, starten wir auch hier mit den ersten sieben Rezepten für Deine Basenfasten Woche. Nimm sie einfach von Montag bis Sonntag her oder tausche sie eventuell gegen eines der Suppenrezepte aus. Die Basenfastenwoche besteht aus Frühstück nach Plan, sieben Salatrezepten für Mittag und sieben Suppenrezepten für den Abend.

Natürlich sind auch in den Salaten wieder basenüberschüssige Rezepte für die folgende Ernährungszeit enthalten und in unseren Tipps machen wir Dich darauf aufmerksam, wann Du Gerichte mit einem kleinen Fischfilet oder Steak aus artgerechter Haltung aufwerten kannst.

Salate sind ein essenzieller Bestandteil der basischen Ernährung, da die grünen Blätter in Verbindung mit weiteren Gemüse oder auch Obst Sorten die reiche Bandbreite an Mineralien, Vitaminen und sekundären Pflanzenstoffen liefern, die Dein Körper für einen balancierten Säure-Basen-Haushalt benötigt. Der regelmäßige Verzehr von ausgesuchten Blattsalaten beugt Nährstoffmängeln vor und kann helfen ausgeplünderte Depots wieder aufzufüllen. Wir geben wie immer auch ein paar Tipps zu den wichtigsten Nährstoffen bei neuen, wichtigen oder wiederentdeckten Zutaten.

Viel Spaß beim Schmökern, Zubereiten und natürlich auch beim Schlemmen. Viele der Salate kannst Du auch ins Büro mitnehmen und Dich dort an ihren aufbauenden Inhaltsstoffen erfreuen, so dass nachmittäglich Heißhungerattacken ausbleiben.

Kräuterkartoffel auf Rucola Salat
(rein basisch)

KH 59 g | EW 10 g | F 17 g | K 438 kcal

Zubereitungszeit: **50 min**
Portionen: **2**
Schwierigkeit: **leicht**

Zutaten
700 g   Frühkartoffeln
100 g   Rucola
2 EL   Kokosöl
Je 2 EL Petersilie und Oregano, frisch gehackt
3 EL   frisch gepresster Orangensaft
1 ½ EL Mandelmus
1 EL   Yaconsirup oder Ahornsirup
       Salz, Pfeffer und Apfelessig zum Abschmecken

Zubereitung
1. Bürste die Kartoffeln unter fließendem Wasser gut ab und koche sie danach in einer ausreichenden Menge Salzwasser für gut 20 Minuten bissfest.
2. Inzwischen kannst Du für Dein Dressing eine Orange auspressen und 3 EL Saft abmessen, diesen mit dem Mandelmus verrühren und mit dem Yaconsirup, Salz, Pfeffer und Apfelessig abschmecken.
3. Sind die Kartoffeln gegart, kannst Du sie halbieren oder vierteln, je nach Größe und das Kokosöl in einer Pfanne erhitzen. Brate die Kartoffeln knusprig auf allen Seiten an, salze und pfeffere und schmecke mit den frisch gehackten Kräutern ab. Rühre sie gut unter, lasse noch auf kleiner Hitze weiterbraten während Du den Rucola abbraust und trockenschleuderst.
4. Mische den Rucola dann unter Dein Dressing, platziere ihn als Unterlage auf zwei Tellern und belege ihn mit den Kartoffeln. Die restliche Marinade aus der Schüssel kannst Du dann noch über die Kartoffeln träufeln.

Tipp
Du kannst Kartoffeln in großen Mengen vorkochen und im Kühlschrank lagern, so dass Du nur mehr anbraten musst und kombiniert mit Rucola oder Spinat oder anderen Blattsalaten servieren.

Asiatischer Couscous-Salat aus Blumenkohl
(basenüberschüssig)

KH 13 g | EW 6 g | F 25 g | K 307 kcal

Zubereitungszeit: **15 min**
Portionen: **2**
Schwierigkeit: **leicht**

Zutaten für den Salat
200 g   Blumenkohl – gewaschen und in Röschen geschnitten
½   Granatapfel, davon die Kerne
2 EL   Mandelstifte
1 EL   fein geschnittene Minzblätter

Zutaten für das Dressing
3 EL   Aprikosenkernöl
2 EL   Wasser
1 EL   Mandelmus
1 TL   Yaconsirup
½   Bio-Zitrone davon Saft und Abrieb
1/3 TL   Kurkumapulver
        etwas Ingwerpulver, Salz und Pfeffer nach Geschmack

Zubereitung
1. Wasche den Blumenkohl und teile ihn in die einzelnen Röschen. Für den Couscous-Salat die Blumenkohlröschen und auch Teile des geputzten Strunks in einen Mixer auf niedriger Stufe mixen. Bis der Blumenkohl aussieht wie Couscous.
2. Für das Dressing alle Zutaten in einer Schüssel verrühren und mit Salz und Pfeffer abschmecken.
3. Halbiere den Granatapfel und klopfe aus einer Hälfte die Kerne heraus. Fülle den Blumenkohl und die Granatapfelkerne in die Schüssel zum Dressing und hebe alles gut unter.
4. Brause die Minze ab und schneide sie in feine Streifen, hebe auch sie unter den Salat, bevor Du abschließend die Mandelstifte unterrührst.
5. Verteile den Salat auf zwei tiefe Teller und dekoriere ihn eventuell mit ein oder zwei übrigen Minzblättern.

Tipp
Für etwas mehr Farbe kannst Du auch die Hälfte des Blumenkohls durch Brokkoli ersetzen. Auch hier kannst Du den Strunk mithäckseln.

Cesar Salat
(basenüberschüssig)

KH 10 g | EW 8 g | F 41 g | K 485 kcal

Zubereitungszeit: **45 min**
Portionen: **2**
Schwierigkeit: **leicht**

Zutaten für den Salat

250 g	Römersalat
100 g	Datteltomaten
10 g	entrindetes Vollkorn Toastbrot
50 g	Soja Geschnetzeltes
Je 1 EL	Olivenöl, Erdnussöl und Tamari

Zutaten für die Marinade des Sojas und das Dressing

Je 2 TL	Tamari, Kartoffelstärke und Edelhefeflocken
1	Bio Zitrone
110 g	Sojadrink
Je 25 g	Sonnenblumenöl und Olivenöl
10 g	Senf
1 EL	Apfelessig
Je 1 TL	Tamari, Kapern und Edelhefeflocken
Je ½ TL	Norialgenpulver und Rächersalz

Zubereitung

1. Wasche Salat und Tomaten, schneide den Salat in Streifen und halbiere die Tomaten. Würfle das Brot ohne Rinde.
2. Koche das Soja Geschnetzelte für 10 Minuten in Salzwasser, drücke es aus und mische es dann mit den je 2 EL Tamari, Kartoffelstärke und Edelhefeflocken.
3. Brate die marinierten Soja Schnetzel in einer Pfanne mit 1 EL Erdnussöl kräftig an und stelle sie zur Seite. Daneben kannst Du in einer weiteren Pfanne die Brotwürfel in einem Esslöffel Olivenöl goldbraun rösten.
4. Wasche die Zitrone heiß, reibe ein Drittel der Schale ab und presse sie dann aus. Mische den Saft und den Abrieb mit den restlichen Zutaten der Liste in einem hohen Gefäß passend zu Deinem Stabmixer zu einem emulgierenden Dressing. Schmecke mit Salz und Pfeffer noch einmal ab.
5. Richte den Salat und die Tomaten auf 2 Tellern an, platziere die Soja Schnetzel darauf und beträufle alles gut mit dem Dressing. Streue danach die Toastwürfel darüber.

Tipp
Basisch ist der Salat, wenn Du das Toastbrot und das Soja weglässt.

Bunter Gartensalat
(rein basisch)

KH 33 g | EW 6 g | F 20 g | K 292 kcal

Zubereitungszeit: **17 min**
Portionen: **2**
Schwierigkeit: leicht

Zutaten für den Salat

100 g	Grünkohlblätter 3 Minuten blanchieren
100 g gehobelt	Weißkohl - gewaschen, abgeropft und in Streifen
Je 100 g	Cherrytomaten und Weintrauben
50 g	Karotte
Je 1 EL	Sonnenblumenkerne und Kürbiskerne

Zutaten für das Dressing

3 EL	Olivenöl
3 EL	Zitronensaft
1 EL	Apfelessig
Je 2 EL	Gojibeeren und Sprossen nach Wahl
	Salz und Pfeffer aus der Mühle nach Geschmack

Zubereitung

1. Für das Dressing mische alle Zutaten in einer Schüssel zu einer Emulsion, verwende am besten Deinen Schneebesen.
2. Wasche den Grünkohl und den Weißkohl, entferne von beiden den groben Strunk und schneide sie in Streifen. Den Grünkohl blanchierst Du anschließend für 3 Minuten in Salzwasser.
3. Für den Gartensalat hebst Du zuerst den Grün- und Weißkohl unter Dein Dressing.
4. Brause die Kirschtomaten und die Weintrauben ab, halbiere sie gegebenenfalls und mische sie nun auch unter Deinen Salat.
5. Zum Schluss schälst Du die Karotte und raspelst sie grob oder hobelst sie in dünne Scheiben und mischt sie in die Salatschüssel.
6. Verteile den Gartensalat nun auf zwei tiefe Teller und bestreue ihn mit den verschiedenen Kernen.

Tipp

Wenn Dir das Blanchieren des Grünkohls zu viel Aufwand ist, dann hacke ihn extrem klein oder püriere ihn und hebe ihn unter das Dressing. Lasse Dir aber seine gesunden Inhaltsstoffe nicht entgehen.

Wildreis gekeimt als Salat
(basenüberschüssig)

KH 55 g | EW 6 g | F 7 g | K 313 kcal

Zubereitungszeit: 40 min, Keimzeit 3 Tage
Portionen: 2
Schwierigkeit: mittel

Zutaten für den Salat
125 g   Wildreis gemischt
100 g   Mais, BIO aus dem Glas
60 g   Cherrytomaten
3 EL   Kresse oder Sprossen nach Wahl

Zutaten für das Dressing
50 ml   Wasser
2 EL   Olivenöl
Je 1 EL Aprikosenkernöl, Apfelessig und Yaconsirup
1   Bio Limette
        Senf, frisch geriebener Ingwer und gehackter Schnittlauch nach
Wahl
        Salz und Pfeffer zum Abschmecken

Zubereitung
1. Fülle den Wildreis in eine flache Schale und bedecke ihn mit frischem Wasser. Lasse ihn so für 2, besser noch 3 Tage stehen und erneuere das Wasser täglich am Morgen und am Abend. Spüle den Reis dabei immer kurz ab.
2. Am Tag der Zubereitung kochst Du den Reis nach Packungsanleitung in Gemüsebrühe.
3. Inzwischen kannst Du das Dressing mischen, gib alle Zutaten in ein passendes, hohes Gefäß für Deinen Stabmixer, außer den beiden Ölsorten. Diese rührst Du erst zum Schluss unter und schmeckst mit Salz und Pfeffer ab.
4. Zudem kannst Du während der Kochzeit den Mais spülen und abtropfen lassen sowie die Tomaten waschen und halbieren.
5. Mische nun alles in einer Schüssel und hebe das Dressing unter. Gib dem Salat vor dem Servieren noch etwa 20 Minuten Zeit, um zu ziehen.

Tipp
Wenn du kein Aprikosenkernöl finden kannst, dann nimm Olivenöl oder ein anderes Öl Deiner Wahl.

Salat-Frucht Bowl mit Kurkuma
(basenüberschüssig)

KH 27 g | EW 4 g | F 15 g | K 268 kcal

Zubereitungszeit: **25 min**
Portionen: **2**
Schwierigkeit: **leicht**

Zutaten
150 g Chicorée
150 g Avocado
240 g Mango
Je 2 EL Wasser und frisch gepresster Zitronensaft
1 EL Yaconsirup
Je 1 TL Tahin, frisch geriebener Ingwer und Kurkuma
        Salz und Pfeffer zum Abschmecken

Zubereitung
1. Mische zuerst das Dressing damit Ingwer und Kurkuma ihren Geschmack voll Entfalten können. Presse eine Zitrone aus und schäle und reibe Ingwer und Kurkuma fein.
2. Mische dies dann mit dem Wasser und dem Sirup, sowie dem Löffel Tahin zu einer cremigen Sauce und schmecke sie mit Salz und Pfeffer ab.
3. Wasche den Chicorée teile ihn in seine Blätter und lege zwei Schüsseln damit aus.
4. Schneide das Fruchtfleisch von Mango und Avocado in etwa 1 cm große Würfel und mische dieses in den Schüsseln direkt. Verteile das Dressing und lasse Dir Deine fruchtige Salat Bowl gleich schmecken.

Tipp
Wenn Du für mehr Personen Salat zubereitest, dann kannst Du den Chicorée auch in Streifen schneiden und alles in einer großen Schüssel mischen und damit auf den Tisch stellen.
Angerichtet wie von uns beschrieben, passt dieser Salat auch zu Partys oder Picknicks. Du kannst ihn dann mit den Chicorée Blättern als Schaufel verwendet direkt aus der Schüssel verzehren lassen.

Brokkolisalat
(basenüberschüssig)

KH 23 g | EW 7 g | F 15 g | K 267 kcal

Zubereitungszeit:	**20 min**
Portionen:	**2**
Schwierigkeit:	**leicht**

Zutaten

250 g   Brokkoli
140 g   Apfel
2 EL   Rosinen
2 EL   Sonnenblumenkerne
Je 2 EL Apfelessig und Olivenöl
        eventuell Yaconsirup zum Abschmecken
        Salz und Pfeffer nach Geschmack

Zubereitung

1. Wasche den Brokkoli und zerteile ihn grob. Gib ihn in Deinen Mixer und hacke ihn zu Reiskorngröße.
2. Wasche auch den Apfel, stich das Kerngehäuse aus und schneide ihn zu kleinen Würfeln.
3. Mische den gehackten, rohen Brokkoli mit den Apfelwürfeln, den Rosinen und den Sonnenblumenkernen in einer großen Salatschüssel.
4. Gib die Zutaten für das Dressing in eine kleinere Schüssel und schlage sie mit dem Schneebesen durch.
5. Hebe das Dressing unter den Salat und schmecke noch einmal mit Salz und Pfeffer ab.

Tipp

Um diesen Salat rein basisch zu haben, darfst Du kein Yaconsirup verwenden und tauscht die Rosinen gegen Weintrauben aus. Arbeite dann am besten mit dunklen Trauben um auch in den Genuss der wichtigen Inhaltsstoffe OPC und Resveratrol aus Haut und Kernen zu kommen.

Kürbis-Salat im Kürbis serviert
(basenüberschüssig)

KH 0 g | EW 0 g | F 0 g | K 0 kcal

Zubereitungszeit: 30 min
Portionen: 2
Schwierigkeit: mittel

Zutaten

Je 1	Butternut-Kürbis, Zitrone und Ochsenherztomate
250 g	Kräuterseitlinge
5 – 6	frische Walnüsse
1 kleiner Bund	Basilikum
1 L	Gemüsebrühe
1 Prise	Salz und Pfeffer
	etwas Olivenöl

Zubereitung

1. Bringe in einem Topf die Gemüsebrühe zum Kochen.
2. Wasche in der Zeit den Kürbis und schneide die Enden ab. Halbiere ihn und entferne die Kürbiskerne mit einem Löffel.
3. Löse das Fleisch aus dem Kürbis und schneide es in kleine mundgerechte Stücke. Lasse dabei gut 1 cm Fruchtfleisch an der Schale.
4. Wenn die Brühe kocht gib die Kürbishälften in die Brühe und lasse sie bissfest kochen. Seihe sie danach ab.
5. Knacke währenddessen die Walnüsse und löse sie aus der Schale. Putze und schneide die Kräuterseitlinge in Scheiben und brate sie in Olivenöl in einer Pfanne an.
6. Wenn die Seitlinge gebraten sind gib diese aus der Pfanne.
7. Brate in der gleichen Pfanne die Kürbisstücke an bis diese weich sind. Schmecke mit Salz und Pfeffer ab.
8. Würfle die Tomate und schneide das Basilikum fein.
9. Gib alles in eine Schüssel und würze mit Salz, Pfeffer, Olivenöl und Zitrone.
10. Stelle die ausgehölten Kürbishälften auf zwei Teller und befülle sie mit dem Salat.
11. Garniere noch mit etwas Schafgarbe und Basilikum.

Tipp

Durch das Kochen der Kürbisschalen kannst Du Das Fruchtfleisch am Rand mitessen.

Blumenkohlsalat
(rein basisch)

KH 9 g | EW 6 g | F 15 g | K 207 kcal

Zubereitungszeit: 30 min
Portionen: 2
Schwierigkeit: leicht

Zutaten
400 g   frischer Blumenkohl in kleine Röschen geteilt
4 EL   Zitronensaft
3 EL   Wasser
1 EL   weißes Mandelmus
1 TL   Senf
1 Prise Kurkuma
1 Prise Kreuzkümmel
4   fein gehackte Korianderstängel
1 Prise Salz und Pfeffer

Zubereitung
1. Wasche den Blumenkohl, zerteile ihn in seine Röschen und lasse diese dann in Salzwasser etwa 3 Minuten bissfest garen.
2. Seihe sie ab, stelle sie beiseite und lasse sie etwas abkühlen.
3. Inzwischen kannst Du alle Zutaten für das Dressing, außer dem Koriander, in einen Mixer geben und leicht cremig mixen.
4. Falls das Dressing zu fest sein sollte mit ein wenig Wasser verflüssigen.
5. Brause dann den Koriander ab und hacke ihn klein.
6. Gib das Dressing über den Blumenkohl und vermenge alles gut miteinander. Verteile den Salat auf zwei Teller und serviere ihn mit dem Koriander bestreut.

Tipp
Für mehr Farbe kannst Du noch ein paar Kirschtomaten unterheben oder gewürfelte rote Paprika.
Gekochter Blumenkohl ist im Kühlschrank gut haltbar, du kannst also den gesamten Blumenkohlkopf kochen, auch wenn Du nur 400 g davon benötigst. Den Rest einfach auch am nächsten Tag unter einen Salat heben oder klein gehackt in eine cremige Suppe streuen.

Spinatsalat mit Champignons
(rein basisch)

KH 2 g | EW 3 g | F 13 g | K 136 kcal

Zubereitungszeit: **30 min**
Portionen: **4**
Schwierigkeit: **leicht**

Zutaten
500 g   frische Champignons
100 g   Spinat
5 EL   Öl
3 EL   Zitronensaft
1 Prise Salz und Pfeffer
1 TL   fein gehackter Thymian
1 TL   fein gehackte Petersilie

Zubereitung
1. Putze die Champignons und schneide sie in dünne Scheiben. Brause den Salat ab und schleudere ihn trocken. Wenn Du nicht mit Babyspinat arbeitest, dann hacke ihn auch noch grob.
2. Vermische Zitronensaft, Salz, Pfeffer und Öl zu einer cremigen Emulsion.
3. Gib den Spinat in Dein Dressing hinzu und hebe die Champignons unter.
4. Während du Thymian und Petersilie abbraust und die Blätter davon abzupfst, um sie noch einmal kurz zu hacken, kann der Salat etwas ziehen.
5. Verteile ihn nun auf zwei Salatteller und bestreue ihn vor dem Servieren noch mit den frisch gehackten Kräutern.

Tipp
Wenn Du diesen Salat nicht als Beilage hernehmen möchtest, dann reicht die Menge für zwei Personen als Hauptmahlzeit zu Mittag.

Apfel-Selleriesalat
(basenüberschüssig)

KH 12 g | EW 8 g | F 23 g | K 286 kcal

Zubereitungszeit: 17 min
Portionen: 4
Schwierigkeit: leicht

Zutaten
300 g geschälter Knollensellerie
300 g süße rote Äpfel
100 g gehackte Mandeln
200 ml Sojasahne
Saft ½ Zitrone
1 Prise Salz und Pfeffer

Zubereitung
1. Presse die Zitrone aus.
2. Schäle und reibe den Sellerie fein und beträufle diesen sofort mit dem Zitronensaft.
3. Verrühre die Sojasahne mit dem restlichen Zitronensaft, dem Salz und am besten frisch gemahlenen Pfeffer aus der Mühle.
4. Wasche und reibe dann die Äpfel grob in das Dressing hinein.
5. Vermenge den Sellerie mit den Äpfeln und dem Dressing.
6. Gib die Mandeln dazu und hebe sie unter.
7. Schmecke noch einmal mit Salz und Pfeffer ab.

Tipp
Wenn der Salat komplett basisch sein soll, dann nimm anstelle der Sojasahne einfach Kokossahne. Dann kannst Du Dir auch erlauben leicht gedämpften Fisch dazu zu essen. Wenn Du dafür am Abend wieder rein basisch isst, gefährdest Du Deinen Säure-Basen-Haushalt damit nicht.

Kartoffel-Zucchini-Salat
(basenüberschüssig)

KH 43 g | EW 7 g | F 17 g | K 360 kcal

Zubereitungszeit: **45 min**
Portionen: **2**
Schwierigkeit: **einfach**

Zutaten
4   festkochende Kartoffeln
Je 1 kl. Zucchini und Zwiebel
1 kl.   grüner Apfel
50 ml   Gemüsebrühe
3 EL   Rapsöl
    Saft 1 Zitrone
1 TL   Tahin
1 EL   frischer Rosmarin
1 EL   frischer Thymian
    etwas Meersalz
    frisch gemahlener schwarzer Pfeffer

Zubereitung
1. Hacke die frischen Kräuter klein.
2. Verrühre die Gemüsebrühe, Rapsöl, Zitronensaft, Zwiebeln, Gewürze und Tahin mit den gehackten Kräutern.
3. Schäle die Kartoffeln, schneide diese in Scheiben und dämpfe diese in 12 Minuten gar.
4. Schäle und schneide die Zwiebeln klein. Wasche den Apfel und entferne das Kerngehäuse. Reibe mit der Gemüsereibe den Apfel in feine Streifen.
5. Wasche die Zucchini und schneide beide Enden ab. Reibe diese ebenfalls mit der Gemüsereibe fein.
6. Gib die gekochten Kartoffelscheiben zu den geriebenen Zucchini und zum Apfel.
7. Gieße das Dressing darüber und vermische alles gut. Verteile den Salat auf zwei Teller und genieße ihn mit einem Rest frischer Kräuter garniert.

Tipp
Wenn Du mit frischen Kräutern, vor allem aus dem eigenen Garten oder den Töpfen auf der Fensterbank, arbeitest, dann musst Du, um sie zu hacken, nicht erst die Blätter abzupfen, Du kannst die Stiele mithacken.

Sommerlicher Salat mit Kartoffelrösti
(rein basisch)

KH 43 g | EW 4 g | F 20 g | K 381 kcal

Zubereitungszeit: 45 min
Portionen: 2
Schwierigkeit: mittel

Zutaten
½ Bund Radieschen
½ Gurke
1 Apfel
2 große Kartoffeln
gekeimte Mungobohnen
4 EL Rapsöl
Saft von einer ½ Zitrone
100 ml Apfelsaft
Pfeffer und Salz nach Bedarf
Schnittlauch, Petersilie, Vogelmiere
etwas Rukola

Zubereitung
1. Wasche die Radieschen, die Gurke und den Apfel. Mit einem Gemüsehobel die Radieschen in sehr dünne Scheiben hobeln.
2. Schneide die Gurke und den Apfel in kleine Würfel.
3. Aus dem Öl, Saft der ½ Zitrone, Apfelsaft, Salz und Pfeffer und einigen Kräutern mischst Du nun ein Dressing.
4. Mariniere die Radieschen und die Apfel-Gurken-Würfel mit dem Dressing.
5. Verteile auf zwei Schüsseln abwechselnd eine Lage Radieschen, Apfel-Gurken-Würfel sowie ein paar gekeimte Mungobohnen.
6. Garniere den Salat mit Mungobohnen und Rukola.
7. Für die Rösti schäle die Kartoffeln, und schneide sie mithilfe eines Gemüsespiralschneiders zu Spiralen.
8. Erhitze etwas Öl in einer Pfanne. Drehe die Kartoffeln mit Gabeln zu kleinen Nestern und backe diese goldgelb aus.
9. Würze noch einmal alles mit Salz und Pfeffer und richte die Kartoffelnester auf dem Salat an.

Tipp
Die Kartoffelnester sind auch ein tolles warmes Mittagessen mit einem unserer Dips aus dem Kapitel Vorspeisen und Snacks.

Apfel-Kohlrabisalat
(rein basisch)

KH 13 g | EW 2 g | F 13 g | K 187 kcal

Zubereitungszeit: **45 min**
Portionen: **2**
Schwierigkeit: **leicht**

Zutaten für den Salat
400 g Kohlrabi
220 g Pastinaken
200 g Apfel

Zutaten für das Dressing
1 EL fein geriebener Ingwer
½ Zitrone
6 EL Mandelsahne
2 EL Olivenöl
½ Zitrone
2 EL gehackte Petersilie
       Salz und Pfeffer nach Geschmack

Zubereitung
1. Verrühre alle Zutaten für das Dressing zu einer leichten Emulsion. Schmecke diese mit Salz und Pfeffer ab.
2. Wasche Kohlrabi, Pastinaken und Äpfel und schäle den Kohlrabi und die Pastinaken. Rasple dann alles mit dem Gemüsehobel in gröbere Stückchen.
3. Am besten legst Du den Hobel gleich über eine Salatschüssel, in der sich schon das Dressing befindet, dann musst Du jedenfalls den Apfel nicht erst mit Zitronensaft beträufeln, weil er sonst zu schnell braun wird.
4. Rühre alles gut durch und lasse den Salat 15 Minuten ziehen. Inzwischen kannst Du die Petersilie fein hacken.
5. Schmecke nochmal mit Salz und Pfeffer ab. Verteile den Salat auf zwei Teller und bestreue ihn abschließend mit der frisch gehackten Petersilie.

Tipp
Kohlrabi ist ein kleines Vitaminwunder in Knollenform. Er liefert vor allem Vitamin C, aber auch Vitamin A steckt in ihm und die Vitamine der Gruppe B, wie B1, B2 und B6.

Ziegenkäse auf Rote Beete Carpaccio
(basenüberschüssig)

KH 32 g | EW 23 g | F 76 g | K 924 kcal

Zubereitungszeit: 30 min
Portionen: 3
Schwierigkeit: leicht

Zutaten

500 g	gekochte und geschälte Rote-Beete
200 g	Ziegenrolle
2 EL	Pinienkerne
3 Handvoll	Feldsalat
6 EL	Olivenöl
1 EL	Honig
1	Zitrone
	Salz und Pfeffer nach Geschmack

Zubereitung

1. Heize den Backofen auf 250 ° Grad vor und belege Dein Backblech mit einer Lage Backpapier.
2. Presse den Saft der Zitrone aus und gib dort das Olivenöl hinzu.
3. Vermische alles miteinander und würze es mit Salz und Pfeffer.
4. Gib die Pinienkerne in eine Pfanne, und röste diese unter ständigem Rühren fettfrei an.
5. Die Rote Beete in sehr dünne Scheiben schneiden und auf dem Teller schön drapieren.
6. Wasche den Feldsalat und putze ihn, gib den Feldsalat auf die Mitte des Rote Beete Carpaccios.
7. Schneide den Ziegenkäse in beliebig große Stücke auf dem Backblech. Träufle etwas Honig darüber.
8. Schiebe das Backblech für 5 – 7 Minuten in den Ofen. Dabei aufpassen denn der Käse verläuft sehr schnell.
9. Gib das Oliven-Zitronen Dressing über den Salat mit der Roten-Beete.
10. Platziere den Ziegenkäse auf dem Feldsalat und streue die Pinienkerne darüber.

Tipp

Anstelle von Ziegenkäse kannst Du selbstverständlich auch eine andere Sorte nehmen oder einfach auf Mozzarella kalt zurückgreifen für basenüberschüssige Mahlzeiten, wenn Du hier gute Qualitäten erhalten kannst.

Kartoffelsalat nach Wiesn-Art
(rein basisch)

KH 30 g | EW 5 g | F 20 g | K 327 kcal

Zubereitungszeit:	**30 min**
Portionen:	**4**
Schwierigkeit:	**leicht**

Zutaten

8	gekochte Pellkartoffeln
8	Radieschen
½	Bio-Salatgurke
1 kl.	Zwiebel
1 Bund	Schnittlauch
1 EL	Sonnenblumenkerne
	Saft von 2 frisch gepressten Zitronen
6 EL	Sonnenblumenöl
	etwas gemahlener Kümmel und Muskatnuss
	Salz und gemahlener schwarzer Pfeffer nach Geschmack

Zubereitung

1. Schäle die Kartoffeln und schneide diese in Scheiben.
2. Schäle die Zwiebeln und würfle diese.
3. Wasche den Schnittlauch, lasse ihn abtropfen und hacke auch diesen klein.
4. Stelle ein Dressing aus Öl, Zitronensaft, Zwiebeln und den Gewürzen her.
5. Gib die Kartoffelscheiben schichtweise in eine Schale, gib dazwischen immer wieder etwas Dressing darauf.
6. Wasche die Gurke und hoble diese mit dem Gemüsehobel in feine Scheiben. Schichte diese nun ebenfalls auf den Kartoffelsalat.
7. Wasche die Radieschen, schneide das Grün und die Wurzeln ab und schneide auch sie in Scheiben. Mische diese nun unter den Salat und damit den Salat erstmals richtig durch. Die Kartoffelscheiben sollten mittlerweile Geschmack aus dem Dressing aufgenommen haben.
8. Gib einige Sonnenblumenkerne hinzu und schmecke Deinen Salat noch einmal abschließend mit Salz und Pfeffer ab.

Tipp

Kartoffelsalate, wenn Du Dich auch beim Dressing an die Spielregeln hältst, sind die basischsten Salate und können gut variiert werden.

Sommer Salat
(basenüberschüssig)

KH 7 g | EW 25 g | F 49 g | K 591 kcal

Zubereitungszeit: 30 min
Portionen: 2
Schwierigkeit: leicht

Zutaten für den Salat

200 g	Brunnenkresse
1 kl.	rote Zwiebel
6 – 8	reife Cocktailtomaten
200 g	Büffelmozzarella

Zutaten für das Dressing

1 Handvoll	Kressesprossen
4 EL	Olivenöl
1 EL	Apfelbalsamico
1 Prise	Kräutersalz und frisch gemahlener schwarzer Pfeffer

Zubereitung
1. Schäle die Zwiebeln und hacke sie kleinwürfelig.
2. Wasche die Tomaten und halbiere sie. Spüle die Brunnenkresse durch und schleudere sie trocken oder lasse sie in Ruhe abtropfen.
3. Lasse auch den Büffelmozzarella etwas abtropfen und schneide ihn ebenfalls in kleine Würfel.
4. Verrühre die Zutaten für das Dressing gut miteinander.
5. Gib es dann über die Tomaten, Zwiebel und den Mozzarella. Mische den Salat gemeinsam mit der Brunnenkresse nun durch und verteile ihn auf zwei Teller oder Schalen.
6. Zupfe noch frische Kressesprossen aus Deinem Schälchen und streue diese über den Salat.

Tipp
Gerade Salate mit viel frischem Grün eignen sich perfekt für basenüberschüssige Gerichte oder Tage, denn sie liefern so viele Nährstoffe mit, dass Du Dir einmal nicht Gedanken um Deine Balance machen musst.
Mit diesem Tipp kannst Du Dich auch in Restaurants behelfen. Ein kleines Steak mit jeder Menge frischem Salat, zerstört Deine Bemühungen um eine gesunde, basenüberschüssige Ernährung nicht!

Warmer Salat
(basenüberschüssig)

KH 12 g | EW 5 g | F 28 g | K 331 kcal

Zubereitungszeit: **30 min**
Portionen: **4**
Schwierigkeit: **mittel**

Zutaten

4	Romana Salatherzen
2	Karotten
1	Lauch
100 ml	Gemüsefond
1 TL	schwarze Trüffelpaste
1 EL	Agavendicksaft
30	Kalamata Oliven
4 EL	Olivenöl
	Salz und Pfeffer nach Geschmack

Zubereitung

1. Befreie die Salatherzen von den äußeren Blättern und wasche diese. Anschließend viertle die Herzen und entferne den Strunk.
2. Schäle die Karotten und putze den Lauch. Schneide beides dann in Rauten.
3. Erhitze das Olivenöl in einer Pfanne.
4. Schwitze die Rauten in der Pfanne an und lösche mit 50 ml Gemüsefond ab. Schmore alles bissfest, etwa 8 Minuten.
5. Würze abschließend mit Salz und Pfeffer.
6. Gib etwas Trüffelpaste dazu und rühre sie langsam unter, wenn Du die Pfanne vom Herd nimmst.
7. Brate in der Zwischenzeit in einer weiteren Pfanne die Salatherzen an und karamellisiere diese mit dem Agavendicksaft.
8. Lösche mit dem Rest des Gemüsefonds ab und gare die Salatherzen noch für etwa 5 Minuten bissfest.
9. Gib jetzt die Oliven dazu und schmecke mit Salz und Pfeffer ab.
10. Richte auf Tellern zuerst die Karotten-Lauch Mischung an und platziere darauf dann die Salatherzen mit den Oliven.

Tipp

Funktioniert ebenso mit Chicorée in gelb oder rot und mit Radicchio. Mildere Sorten wie Chinakohl kannst Du auch in Viertel teilen bevor Du sie kurz andünstest oder karamelisierst.

Zucchini-Nudel Salat
(rein basisch)

KH 20 g | EW 13 g | F 25 g | K 366 kcal

Zubereitungszeit:	**30 min**
Portionen:	**2**
Schwierigkeit:	**leicht**

Zutaten

2 mittelgroße	Zucchini
300 g	Kirschtomaten
1	Avocado
1	rote Chilischote
2 EL	Limettensaft
25 g	Pinienkerne
	Salz und Pfeffer nach Geschmack

Zubereitung

1. Wasche die Zucchini und schneide sie mit einem Spiralschneider zu Spaghetti. Übergieße sie mit etwa 1 L kochendem Salzwasser und lasse sie für 1 Minute darin ziehen.
2. Wasche inzwischen die Tomaten und halbiere sie.
3. Schäle die Avocado, entferne den Kern und hole das Fruchtfleisch aus der Schale. Schneide die Hälfte davon in kleine Würfel und beträufle diese mit der Hälfte des Limettensaftes. Die zweite Hälfte der Avocado gibst Du mit dem Rest des Limettensaftes in eine flache Schüssel und zerdrückst und mischt die beiden Komponenten zu einem Brei.
4. Wasche den Chili, kratze die Kerne heraus, wenn Du es nicht zu scharf haben möchtest, hacke sie klein und rühre sie unter die Avocado Creme. Schmecke dann mit Salz und Pfeffer ab.
5. Vergiss in der Zeit nicht, die Zucchini Spaghetti abzuseihen.
6. Röste die Pinienkerne in einer fettfreien Pfanne golden an.
7. Drehe die Zoodles nun mit einer Gabel zu Nestern und setze diese auf zwei Teller. Platziere die halbierten Tomaten rundherum und toppe diese mit der Avocadocreme und den gewürfelten Avocados. Zum Abschluss streust Du die Pinienkerne darüber.

Tipp

Nudeln mit dem Spiralschneider aus Zucchini oder Süßkartoffeln können bei der Ernährungsumstellung auch die Kinder begeistern. Tomaten in der Pfanne schnell erhitzt und Sauce ist fertig. Seid hier gemeinsam kreativ!

Blattsalate auf Haselnuss Öl
(basenüberschüssig)

KH 7 g | EW 1 g | F 12 g | K 149 kcal

Zubereitungszeit: **30 min**
Portionen: **4**
Schwierigkeit: **leicht**

Zutaten

1	roter Eichblattsalat
Je ½ Kopf	Bataviasalat und Friséesalat
40 g	Haselnüsse
Je 3 EL	Apfelessig und Rapsöl
2 EL	Haselnussöl
1	säuerlicher Apfel
½ Bund	Schnittlauch
Je 1 TL	Dijon Senf und Apfeldicksaft
	Salz und Pfeffer nach Geschmack

Zubereitung

1. Wasche die Salate und schleudere sie trocken. Zupfe sie danach in mundgerechte Stücke und fülle sie in Deine Salatschüssel um.
2. Hacke die Haselnüsse und röste sie in einer Pfanne ohne Fett an bis sie zu duften beginnen.
3. Verrühre in einer kleineren Schüssel das Rapsöl mit dem Essig, dem Dijon und dem Apfeldicksaft zu einer cremigen Emulsion. Arbeite hier mit dem Schneebesen.
4. Wasche den Apfel und stich das Kerngehäuse heraus bevor Du ihn in dünne Scheiben schneidest. Den Schnittlauch kannst Du nun ebenfalls abbrausen und in Röllchen schneiden.
5. Gib nun das Dressing über den Blattsalat und rühre kräftig durch, so dass auch alle Blätter benetzt sind. Verteile den Salat auf die vorbereiteten Teller und belege ihn mit den Apfelscheiben. Streue die Haselnüsse darüber und beträufle abschließend mit dem Haselnussöl.

Tipp
In vielen Kühlregalen im Supermarkt findest Du heute küchenfertige Salatmischungen. Wenn es einmal schnell gehen soll, dann greife darauf zurück und mixe Dir das oben angegebene Dressing auf Vorrat. Verfeinere Deine Salate dann wahlweise noch einem Öl mit passendem Aroma oder aromatisierten Ölen, wie Chiliöl, Trüffelöl, etc.

Gurken Dill Salat
(rein basisch)

KH 4 g | EW 2 g | F 17 g | K 179 kcal

Zubereitungszeit: **30 min**
Portionen: **4**
Schwierigkeit: **leicht**

Zutaten

2 mittelgroße	Gurken
1 Bund	Dille
1	grüne Chilischote
4 EL	Olivenöl
20 g	Sonnenblumenkerne
	Salz und Pfeffer nach Geschmack

Zubereitung

1. Wasche die Gurken und hoble sie in feine Scheiben. Rühre etwa 1 Teelöffel Salz unter und lasse sie Wasser ziehen.
2. Inzwischen braust Du den Dill ab und hackst ihn trocken getupft klein. Wasche die Chilischote, halbiere sie und kratze die Kerne heraus. Schneide sie dann in feine Streifen.
3. Hebe den Dill und die Chilistreifen unter die Gurkenscheiben, Du solltest jetzt schon Wasser in der Schüssel sehen. Pfeffere noch etwas und hebe zum Schluss das Olivenöl unter.
4. Serviere Deinen Salat mit den Sonnenblumenkernen bestreut.

Tipp

Wenn Du den Gurken etwa 15 Minuten Zeit gibst, um durch das Salzen Wasser auszuscheiden, benötigst Du keinen Essig mehr.
Dieser Salat passt zu Kartoffeln jeder Art und kann auch ein Stück Fisch oder Fleisch an basenüberschüssigen Tagen gut begleiten.

Orangen und Spargel auf Radicchio
(rein basisch)

KH 29 g | EW 8 g | F 29 g | K 417 kcal

Zubereitungszeit: 30 min
Portionen: 2
Schwierigkeit: leicht

Zutaten

3	Orangen
300 g	grüner Spargel
½	Kopf Radicchio
4 EL	Olivenöl
	Salz und Pfeffer nach Geschmack

Zubereitung

1. Schneide den Radicchio in feine Streifen, wasche ihn kurz durch und schleudere ihn trocken. Richte in dann als Bett für den weiteren Salat auf zwei großen Tellern an.
2. Schäle den Spargel, beim grünen nur das untere Drittel, und entferne die holzigen Enden. Hoble ihn dann auf das Radicchio Bett.
3. Presse eine der Orangen aus und mische den Salt mit dem Öl und Salz sowie frisch gemahlenem oder grob gemörsertem Pfeffer aus der Mühle.
4. Die beiden restlichen Orangen schälst und filetierst Du. Die Orangenfilets arrangierst Du nun rund um den gehobelten oder auf dem Spargel.
5. Beträufle Deinen Salat großzügig mit der Orangenmarinade, lass den Salat etwa 5 Minuten ziehen und serviere ihn dann.

Tipp

Radicchio ist einer der vielseitigsten Salate überhaupt, Du kannst ihn roh in Salaten verwenden, in der Pfanne anbraten oder karamellisieren und im Ofen super gratinieren oder überbacken.
Er beliefert Dich mit viel Vitamin A für die Stärkung der Sehkraft und den Bitterstoff Intybin, der Deine Verdauungssäfte in Magen, Leber und Galle aktiviert. Das Inulin in seinen Fasern bindet Fette und kann LDL Cholesterin senken helfen.

Kohlrabi Carpaccio
(rein basisch)

KH 15 g | EW 4 g | F 2 g | K 98 kcal

Zubereitungszeit:	**20 min**
Portionen:	**1**
Schwierigkeit:	**mittel**

Zutaten

1	Karotte
150 g	Kohlrabi
50 g	Zuckerschoten
3 EL	Limettensaft
1 EL	Olivenöl
2 Stiele	Basilikum
	Salz und Pfeffer nach Geschmack
	Kokosblütenzucker nach Bedarf

Zubereitung

1. Bringe in einem großen Topf Salzwasser zum Kochen und lege Dein größtes Sieb bereit oder benutze ein Sieb, welches Du in den Topf stellen kannst.
2. Putze die Karotte und den Kohlrabi und hoble sie dann in feinste Streifen oder Scheiben. Die Zuckerschoten abbrausen und öffnen, sie zu halbieren. Eventuelle Fäden dabei entfernen.
3. Gib die feinen Gemüsescheiben nun in das kochende Salzwasser und lasse sie für 2, maximal 4 Minuten blanchieren, je nachdem wie dünn oder dick Du Dein Gemüse gehobelt hast.
4. Schrecke es danach sofort mit kaltem Wasser ab. Lasse es gut abtropfen.
5. Inzwischen kannst Du das Basilikum abbrausen und trocken schütteln sowie fein hacken. Die dünnen Stiele kannst Du dabei ganz einfach mithacken.
6. Mische aus dem Limettensaft und dem Öl, mit Salz, Pfeffer und eventuell einer Prise Kokosblütenzucker eine Vinaigrette und rühre dann das gehackte Basilikum ein.
7. Richte die abgetropften und abgekühlten Gemüsescheiben und -streifen auf einem Teller an und beträufle sie mit Deine, Limetten-Basilikum-Dressing.

Tipp

Zuckerschoten liefern neben Eiweiß vor allem die unverzichtbaren Ballaststoffe für Deinen Darm und jede Menge Vitamin C.

Rotkohl Salat Weihnachten
(rein basisch)

KH 29 g | EW 9 g | F 18 g | K 325 kcal

Zubereitungszeit:	**30 min**
Portionen:	**4**
Schwierigkeit:	**leicht**

Zutaten

2	Orange
650 g	Rotkohl, geputzt
1 TL	Lebkuchengewürz
2 EL	Apfelessig
2 EL	Walnuss Öl
25 g	Walnüsse
	Salz und Pfeffer nach Geschmack
	eventuell Kokosblütenzucker nach Bedarf

Zubereitung

1. Putze den Rotkohl, entferne den Strunk und schneide oder hoble ihn danach in feine Streifen. Mische ihn mit etwa 1 Teelöffel Salz und knete dieses richtig ein. Durch das austreten des eigenen Saftes wird der Kohl weicher. Das Wasser kannst Du abgießen.
2. Inzwischen kannst Du die Walnüsse hacken und in einer Pfanne ohne Fett anrösten. Nach wenigen Minuten beginnen sie zu duften, dann sofort weg vom Herd und das Umrühren nicht vergessen.
3. Eine der Orangen halbieren und auspressen, die zweite Orange filetierst Du und schneidest die Filets anschließend in kleine Stücke.
4. Gieße noch einmal das ausgelaufene Wasser vom Rotkohl und mische ihn nun mit dem Lebkuchengewürz, dem Apfelessig, dem Saft einer halben Orange und dem Walnussöl. Knete auch hier einmal kräftig durch. Hebe dann die gerösteten Walnüsse und die Orangenstückchen unter und stelle den Salat in einer dekorativen Schüssel zur eigenen Entnahme auf den Tisch.

Tipp

Wenn Du Salat mit Weißkohl herstellen möchtest, dann kombiniere diesen mit rosa Grapefruit und Zimt, wenn er ebenfalls weihnachtlich sein soll. Ansonsten empfiehlt sich für den Rotkohl als Alternative auch Birne und Birnenessig anstelle der Orangen.

Salat mit Wassermelone und Käse
(basenüberschüssig)

KH 13 g | EW 10 g | F 18 g | K 250 kcal

Zubereitungszeit: **30 min**
Portionen: **2**
Schwierigkeit: **leicht**

Zutaten

1	Salatkopf nach Wahl
80 g	Rucola
500 g	Wassermelone, Fleisch entkernt
200 g	Feta
	Minzblätter nach Geschmack
2 EL	Limettensaft
2 EL	Olivenöl
	Salz und Pfeffer nach Geschmack

Zubereitung

1. Wasche den Salat, schleudere ihn trocken und zupfe ihn in essensfertige Bissen. Ebenso den Rucola.
2. Halbiere die Melone und schneide Dir die passende Menge Fruchtfleisch heraus. Entferne dabei auch die Kerne und schneide es dann in Würfel.
3. Mische aus dem Limettensaft und dem Öl ein Dressing und schmecke es mit Salz und Pfeffer und eventuell weiteren Gewürzen Deiner Wahl ab.
4. Zupfe ein paar Blätter von Deiner Minze und schneide sie in feine Streifen.
5. Mische nun den Salat und den Rucola mit dem Dressing und verteile ihn anschließend auf 2 großen Tellern. Gib die Melonen Würfel darauf und zerbrösle darüber den Feta. Bestreue Deinen Salat abschließend mit der Minze und träufle das restliche Dressing darüber.

Tipp

Für einen cremigeren und geschmacksintensiveren Dressing gib die Zutaten dafür in den Mixer, zusätzlich noch etwas Wasser und Fruchtfleisch der Wassermelone. Püriere zu einer cremigen, noch flüssigen Konsistenz und mariniere Deine Blattsalate darin.

Zucchini Gartenkräuter Salat
(rein basisch)

KH 6 g | EW 7 g | F 21 g | K 247 kcal

Zubereitungszeit: **30 min**
Portionen: **4**
Schwierigkeit: **leicht**

Zutaten
800 g   schlanke, frische Zucchini
60 g   Walnusskerne
2 Stiele Basilikum
2 Stiele Minze
2 Stiele Petersilie
½ Bund Schnittlauch
1   Zitrone
4 EL   Olivenöl
        Salz und Pfeffer nach Geschmack

Zubereitung
1. Wasche die Zucchini und schneide sie mit dem Sparschäler der Länge nach in dünne Streifen.
2. Brause die Kräuter ab, trockne sie und hacke sie gemeinsam fein. Vermische dies dann mit dem frisch gepressten Saft der Zitrone und rühre mit einem Schneebesen das Öl in Dein Dressing.
3. Während das Dressing zieht, erhitze einen weiteren Esslöffel Öl in einer Pfanne und brate die Zucchinistreifen für maximal 5 Minuten darin an. Wende sie regelmäßig, damit sie nicht ungleich braun oder angebrannt werden.
4. Mariniere nun die frisch gebratenen Zucchinistreifen mit dem Dressing und hacke inzwischen die Walnüsse klein.
5. Schmecke den Salat noch einmal mit Salz und frisch gemahlenem Pfeffer ab und verteile ihn auf den Tellern. Serviere ihn mit den gehackten Walnüssen bestreut.

Tipp
Wenn Du eine Pfanne mit geripptem Boden hast, oder einen Kontaktgrill, dann arbeite damit und verpasse Deinen Zucchinistreifen die Anti-Pasti Typischen Muster.
Vorgebratene Zucchinistreifen kannst Du in reinem Öl mit den Kräutern marinieren und immer wieder in Salate zufügen.

Gelber Blumenkohlsalat
(rein basisch)

KH 24 g | EW 10 g | F 8 g | K 221 kcal

Zubereitungszeit:	**40 min**
Portionen:	**2**
Schwierigkeit:	**leicht**

Zutaten

Je 1	rote und grüne Paprika
400 g	Blumenkohl
1 TL	Kurkumapulver
Je ½	Avocado und Zitrone
1 Bund	Rucola, etwa 40 g
1	Orange
75 g	Ananas Fruchtfleisch
	Salz, Chiliflocken und Pfeffer nach Geschmack

Zubereitung

1. Putze den Blumenkohl, brause ihn kurz ab und hacke ihn in grobe Stücke. Bringe parallel einen Topf Salzwasser zum Kochen und füge den Teelöffeln Kurkuma dazu. Rühre das Pulver ordentlich unter und koche den Blumenkohl 10 Minuten weich. Er nimmt dabei die gelbe Farbe der Kurkuma an.
2. Inzwischen kannst Du die Paprika halbieren, waschen, die Kerne entfernen und in kleine Würfel schneiden. Presse die halbe Zitrone aus und brause auch den Rucola ab.
3. Hole das Fruchtfleisch aus der halbierten Avocado und scheide auch dies in kleine Würfel. Die Orange schälst und filetierst Du.
4. Mische nun aus dem Zitronensaft, dem Orangensaft und Salz, Chiliflocken sowie Pfeffer ein leichtes Dressing.
5. Schneide zum Abschluss das Ananas Fruchtfleisch in Würfel und mische den Salat in einer großen Schüssel. Mariniere ihn mit dem Dressing und gib ihm etwa 10 Minuten, um zu ziehen bevor Du ihn servierst.

Tipp

Du kannst in das Dressing auch ein wenig frisch geriebenen Ingwer einrühren. Dieser harmoniert perfekt mit dem Blumenkohl mit der Farbe und dem Geschmack der Kurkuma.

Erdbeeren auf Rucola
(rein basisch)

KH 19 g | EW 4 g | F 11 g | K 192 kcal

Zubereitungszeit: **20 min**
Portionen: **2**
Schwierigkeit: **leicht**

Zutaten
100 g   Rucola
400 g   Erdbeeren
1 Bund Basilikum
2 EL   Traubenkernöl
4 EL   Orangensaft
            Salz und Pfeffer nach Geschmack

Zubereitung
1. Brause die Erdbeeren ab, lasse sie abtropfen und putze sie. Schneide sie danach in Scheiben.
2. Wasche den Rucola und das Basilikum, schleudere sie trocken und rupfe den Rucola klein oder schneide ihn grob. Das Basilikum schneidest Du in feine Streifen und legst Dir zur Dekoration zuvor 2 bis 4 Blätter zur Seite.
3. Mische in einer kleinen Schüssel nun mit dem Schneebesen ein Dressing aus dem Orangensaft, am besten frisch gepresst, dem Traubenkernöl, Salz und Pfeffer.
4. Mische in einer großen Salatschüssel den Rucola mit dem geschnittenen Basilikum und mariniere mit der Hälfte des Dressings.
5. Richte den Rucola nun auf zwei Tellern an und setze darauf die Erdbeeren. Träufle den Rest der Marinade darüber, dekoriere mit den Blättern des Basilikums und serviere.

Tipp
Für basenüberschüssige Tage kannst Du Deinem Salat noch ein paar gegrillte Garnelen beilegen oder mit etwas Käse toppen.

Wildkräuter Salat mit Sahne Dressing
(rein basisch)

KH 3 g | EW 3 g | F 23 g | K 239 kcal

Zubereitungszeit:	**10 min**
Portionen:	**2**
Schwierigkeit:	**leicht**

Zutaten

½	grüner Salatkopf
2 Handvoll	Wildkräuter Salat (Löwenzahn, Rukola, Brennnessel)
2 EL	Apfelessig
3 EL	Olivenöl oder neutrales Öl
4 El	Sahne, flüssig
	Salz, Pfeffer und Erythrit nach Geschmack
	Kresse oder Sprossen für die Garnitur

Zubereitung

1. Wasche den Salatkopf und die Wildkräuter und schleudere sie gut trocken. Rupfe sie anschließend mundgerecht und gib sie in Deine Salatschüssel.
2. Schlage mit dem Schneebesen eine leichte Emulsion aus dem Apfelessig, dem Öl und der Sahne. Schmecke diese dann mit Salz, Pfeffer und eventuell Erythrit ab.
3. Mariniere nun Deinen Salat mit dem Dressing und verteile ihn auf 2 große Glasteller. Bestreue noch mit Sprossen oder frisch geernteter Kresse und serviere.

Tipp

Wenn es noch schneller gehen soll, dann kaufe Dir küchenfertige Salatmischungen oder hacke einfach Eisbergsalat klein und überziehe ihn mit der Marinade.

Du kannst beim Abschmecken ebenso kreativ sein wie beim Garnieren. Für rein grüne Salate eignen sich rote Sprossen aus Roter Beete als Dekoration und beim Abschmecken kannst Du auf Dein gesamtes Gewürzregal oder auch frisch gepresste Zitrussäfte zurückgreifen.

Radieschen auf Kopfsalat
(rein basisch)

KH 5 g | EW 4 g | F 15 g | K 169 kcal

Zubereitungszeit:	**20 min**
Portionen:	**2**
Schwierigkeit:	**leicht**

Zutaten

1	Kopfsalat
1 Bund	Radieschen
1 Schale	Kresse
1 Bund	Schnittlauch
110 g	Sahne
1 TL	Dijon Senf
	Salz und Pfeffer nach Geschmack

Zubereitung

1. Wasche den Kopfsalat, zerrupfe ihn dabei gleich in mundgerechte Bissen und schleudere ihn trocken. Gib ihn dann gleich in Deine Salatschüssel.
2. Wasche die Radieschen, entferne den Ansatz der Blätter und der Wurzeln und schneide oder hoble sie in feine Scheiben.
3. Brause auch die frisch geerntete Kresse und den Schnittlauch kurz ab und lasse sie abtropfen. Schneide den Schnittlauch dann in Röllchen und gib ihn zum Kopfsalat.
4. Mische aus der Sahne und dem Dijon Senf ein Dressing, wenn du mit dem Schneebesen arbeitest bleibt sie flüssig, wenn Du kurz mit dem Stabmixer rührst dann schlage sie vorsichtig halb auf.
5. Mische nun Dein Dressing mit dem Kopfsalat und dem Schnittlauch und verteile ihn so auf zwei großen Tellern, dass Du die Radieschen Scheiben darüberlegen kannst. Salze und pfeffere etwas, am besten mit Flockensalz und frisch gemahlenem Pfeffer aus der Mühle und bestreue zum Abschluss Deine Kreation mit der Kresse.

Tipp

Sollte Deine Sahne mit dem Dijon zu Butter werden, weil Du nicht aufgepasst hast, dann schmecke diese Senfbutter mit Salz ab und fülle sie in Silikon Eiswürfel Formen und friere sie ein. Sie passt perfekt zu Ofengemüse, allem voran Sellerie und Karotten.

Krautsalat
(rein basisch)

KH 14 g | EW 4 g | F 15 g | K 207 kcal

Zubereitungszeit: **20 min**
Portionen: **4**
Schwierigkeit: **leicht**

Zutaten
800 g   Spitzkohl
2   säuerliche Äpfel
5 EL   Apfelessig, naturtrüb
4 EL   Olivenöl
1 TL   Salz
         frisch gemahlener Pfeffer und Erythrit zum Abschmecken

Zubereitung
1. Viertle den Spitzkohl und entferne den Strunk, Schneide oder hoble ihn danach in feine Streifen und wasche ihn kurz durch. Schleudere ihn trocken und gib ihn in eine große Salatschüssel. Knete den Teelöffel Salz in die Kohlstreifen bis er sich nach und nach weicher anfühlt.
2. Mische dann den Essig und das Öl unter, füge frisch gemahlenen Pfeffer hinzu und schmecke schon ein erstes Mahl ab.
3. Wasche dann die Äpfel und rasple sie mitsamt der Schale. Hebe die Apfelraspel sofort unter den Kohlsalat, damit sie nicht braun werden können. Schmecke noch einmal gesamt ab und lasse den Salat eventuell noch eine halbe Stunde ziehen, bevor Du ihn auf den Tisch bringst.

Tipp
Auch mit einer basischen Ernährung kannst Du im Sommer perfekte Grillpartys geben und neben gegrilltem Gemüse auch das eine oder andere Fischchen oder Kotelett auf die glühenden Kohlen bringen. Dieser Salat ist dafür der optimale basische Begleiter und hält sich im Kühlschrank mehrere Tage.

Kunterbunter Tomatensalat
(rein basisch)

KH 9 g | EW 3 g | F 18 g | K 214 kcal

Zubereitungszeit: **30 min**
Portionen: **4**
Schwierigkeit: **einfach**

Zutaten

1 kg   verschiedenste Tomaten (siehe Tipps)
½ TL   Salz
1 Bund   Basilikum
5 EL   Olivenöl
       Pfeffer, frisch gemahlen nach Geschmack

Zubereitung

1. Wasche die Tomaten und schneide bei den Großen mit einem spitzen Messer vorsichtig den Stielansatz heraus. Danach schneidest Du alle Tomaten auch die Kleinen in dünne Scheiben.
2. Schichte die Scheiben nun abwechselnd in den Sorten in eine Schüssel und gib auf jede Schicht eine gute Prise Salz.
3. Lasse die Tomaten nun Salz ziehen während Du das Basilikum abbraust und trocken schleuderst. Hacke ihn danach fein oder schneide nur die Blätter in feine Streifen.
4. Hebe nach wenigstens 10 Minuten Zeit für die Tomaten Wasser zu ziehen das Basilikum und danach das Öl unter. Schmecke noch einmal mit Salz und nach Bedarf auch mit frisch gemahlenem Pfeffer ab.
5. An heißen Tagen das perfekte Mittagessen, nach Wunsch mit Brot oder Brötchen, sowie Crackern aus unseren Kapitel Backen.

Tipp

Suche Dir in einem gut sortierten Supermarkt oder auf einem Gemüsemarkt wenigstens 3 besser noch 5 verschiedene Sorten Tomaten. Ochsenherzen, Kirschtomaten, aber auch weiße, grüne und violette Tomaten gibt es im Angebot. Die kleinen, gelben, birnenförmigen nicht zu vergessen.
Erlebe wie vielfältig der Geschmack sein kann!

Salat Wraps
(rein basisch)

KH 5 g | EW 3 g | F 13 g | K 149 kcal

Zubereitungszeit:	**30 min**
Portionen:	**4**
Schwierigkeit:	**einfach**

Zutaten

8 gr.	Salatblätter
	Dip aus unserem Kapitel Snacks nach Wahl
1 kl.	Gurke
1	Karotte
1	Ochsenherztomate
1 Bund	Schnittlauch
1 Prise	Salz und Pfeffer nach Wahl

Zubereitung

1. Wasche die Salatblätter, die Tomate, den Schnittlauch und die Gurke. Schäle die Karotte.
2. Schneide die Tomate in dünne Spalten und entferne den Strunkansatz. Die Karotte und die Gurke schneidest Du in dünne Stifte und den Schnittlauch lässt Du ganz.
3. Lege nun die Salatblätter auf ein Schneidebrett oder eine Arbeitsfläche, so dass sich immer 2 Blätter überlappen. Bringe den Dip auf Deinen Salat und belege ihn dann so mit den Sticks aus Gemüse, dem Schnittlauch und den Tomatenspalten, dass Du die Salatblätter wie einen Wrap einschlagen kannst.
4. Serviere Deine Wraps auf jeweils einem Teller und garniere mit einem Klecks des zuvor verwendeten Dips.

Tipp

Wenn sich die Salatblätter nicht ordentlich biegen lassen wollen und einschlagen, dann tauche sie beim nächsten Mal kurz in kochendes Wasser bevor Du sie belegst.

Bei der Füllung kannst Du an basenüberschüssigen Mahlzeiten auch auf Käse oder dünne Lachsstreifen greifen.

Selleriesalat in Ananas
(rein basisch)

KH 18 g | EW 2 g | F 14 g | K 218 kcal

Zubereitungszeit: **30 min**
Portionen: **4**
Schwierigkeit: **mittel**

Zutaten

1	Staudensellerie
1	reife Ananas
1 kl.	Zwiebel
2 EL	Apfelessig
4 EL	Olivenöl
1 EL	rosa Pfefferbeeren
	Salz und weißer Pfeffer nach Geschmack

Zubereitung

1. Wasche den Sellerie, entferne die Enden und die Fäden entlang der Rillen. Schneide ihn dann in etwa ½ cm große Stücke.
2. Viertle die Ananas der Länge nach, lasse die Krone als Dekoration an der Ananas und schneide zuerst den Strunk aus den Vierteln und danach das Fruchtfleisch. Lasse nicht ganz 1 cm Fruchtfleisch an der Schale. Schneide die Ananas dann in kleine Würfel.
3. Schäle die Zwiebel und hacke sie fein.
4. Mische nun die Sellerie, die Ananas und die Zwiebel mit den Pfefferbeeren in einer Schüssel und rühre zuerst den Essig und danach das Öl unter. Schmecke mit Salz und Pfeffer ab.
5. Platziere eine Ananasviertel auf jedem Teller und fülle den Salat ein. Serviere Deine Kreation eventuell mit noch ein paar Pfefferbeeren bestreut oder mit frisch gehackter Minze.

Tipp

Anstelle der klassischen Zwiebel kannst Du auch auf Lauchzwiebeln greifen und mit Schnittlauchröllchen abschmecken und dekorieren.

Salat Waldorf Art
(rein basisch)

KH 12 g | EW 8 g | F 23 g | K 286 kcal

Zubereitungszeit: 30 min
Portionen: 4
Schwierigkeit: einfach

Zutaten

300 g   Knollensellerie, geschält
300 g   süßliche Äpfel und ein roter Apfel extra zur Dekoration
100 g   gehackte Mandeln
100 ml unserer Salat Mayonnaise
4 gr.   Blätter grüner Salat
        Salz und Pfeffer, eventuell zusätzlich nach Geschmack

Zubereitung

1. Schäle eine Knollensellerie, wiege etwa 300 g davon ab und schneide diese dann in Stifte oder hoble sie in Stifte.
2. Wasche die Äpfel und rasple 300 g davon, ohne Kerngehäuse.
3. Hacke die Mandeln und mische sie danach mit dem geraspelten Apfel und dem Sellerie in einer großen Schüssel. Gib die Mayonnaise dazu und lasse die Mischung ein paar Minuten ziehen. Schmecke noch einmal mit Salz und Pfeffer, gegebenenfalls auch einem Spritzer Zitronensaft ab.
4. Brause den Salat ab und schüttle ihn trocken. Platziere die Blätter dann mittig auf Dessertellern.
5. Wasche den roten Apfel, schneide ihn in Viertel, entferne das Kerngehäuse und schneide die Viertel dann in schmale Streifen.
6. Fülle den Selleriesalat auf das Salatblatt und dekoriere mit den Apfelstreifen. Lasse den Salat danach nicht mehr lange stehen, damit sich die Äpfel nicht verfärben, serviere so schnell wie möglich.

Tipp

Für basenüberschüssige Tage kannst Du auch ein wenig klassische Mayonnaise nehmen oder mit Sauerrahm arbeiten und die Mandeln, durch die Originalzutat Walnuss ersetzen.

Radicchio Birnen Salat
(basenüberschüssig)

KH 12 g | EW 9 g | F 24 g | K 314 kcal

Zubereitungszeit: **20 min**
Portionen: **2**
Schwierigkeit: **einfach**

Zutaten

1 Kopf	Radicchio
1	reife, süße Birne
10 halbe	Walnüsse
30 g	Parmesan in Späne gehobelt
2 EL	Apfelessig, am besten Birnenessig, wenn Du kaufen kannst
3 EL	Walnussöl
½ TL	Dijon Senf
1 Prise	Salz und Pfeffer zum Abschmecken

Zubereitung

1. Schlage mit einem Schneebesen die Zutaten für Dein Dressing zu einer Emulsion. Zuerst den Apfelessig mit dem Senf, dann das Öl einrühren und zum Schluss abschmecken.
2. Wasche den Radicchio, schneide ihn in Viertel, entferne den Strunk und schneide dann in feine Streifen. Gib ihn gleich in die Marinade, damit er schon einmal Geschmack annehmen und weicher werden kann.
3. Wasche die Birne, viertle auch sie damit Du das Kerngehäuse besser rausschneiden kannst und schneide dann dünne Scheiben. Mische diese gleich unter den Salat, damit die Birne nicht braun wird an der Luft.
4. Hacke oder breche die Walnusshälften in grobe Stücke und hebe diese abschließend unter Deinen Salat.
5. Verteile ihn nun in kleine Glasschüsseln, hoble die Parmesan Späne darüber und serviere ihn eventuell mit ein paar frisch geschnittenen Schnittlauchröllchen bestreut.

Tipp
Bittersalate wie Chicorée, Chinakohl, Rucola, Löwenzahn und eben Radicchio harmonieren am besten mit süßen Früchten. Beachte, dass das Verhältnis Salat zu Frucht dabei ungefähr 2: 1 entsprechen sollte.

Cremiger Wurzelsalat
(rein basisch)

KH 13 g | EW 2 g | F 9 g | K 89 kcal

Zubereitungszeit: 30 min, Marinieren 30 min
Portionen: 4
Schwierigkeit: einfach

Zutaten

200 g   Knollensellerie
150 g   Karotten
200 g   Birnen, hartfleischige Sorte
1 EL   Zitronensaft
60 ml   Salat Mayonnaise aus unseren Rezepten
1 Prise Salz und Pfeffer nach Bedarf

Zubereitung

1. Schäle die Sellerie und die Karotten und rasple dann beides fein. Mische die Raspel in einer großen Schüssel sofort unter die bereit gestellte Mayonnaise.
2. Wasche die Birne und schäle sie gegebenenfalls, entferne das Kerngehäuse und rasple auch sie, das geht am besten mit Sorten wie Williams, die sehr hart und grün sind und im Geschmack nicht ganz so süßlich.
3. Hebe auch die Birne unter den Salat und lasse ihn für eine gute halbe Stunde ziehen.
4. Schmecke den Salat noch einmal ab. Wenn die Birne nicht genug Säure liefert, dann hilf mit etwas Zitronensaft nach, ansonsten lasse ihn weg.
5. Verteile den Salat auf kleine Schüsseln und serviere ihn mit frisch gehackten Kräutern nach Wahl bestreut. Sehr gut passen hier Kerbel oder auch Koriander.

Tipp

Da sich dieser Salat einige Tage im Kühlschrank hält, kannst Du gerne mehr davon herstellen und ihn, wenn das Gemüse klein genug geraspelt ist, auch als Dip oder Aufstrich auf unseren Pumpernickel zum Frühstück verwenden.
Er passt auch in Brötchen und kann damit als Jause mitgegeben werden.

Mango Salat mit Thunfisch
(basenüberschüssig)

KH 9 g | EW 23 g | F 30 g | K 407 kcal

Zubereitungszeit: **30 min**
Portionen: **2**
Schwierigkeit: **mittel**

Zutaten

200 g	Thunfisch Filet, am besten Sushi Qualität
Je 1 TL	heller und dunkler Sesam
eventuell 2 Prisen	Zimt unter den Sesam gemischt
Je ½ Handvoll	Minze und Koriander, frisch
Je ½	Mango und Schalotte
½	Orange, ausgepresst
1	Chilischote
3 EL	Olivenöl, davon 1 EL zum Anbraten
	Salz und Pfeffer nach Geschmack

Zubereitung

1. Schäle die Mango und die Schalotte und schneide jeweils die Hälfte davon in kleine Würfel. Gib diese dann in eine große Schüssel.
2. Brause die Minze und den Koriander ab und wasche auch die Chilischote. Hacke nun sowohl die Kräuter als auch den Chili fein und rühre sie unter die Mango.
3. Presse eine halbe Orange aus und vermische den Saft mit 2 EL des Olivenöls. Mariniere damit nun Deinen Salat. Rühre richtig gut um, so dass der gehackte Chili sich gut mit der Mango mischt und darin einziehen kann.
4. Während der Salat Zeit zu marinieren hat, braust Du den Thunfisch ab und tupfst ihn mit Küchenkrepp trocken. Schneide ihn dann 4 gleichmäßig Würfel und erhitze den letzten Esslöffel Olivenöl in einer Pfanne.
5. Gib die Sesamsamen in die Pfanne und brate nun die Thunfischwürfel darin an, wende sie ständig vorsichtig, so dass sie die Sesamsamen rundherum annehmen. Brate den Thunfisch nicht länger als insgesamt 2 Minuten. Er soll Innen noch roh sein und nur außen scharf mit dem Sesam angebraten.
6. Verteile den Mangosalat nun auf zwei Tellern und platziere darauf je zwei Thunfischwürfel.

Tipp
Kaufe Thunfisch wirklich nur dann, wenn Du Sushi Qualität bekommst!

Salat gegen Eisenmangel
(rein basisch)

KH 13 g | EW 8 g | F 37 g | K 429 kcal

Zubereitungszeit:	**25 min**
Portionen:	**2**
Schwierigkeit:	**einfach**

Zutaten

100 g   frischer Spinat
Je 30 g Basilikum, Löwenzahn und Rucola
Je 10 g Kürbiskerne, Pistazien und geschälte Hanfsamen
1   Orange, ausgepresst
4 EL   Olivenöl
        Salz und Pfeffer nach Geschmack

Zubereitung

1. Brause die Kräuter und den Spinat kurz ab und schleudere alles wieder trocken. Hacke die grünen Blätter dann grob durch und gib sie in eine große Schüssel.
2. Presse die Orange aus und mische den Saft mit dem Olivenöl. Schmecke Deine Marinade ab und gieße sie über den Salat.
3. Hebe die Hanfsamen unter und hacke die Kürbiskerne und Pistazien grob. Hebe auch sie unter den Salat.
4. Verteile Deinen Salat nun auf zwei große Teller aus Glas und bestreue sie abschließend eventuell noch mit 2 klein gehackten, getrockneten Aprikosen für ein wenig mehr Süße im Grün.

Tipp

Dieser Salat besteht aus den eisenhaltigsten Blattgemüsen und Kernen, die sich in Nahrungsmittel Listen finden lassen. Auch Aprikosen getrocknet sind Eisenlieferanten und dürfen damit den Salat toppen.
Gerade wenn Du wenig Fleisch isst und auch Hülsenfrüchte nicht zu Deinem Lieblingsessen gehören, dann greife vermehrt auf diese grünen Blätter zurück.
Basilikum als eines der eisenreichsten Kräuter sollte als Dekoration, reichlich über Salate oder Suppen gestreut nicht fehlen.

Koriander Chutney
(rein basisch)

KH 3 g | EW 2 g | F 26 g | K 267 kcal

Zubereitungszeit: **15 min**
Portionen: **4**
Schwierigkeit: **einfach**

Zutaten
150 g   frischer Koriander
100 g   Kokosfleisch
2   grüne Chilischoten
1 TL   Ingwer, frisch gerieben
2 EL   Zitronensaft
4 EL   neutrales Öl
1 Prise Salz und Pfeffer zum Abschmecken

Zubereitung
1. Wasche den Koriander und schleudere ihn trocken, gib ihn dann in Deinen Blender. Du kannst die dünnen Stiele mitverwenden, entferne nur die groben Teile, Du musst nicht mühsam nur die Blätter abzupfen.
2. Hacke das Kokosfleisch oder nimm weiche Kokosflocken, wenn Du keine frische Kokosnuss finden kannst. Gib auch dies in den Mixer.
3. Wasche die beiden Chilis und hacke sie grob. Gib sie dann mit dem geschälten und frisch geriebenen Ingwer ebenfalls in Deinen Blender.
4. Füge nun Zitronensaft und Öl dazu und mixe alles zu einer feinen Creme.
5. Schmecke abschließend mit Salz und Pfeffer ab.
6. Wenn Du das Chutney als Salatdressing verwenden möchtest dann mixe noch etwa 4 EL Wasser dazu, damit es flüssiger wird und sich besser unter dem Salat verteilt.

Tipp
Versuche beispielsweise den Wurzelgemüse Salat anstelle der Mayonnaise auch einmal mit diesem Chutney und erlebe völlig neue Geschmacksnuacen. Du kannst dann Deinen Salat noch mit etwas Curry abschmecken. Dieses Chutney passt aber auch perfekt zu Salaten, welche eine Mischung aus Gemüse und Obst sind. Toppe eventuell auch den Selleriesalat in Ananas mit einem kleinen Löffelchen davon.

Salat Mayonnaise
(rein basisch)

KH 0 g | EW 1 g | F 15 g | K 143 kcal

Zubereitungszeit: **15 min, Backzeit 15 min**
Portionen: **8**
Schwierigkeit: **einfach**

Zutaten

40 g	geschälte Mandeln
50 ml	Wasser
eventuell 2 TL	Sojapulver für die bessere Bindung
Je ½ TL	Salz und Knoblauchpulver
100 ml	neutrales Öl
3 EL	Zitronensaft, frisch gepresst

Zubereitung

1. Püriere die Mandeln in Deinem Mixer bis sie fein gemahlen sind und das Öl beginnt auszutreten.
2. Gib dann etwa die Hälfte des Wassers dazu, gemeinsam mit dem Knoblauchpulver und dem Salz. Mixe weiter zu einer homogenen Masse.
3. Gib das restliche Wasser dazu bis eine cremige Flüssigkeit entstanden ist. Füge nun langsam das Öl dazu, während der Mixer weiterläuft, Es muss sofort eingerührt werden.
4. Wenn Du eine cremige, dickflüssige Konsistenz erreich hast, dann schalte auf eine langsamere Mixstufe und füge tropfenweise den Zitronensaft dazu. Mixe abschließend noch für eine Minute und schmecke Deine Mayonnaise mit Salz und Pfeffer final ab.

Tipp

Diese Mayonnaise ist in einem Schraubglas für 2 bis 3 Tage gut haltbar und kann auch für die Wraps als Dip verwendet werden. Verfeinert mit Kräutern eignet sie sich für viele Salate als Topping.

Erdbeer-Holunder Vinaigrette
(basenüberschüssig)

KH 3 g | EW 1 g | F 37 g | K 350 kcal

Zubereitungszeit: **15 min**
Portionen: **6**
Schwierigkeit: **leicht**

Zutaten
4 EL   Apfelessig
100 ml Erdbeer-Holunder Saft, selbst entsaftet
6 EL   Olivenöl
6 EL   Traubenkernöl
6 EL   Walnussöl
1 Prise Salz und Pfeffer zum Abschmecken

Zubereitung
1. Mische mit einem Schneebesen erst den Essig mit dem Saft und gib schon einmal eine Prise Salz und Pfeffer dazu.
2. Rühre die Öle dann nach und nach ein, so dass eine cremige Emulsion entsteht.
3. Schmecke noch einmal ab und mariniere Deinen Salat damit.

Tipp
Auf dieser Basis kannst Du mit vielen verschiedenen Fruchtsäften experimentieren und Deinen persönlichen Favoriten finden. Wichtig ist dabei, dass Du bei gekauften Säften auf die Zusatzstoffe achtest. Gesünder weil, reicher an Vitaminen und sonstigen Nährstoffen sind frisch gepresste oder entsaftete Variationen. Hier kannst Du ganz perfekt Obst- und Gemüsereste entsorgen. Presse einfach einmal drauf los, was Dir so unterkommt, um das Gemüsefach im Kühlschrank wieder frei zu bekommen und mische ein Dressing in ungefähr dem oben genannten Verhältnis daraus.
Wenn Du Dein Dressing auf Vorrat produzieren willst, ist dies für 2 bis 3 Tage kein Problem. Du musst es nur vor dem Anwenden immer wieder gut aufrühren oder mit einem Schneebesen schaumig aufschlagen.

Himbeer Vinaigrette
(basenüberschüssig)

KH 20 g | EW 6 g | F 8 g | K 183 kcal

Zubereitungszeit: **15 min**
Portionen: **4**
Schwierigkeit: **leicht**

Zutaten

6	frische Himbeeren
3 EL	Himbeer Essig auf Basis von Apfelessig
4 EL	neutrales Öl
2 EL	Wallnussöl
6	schwarze Pfefferkörner

Zubereitung

1. Brause die Himbeeren kurz unter einem sanften Wasserstrahl, tupfe das meiste Wasser ab und zerdrücke sie in einer Schüssel mit einer Gabel.
2. Mörsere die Pfefferkörner grob in Deinem Mörser oder lass sie im Blitzhacker auf Impuls schroten. Mische sie dann sofort unter die Himbeeren.
3. Rühre nun zuerst den Himbeer-, alternativ reinen, naturtrüben Apfelessig, in die zerquetschten Beeren und danach das neutrale Öl. Schließe mit dem Untermischen des Walnussöls ab und schmecke abschließend eventuell noch mit frisch gemahlenem Pfeffer aus der Mühle, Salz und wenn es denn sein muss etwas Erythrit ab.

Tipp

Arbeite mit der Gabel oder mit einem kleinen Schneebesen. Das Dressing soll nicht gemixt werden, es sollten durchaus noch Stücken der Himbeeren darin zu finden sein.

Für ein besseres Aroma mische die Himbeeren mit dem gemörserten oder geschroteten Pfeffer und lasse diese Mischung bis zu einer halben Stunde im Kühlschrank ziehen. Der Zucker der Himbeeren nimmt dann den Geschmack und die Schärfe des Pfeffers leichter auf.

Für Variationen suche Dir Fruchtessig auf der Basis von basischem Apfelessig und kombinieren diesen mit den entsprechenden Früchten. Viel Spaß beim Ausprobieren und verkosten.

Grapefruit Dressing
(rein basisch)

KH 3 g | EW 0 g | F 28 g | K 271 kcal

Zubereitungszeit: **10 min**
Portionen: **2**
Schwierigkeit: **leicht**

Zutaten
½ Grapefruit
1 EL Erythrit
4 EL Olivenöl
Salz und Pfeffer nach Geschmack
Kräuter nach Wunsch

Zubereitung
1. Presse die Grapefruit aus.
2. Schlage alle Zutaten in einer Schüssel zu einer Emulsion.
3. Gib frisch gehackte Kräuter nach Wunsch und Bedarf hinzu.
4. Schmecke mit Salz und Pfeffer ab.

Tipp
Experimentiere mit allen Zitrusfrüchten im Laufe der Saison und such Dir Dein liebstes Dressing daraus. Wenn Du mit Orangen, Mandarinen oder ähnlich süßen Früchten arbeitest, dann nimm vom Erythrit jedenfalls weniger oder eventuell gar nichts. Schmecke Deine Dressings einfach immer wieder ab.

Klassisches Salatdressing
(rein basisch)

KH 0 g | EW 0 g | F 19 g | K 173 kcal

Zubereitungszeit: **5 min**
Portionen: **2**
Schwierigkeit: **einfach**

Zutaten
4 EL kaltgepresstes Sonnenblumenöl
2 EL Apfelessig
      Salz und Pfeffer nach Geschmack
      Frisch gehackte Kräuter nach Wahl

Zubereitung
1. Vermische alle Zutaten miteinander.

Tipp
Mit Apfelessig und Öl nach Wahl hast Du jedenfalls immer ein basisches Dressing für Deine Salate. Du kannst hier noch mit unterschiedlichen Ölen, wie Walnussöl, Mandelöl und natürlich auch Olivenöl für Abwechslung sorgen.
Suche Dir in gut sortierten Lebensmittelläden auch aromatisierte Essigsorten auf der Basis von Apfelessig.

SUPPEN

Vor allem wenn Du eine Basenfasten Woche einlegen willst, sollte Dein Abendessen immer aus einer Suppe bestehen. So sind auch die ersten sieben Suppen in diesem Kapitel für solch eine Woche gedacht. Koche sie einfach der Reihe nach.

Gerade Gemüsesuppen kannst Du auch wunderbar einfrieren und auf Vorrat für Tage mit wenig Zeit in Deiner Kühltruhe lagern. Sie lassen sich mit ein bisschen Käse oder Garnelen, sowie einem kleinen Fischfilet im Handumdrehen in ein basenüberschüssiges Gericht verwandeln und helfen vor allem in der kalten Jahreszeit gegen die verschiedenen Erkältungserscheinungen.

Selbstverständlich findest Du auch Suppen und Kaltschalen für die heißen Sommertage in diesem Kapitel. Wir haben zudem eine Gemüsebrühe klassisch eingefügt, damit hast Du für Salatdressings und auch Eintöpfe im späteren Verlauf immer Deine eigenen, natürlichen Zutaten bei der Hand. Gemüsebrühe lässt sich wunderbar in Eiswürfelformen frieren und so portionsweise zu Saucen zugeben oder pro Salat einen Würfel auftauen.

Paprika Cremesuppe
(rein basisch)

KH 4 g | EW 3 g | F 13 g | K 110 kcal

Zubereitungszeit:	**30 min**
Portionen:	**4**
Schwierigkeit:	**leicht**

Zutaten

400 g	Paprikaschoten einer Farbe, gelb oder rot
60 g	mehlig kochende Kartoffel
750 ml	Gemüsebrühe
125 g	Mandelsahne
1 Schale	Kresse
	Salz und Pfeffer nach Geschmack

Zubereitung

1. Rasple eine kleine mehlig kochende Kartoffel fein. Etwa 60 g davon benötigst Du.
2. Halbiere die Paprika, wasche sie und entferne die Kerne. Schneide sie dann in grobe Stücke und koche sie gemeinsam mit den Kartoffelraspeln in der Gemüsebrühe weich. Das sollte nicht länger als 10 Minuten dauern.
3. Püriere die Suppe mit Deinem Stabmixer und rühre die Sahne unter. Lasse sie noch einmal aufkochen und rühre um, bis Du merkst sie dickt langsam ein.
4. Schmecke sie dann mit Salz und Pfeffer ab und serviere sie mit der frisch geernteten Kresse bestreut.

Tipp

Klassisch wird Paprikasuppe zwar aus roten Paprika gekocht. Du kannst aber auch nur gelbe Paprika dafür nehmen. Du solltest jedenfalls die Farben nicht mischen, weil das Ergebnis dann eher weniger gut aussieht. Wenn Dir die Suppe nicht sättigend genug erscheint, dann koche einfach etwas mehr Kartoffelraspel mit.

Maronensuppe mit Wurzelgemüse
(rein basisch)

KH 19 g | EW 4 g | F 11 g | K 192 kcal

Zubereitungszeit: **50 min**
Portionen: **4**
Schwierigkeit: **leicht**

Zutaten

Je 200 g	mehlige Kartoffeln, Knollensellerie und Karotten
180 g	Maronen, Tiefkühlware
Je 1	rote Zwiebel, Knoblauchzehe und roten Apfel
1 l	Gemüsebrühe
Je 1 EL	Tamari und frisch geriebener Ingwer
4 EL	Erdnussöl
½ EL	Zitronensaft, frisch gepresst
Je 1 Prise	Bourbon Vanille und Muskatnuss
	Salz und Pfeffer nach Geschmack

Zubereitung

1. Lasse die Maronen komplett auftauen und schäle das Gemüse und schneide es in Würfel. Es wird später püriert, nicht zu klein.
2. Schäle die Zwiebel und den Knoblauch und hacke beides klein. Schäle und reibe den Ingwer und schneide den gewaschenen Apfel in kleine Würfel.
3. Inzwischen kannst Du das Erdnussöl in einem großen Topf erhitzen und die Maronen, die Kartoffeln, die Sellerie und die Karotten, gemeinsam mit der Zwiebel darin anbraten. Rühre gut durch und lasse sie etwa 5 Minuten rösten.
4. Gib den Ingwer und den Knoblauch dazu, röste kurz mit und gieße mit der Gemüsebrühe auf. Würze mit Salz und Pfeffer und lasse das Gemüse nun 15 Minuten weichköcheln. Rühre immer wieder um.
5. Nun gibst Du den Apfel, die Sojasauce sowie Muskat und Vanille dazu und pürierst nach etwa 5 Minuten die Suppe fein.
6. In der Zeit kannst Du einige beiseitegelegte Apfelwürfel und klein gewürfelte Maronen mit gehackten Nüssen nach Wahl in einer Pfanne mit etwas Butter anrösten. Damit kannst Du die Suppe danach toppen.
7. Schmecke die Suppe mit dem Zitronensaft und den Gewürzen noch einmal ab und serviere sie.

Tipp

Du kannst auch mit vorgekochten Maronen oder Püree kochen.

Chinakohl Edelkastanien Suppe
(rein basisch)

KH 19 g | EW 3 g | F 14 g | K 225 kcal

Zubereitungszeit: **40 min**
Portionen: **2**
Schwierigkeit: **leicht**

Zutaten

Je 100 g	Chinakohl, Kastanien vorgekocht und Champignons
600 ml	Wasser
50 ml	Hafersahne
2 EL	Erdnussöl
	einige Zweige Thymian und Lorbeerblätter
1 EL	Ingwer, fein gerieben
2 EL	Petersilie, fein gehackt
	Salz und Pfeffer nach Geschmack

Zubereitung

1. Schneide den Chinakohl in feine Streifen, wasche ihn kurz durch und lasse ihn abtropfen. Dabei kannst Du die Kastanien klein hacken und die Champignons putzen und blättrig schneiden.
2. Erhitze dann das Erdnussöl in einem Topf und brate zuerst den frisch geriebenen Ingwer, den Thymian, die Lorbeerblätter und die Champignons darin an. Nach etwa 3 Minuten gibst Du den Chinakohl und die Kastanien dazu und löscht mit dem Wasser ab. Reduziere die Hitze auf die mittlere Stufe, lege den Deckel auf und lasse die Suppe gut 15 Minuten leise köcheln.
3. Hole nach den 15 Minuten die Thymianzweige und die Lorbeerblätter heraus und rühre dafür die Hafersahne gut unter. Schmecke dann mit Salz und Pfeffer ab.
4. Serviere Deine Suppe mit der frisch gehackten Petersilie bestreut.

Tipp

Anstelle des Chinakohls kannst Du diese Suppe auch mit Wirsing, Grünkohl oder Weißkohl kochen. Greife auf die Kohlsorte, die Dir am meisten zusagt oder aufgrund von Saison im Angebot ist.
Wenn Dir die Suppe zu wenig Geschmack hat, dann koche sie das nächste Mal einfach mit Gemüsebrühe.

Brokkoli Kokos Püreesuppe
(rein basisch)

KH 12 g | EW 15 g | F 42 g | K 499 kcal

Zubereitungszeit: **30 min**
Portionen: **2**
Schwierigkeit: **leicht**

Zutaten
400 g   Brokkoli
200 g   Babyspinat
50 g   Stangensellerie
20   Cashewkerne
2 TL   Kürbiskerne
500 ml Wasser
250 ml Kokosmilch
Je 2 EL Erdnussöl und Hefeflocken
Je 1 EL Sojasauce und frisch geriebener Ingwer
       Salz und Pfeffer nach Geschmack

Zubereitung
1. Wasche und Putze das Gemüse und schneide es in Stücke. Verwende beim Brokkoli auch gerne den Strunk.
2. Erhitze das Öl in einer Pfanne mit hohem Rand und brate zuerst den frisch geriebenen Ingwer mit den Cashewkernen und der Staudensellerie an. Nach etwa 3 Minuten löscht Du mit dem Wasser ab.
3. Gib jetzt Brokkoli und Spinat dazu und lasse sie für weitere 3 Minuten mitkochen. Suche Dir dann ein paar schöne Brokkoli Röschen heraus und stelle sie beiseite.
4. Rühre die Kokosmilch ein und gib die Sojasauce und die Hefeflocken dazu. Rühre alles um und lasse es einmal gut aufkochen bevor Du die Suppe von der heißen Platte nimmst und mit dem Stabmixer pürierst.
5. Röste die Kürbiskerne in einer Pfanne auf dieser Platte an, bis sich die Schale beginnt aufzublasen.
6. Schmecke mit Salz und Pfeffer ab und verteile die Suppe auf zwei tiefe Teller. Gib die zuvor ausgesuchten Brokkoli Röschen gleichmäßig verteilt auf die Suppe und serviere sie.

Tipp
Du kannst Deine Suppe auch mit frischem Babyspinat garnieren.

Rübensuppe
(rein basisch)

KH 28 g | EW 6 g | F 17 g | K 310 kcal

Zubereitungszeit: **50 min**
Portionen: **2**
Schwierigkeit: **leicht**

Zutaten

350 g kleine	Steckrüben
250 g	mehlig kochende Kartoffeln
100 g	Karotten
50 g	Staudensellerie
500 ml	Gemüsebrühe
1 Bund	Petersilie
Je 2 EL	Olivenöl und Mandelmus
5 Stiele	Majoran
	Salz und Pfeffer nach Geschmack

Zubereitung

1. Schäle die Steckrüben, die Kartoffeln und die Karotten und schneide sie in Würfel. Putze die Staudensellerie und hacke sie fein. Brause Majoran und Petersilie ab und hacke jeweils nur die Blätter.
2. Erhitze das Öl in einem Topf und dünste die Sellerie mit den Stielen der Petersilie darin für gut 2 Minuten an. Gib das restliche Gemüse in den Topf, rühre einmal durch und fülle mit der Gemüsebrühe auf. Mische das Mandelmus hinein und reduziere die Hitze, so dass die Suppe jetzt für 20 Minuten leise köcheln kann.
3. Püriere danach mit dem Stabmixer zu einer fein-cremigen Konsistenz und schmecke Deine Suppe mit Salz und Pfeffer ab. Hebe die Kräuter unter und serviere sie.

Tipp

Suche Dir wirklich nur die kleinen Rüben aus dem Angebot des Marktes, denn die Großen schmecken zu leicht holzig. Die Kleinen haben ein eher nussiges Aroma.
Du kannst für diese Suppe auch andere Rübensorten ausprobieren.

Cremig weiße Blumenkohlsuppe
(rein basisch)

KH 28 g | EW 12 g | F 22 g | K 366 kcal

Zubereitungszeit: **40 min**
Portionen: **2**
Schwierigkeit: **leicht**

Zutaten
500 g   Blumenkohl
80 g   rote Zwiebeln
1   Knoblauchzehe
750 ml   Gemüsebrühe
200 ml   Sojasahne
1   Lorbeerblatt
1 Prise Muskatnuss
Je 2 EL vegane Margarine und frisch gehackte Petersilie
2 EL   Sojasauce
1 TL   Xylitol oder Erythritol
         Salz und Pfeffer nach Geschmack

Zubereitung
1. Schäle die Zwiebel und den Knoblauch und hacke beides klein.
    Wasche dann den Blumenkohl und schneide ihn in Würfel.
2. Erhitze die Margarine in einem Topf und brate den Blumenkohl mit
    der Zwiebel und dem Knoblauch darin für gut 5 Minuten an. Würze
    mit Salz, Pfeffer und dem Zuckerstoff nach Geschmack.
3. Lösche mit der Gemüsebrühe ab und gib das Lorbeerblatt dazu.
    Lege den Deckel auf und lass die Suppe nun für etwa 12 Minuten
    köcheln.
4. Entferne danach das Lorbeerblatt wieder und püriere die Suppe
    mit dem Stabmixer gut durch. Rühre die Sojasahne mit der
    Sojasauce, dem Muskat und den Hefeflocken unter und lasse die
    Mischung noch einmal aufkochen. Rühre alles gut um und
    schmecke noch einmal ab.
5. Verteile Deine Suppe auf 2 Teller und bestreue das cremige Weiß
    mit der frisch gehackten Petersilie.

Tipp
Zur Abrundung kannst Du noch eine Scheibe Vollkorntoast in Würfel
schneiden und in Margarine gemeinsam mit ein paar Nadeln Rosmarin
anbraten.

Fastensuppe
(rein basisch)

KH 4 g | EW 1 g | F 0 g | K 29 kcal

Zubereitungszeit: **60 min**
Portionen: **2**
Schwierigkeit: **leicht**

Zutaten

Je 150 g	Kartoffeln und Karotten
Je 100 g	Pastinaken, Fenchel, Sellerie und gelbe Zwiebeln
2 oder 3	Knoblauchzehen
3 l	Wasser
Je 2 Stiele	Thymian und Rosmarin
Je ½ TL	Kümmelsaat, Nelken und Wacholderbeeren
½ Bund	Koriander
Je 3 Blätter	Salbei und Lorbeer
1 Zweig	Liebstöckel
	Pfefferkörner ganz nach Geschmack, zum Mitkochen

Zubereitung

1. Schäle das Gemüse und den Knoblauch und schneide alles in etwa gleich große Würfel.
2. Brause die frischen Kräuter ab und lasse sie gut abtropfen.
3. Gib das Wasser samt dem Gemüse, den frischen Kräutern und den Gewürzen in einen großen Topf, stelle diesen auf den Herd und lasse alles gemeinsam warm werden. Wenn die Suppe zu Kochen beginnt, schalte die Temperatur auf ein Köcheln zurück und lasse sie zugedeckt 30 Minuten dabei.
4. Seihe die Suppe ab, stelle das Gemüse für ein anderes Gericht zur Seite und fülle die Suppe in ein Glas. Garniere sie eventuell mit ein paar weiteren Blättern frisch gehackter Kräuter und trinke sie noch warm.

Tipp

Diese Suppe kannst Du immer wieder über den Tag verteilt trinken und eignet sich perfekt, um ein oder zwei Tage Heilfasten einzulegen.
Verzichte jedenfalls auf Salz und bereite aus dem weichgekochten Gemüse beispielsweise einen Dip. Dazu pürierst Du es cremig und schmeckst es mit Kräutern und Gewürzen ab.

Gemüsebrühe
(rein basisch)

KH 14 g | EW 4 g | F 3 g | K 99 kcal

Zubereitungszeit: **90 min**
Portionen: **8**
Schwierigkeit: **leicht**

Zutaten

10	Möhren
Je 4 Stangen	Sellerie und Tomaten
3 Stangen	Porree
1 große	Zwiebel
2 EL	Öl
3 Stiele	Thymian
2	Lorbeerblätter
4	Gewürznelken
1 TL	Pfefferkörner
1 Prise	Salz
2 l	Wasser

Zubereitung

1. Wasche das Suppengemüse und die Tomaten, schneide alles in kleine mundgerechte Stücke.
2. Schäle die Zwiebeln und halbiere diese.
3. Erhitze das Öl in einem Topf und röste die Zwiebeln, mit der Schnittfläche nach unten, kräftig an.
4. Gib das Gemüse, den Thymian, die Gewürze und gute 2 Liter Wasser hinzu. Füge für den Anfang ruhig einen ganzen Teelöffel Salz zur Suppe.
5. Lasse die Suppe einmal aufkochen, und dann zugedeckt 45 Minuten köcheln.
6. Nach Ende der Garzeit gieße die Gemüsebrühe durch ein Sieb, fange die Suppe auf und fische die Gewürze aus den Gemüsestücken.
7. Gib die Gemüsestücke wieder zur Suppe und schmecke noch einmal mit Salz ab bevor Du sie in einem schönen Suppentopf auf den Tisch stellst. Eventuell magst Du sie auch mit frisch gehackter Petersilie oder fein geschnittenen Schnittlauchröllchen toppen.

Tipp

Wenn Du anstelle der 2 mit 3 Liter kochst, hast Du auch Suppenbasis.

Karottensüppchen
(rein basisch)

KH 61 g | EW 8 g | F 15 g | K 418 kcal

Zubereitungszeit: **30 min**
Portionen: **2**
Schwierigkeit: **leicht**

Zutaten
Je 2   gelbe und orange Karotten
2   Urkarotten
        etwas Karottengrün
6 kleine Frühkartoffeln
½ l   Gemüsebrühe
        frisch gemahlener schwarzer Pfeffer
1 Prise Kräutersalz
1 TL   KurKuma
2 EL   Olivenöl

Zubereitung
1. Wasche die Karotten, schäle sie, wenn Du musst und schneide diese in kleine Scheiben
2. Wasche die Kartoffeln, schäle sie und schneide diese ebenfalls in Scheiben.
3. Wasche das Karottengrün und hacke es klein.
4. Erhitze das Olivenöl in einem Topf, gib die Gewürze dazu und gleich danach die Karotten und Kartoffeln. Lasse das Gemüse maximal 2 Minuten anbraten.
5. Rühre alles kurz um und gib die Gemüsebrühe hinzu und lasse die Suppe etwa 15 Minuten köcheln.
6. Mache nach 10 Minuten die Garprobe.Stich Dein Gemüse dabei mit einer Gabel an, lässt es sich leicht aufspießen ist es bissfest.
7. Die Karotten sollten nicht weich, sondern al Dente sein. Fülle die Suppe in einen schönen Suppentopf für den Tisch oder direkt in zwei große Suppenteller.

Tipp
Solltest Du den Garpunkt versäumt haben, kannst Du die Karotten auch weichkochen und danach die Suppe pürieren und mit etwas Hafersahne cremiger gestalten. Sinn dieser Suppe sind aber die unterschiedlichen Farben der verschiedenen Karotten Sorten.

Kokossüppchen
(basenüberschüssig)

KH 18 g | EW 10 g | F 54 g | K 617 kcal

Zubereitungszeit: **30 min**
Portionen: **2**
Schwierigkeit: **leicht**

Zutaten
1 kl.	Brokkoli
Je 1	gelbe und orange Karotte
1 kl.	Zwiebel
300 ml	Kokosmilch
2 EL	Kokosöl
1 EL	Sojasoße
2 EL	Kokosflocken
	Salz und gemahlener weißer Pfeffer nach Geschmack
100 ml	Gemüsebrühe

Zubereitung
1. Schneide den Brokkoli in kleine Röschen und spüle diese kurz. Schneide die Teile vom Strunk ebenfalls in kleine Stücke.
2. Dünste die Zwiebeln und die Brokkoli in Kokosöl glasig und lösche dann mit der Gemüsebrühe ab.
3. Dünste das Gemüse in der Brühe für 10 Minuten weich.
4. Schäle, währenddessen die Karotten und schneide diese entweder mit einem Spiralschneider oder mit einem Messer, sehr fein.
5. Wenn der Brokkoli weich ist, nimm diesen vorsichtig aus dem Topf.
6. Fülle die Suppe mit der Kokosmilch auf und lasse sie nochmal kurz aufkochen.
7. Püriere alles fein und schmecke mit Sojasoße, Salz und Pfeffer ab.
8. Richte die Karottenstreifen in der Mitte des Tellers an. Verteile einige Röschen darauf und gieße mit der Suppe auf. Toppe Deine Suppe mit den Kokosflocken.

Tipp
Noch mehr Kokosduft erhältst Du, wenn Du die Kokosflocken zuvor in einer fettfreien Pfanne röstest. Hole nur die Brokkoliröschen aus der Suppe, püriere die Strunkstücke mit.

Kürbiscremesuppe vom Hokkaido
(rein basisch)

KH 24 g | EW 3 g | F 10 g | K 210 kcal

Zubereitungszeit: **40 min**
Portionen: **2**
Schwierigkeit: **leicht**

Zutaten
200 g   Hokkaido-Kürbis
30 g   Zwiebeln
20 ml   Chili Öl
300 ml   Gemüsebrühe
50 g   Kartoffeln
  Kurkuma, Salz und Pfeffer nach Geschmack

Zubereitung
1. Wasche den Hokkaido und bürste ihn gut ab. Schneide den Kürbis dann in Würfel und entferne die Kerne, wenn Du Spalten schneidest. Beim Hokkaido kann die Schale ruhig dranbleiben.
2. Schäle die Zwiebeln und Kartoffeln und würfle diese.
3. Erhitze etwas Chili Öl in einem Topf und schwitze darin die Zwiebelwürfel an.
4. Gib das Kurkuma mit in den Topf und lasse auch diesen leicht anbraten.
5. Gib den Kürbis und die Kartoffeln hinzu, lasse sie für gut 5 Minuten mit anbraten. Gieße dann mit der Brühe auf und lasse alles leicht köcheln bis die Kartoffeln und der Kürbis weich sind.
6. Püriere mit einem Pürierstab die Suppe gut durch oder gib diese in einen Mixer.
7. Schmecke noch einmal mit Salz und Pfeffer ab.

Tipp
Toppe Deine Suppe eventuell mit dem Rest des Chili Öl oder röste Kürbiskerne dafür an. Auch das schwarz-grüne Kürbiskernöl ist eine wunderbare Möglichkeit der Dekoration, wenn Du die Suppe Deinen Freunden servierst.

Rote Beete Cremesuppe
(rein basisch)

KH 21 g | EW 3 g | F 9 g | K 182 kcal

Zubereitungszeit: **40 min**
Portionen: **2**
Schwierigkeit: **leicht**

Zutaten
200 g   gekochte Rote Beete
30 g   Zwiebeln
20 ml   Olivenöl
300 ml Gemüsebrühe
50 g   Kartoffeln
        Salz, Pfeffer und Ahornsirup zum Abschmecken

Zubereitung
1. Schäle die Zwiebeln und die Kartoffeln und schneide sie mit der Roten Beete in Würfel
2. Erhitze das Öl in einem Topf und schwitze darin die Zwiebel leicht glasig an.
3. Wenn die Zwiebel durch ist, gib die Kartoffel und Rote Beete dazu. Lasse dies ebenfalls gut 4 Minuten anschwitzen und gieße dann mit der Gemüsebrühe auf.
4. Die Suppe sollte nun so lange Köcheln bis die Kartoffeln weich sind. Spieße sie dazu gelegentlich mit einer Gabel an.
5. Püriere dann mit Deinem Pürierstab oder fülle sie um in Deinen Blender.
6. Schmecke sie mit Salz, Pfeffer und Ahornsirup ab. Fülle sie dann direkt aus dem Blender in zwei tiefe Suppenteller und serviere sie.

Tipp
Reibe eine zweite Kartoffel in Raspel und brate diese in einer Pfanne mit etwas Butter kross, während die Suppe köchelt. Toppe Deine Suppe dann mit den krossen Kartoffelstückchen und eventuell noch etwas frisch gehackter Petersilie oder Schnittlauch in Röllchen.

Butternutcremesuppe
(basenüberschüssig)

KH 39 g | EW 8 g | F 10 g | K 287 kcal

Zubereitungszeit: **40 min**
Portionen: **2**
Schwierigkeit: **leicht**

Zutaten

1 mittelgroßer	Butternutkürbis
3 mittelgroße	Kartoffeln
1 große	Zwiebel
2 EL	Sesamöl
2 TL	Garam Masala
1 L	Wasser
1 EL	Sesamsalz
2 Handvoll	Babyspinat
	Salz und Pfeffer nach Belieben

Zubereitung

1. Wasche, halbiere und schäle den Butternutkürbis. Entferne dabei die Kerne und schneide den Kürbis in grobe Stücke.
2. Schäle die Kartoffeln und würfle diese ebenfalls grob.
3. Schäle die Zwiebeln und würfle diese klein.
4. Erhitze das Sesamöl in einen Topf und dünste darin die Zwiebeln mit den Gewürzen glasig an.
5. Gib die Kartoffeln und Kürbisstücke hinzu. Brate diese auch kurz an bevor du mit dem Wasser aufgießt.
6. Lasse die Kartoffeln und den Kürbis gut 20 Minuten köcheln bis diese weich sind. Die fertige Suppe kannst Du dann mit dem Zauberstab/Stabmixer cremig fein pürieren.
7. Eventuell willst Du noch einmal mit Salz und Pfeffer abschmecken.
8. Wasche den Spinat während die Suppe köchelt und dünste ihn einige wenige Minuten in etwas Wasser. Gieße ihn ab und würze den Spinat mit dem Sesamsalz bevor Du die Suppe damit dekorierst.

Tipp

Der Butternut ist ein sehr harter Kürbis und aufgrund seiner Form nicht ganz so einfach zu schälen. Womöglich hilft es Dir wenn Du ihn zuvor viertelst und dann die Kerne auskratzt und ihn so schälst.

Kartoffelsuppe
(rein basisch)

KH 50 g | EW 7 g | F 11 g | K 337 kcal

Zubereitungszeit: **25 min**
Portionen: **2**
Schwierigkeit: **leicht**

Zutaten

2 EL	Raps Öl
6 mittelgroße	Kartoffeln
1 kleine	Zwiebel
2	Gemüsebrühwürfel
¾ Liter	Wasser
	Salz und frisch gemahlener Pfeffer nach Geschmack

Zubereitung

1. Wasche und schäle die Kartoffeln bevor du sie in Scheiben schneidest.
2. Schäle die Zwiebeln und schneide diese klein.
3. Erhitze das Raps Öl in einem Topf, dünste die Zwiebeln darin glasig und gib die Kartoffeln dazu. Dünste diese etwa 2 Minuten mit.
4. Fülle mit Wasser auf und bröckle die Brühwürfel hinein.
5. Gare alles bei mittlerer Hitze.
6. Sobald die Kartoffeln weich gegart sind, püriere diese mit dem Pürierstab sehr fein bis alles eine cremige Konsistenz hat.
7. Schmecke vor dem Servieren noch einmal mit Salz und Pfeffer ab. Toppe mit frisch gehackten Kräutern nach Wahl.

Tipp

Mit selbst gemachter übrig gebliebener klarer Suppe oder Brühe, schmeckt es natürlich viel besser als mit einem Brühwürfel. Gewöhne Dir einfach an, bei klaren Suppen immer etwas mehr zu kochen und friere diese dann ein.

Herbstsuppe
(rein basisch)

KH 37 g | EW 7 g | F 8 g | K 255 kcal

Zubereitungszeit: **40 min**
Portionen: **2**
Schwierigkeit: **leicht**

Zutaten

3 große	Karotten
3 mittlere	Kartoffeln
1 Liter	Gemüsebrühe
10	Pfifferlinge
½	Zwiebel
1 EL	Olivenöl
	Kräutersalz und frisch gemahlener Pfeffer zum Abschmecken
	etwas Petersilie, frisch gehackt zur Dekoration

Zubereitung

1. Wasche die Karotten und schäle diese, schneide sie in grobe Stücke. Wasche auch die Kartoffeln, schäle sie und schneide sie klein. Bei Junggemüse reicht eventuell das Waschen!
2. Dünste die Karotten und Kartoffeln zusammen in der Gemüsebrühe etwa 15 Minuten.
3. Säubere inzwischen die Pfifferlinge und schneide sie klein.
4. Hacke die halbe Zwiebel und dünste sie im Öl an.
5. Würze die Pfifferlinge und gib sie mit in die Pfanne zum Andünsten. Schalte womöglich die Temperatur zurück.
6. Die Petersilie kannst Du nun ebenfalls waschen, klein schneiden und zu den Pfifferlingen geben.
7. Püriere die Karotten und Kartoffeln. falls sie zu dickflüssig erscheinen gib noch etwas Brühe hinzu.
8. Serviere die Pfifferlinge als Topping mit der Püree Suppe.

Tipp

Petersilie hat blutreinigende, entschlackende und entwässernde Wirkung. Er wird oft zur Unterstützung von Diäten und zur Vorbeugung bei Nieren und Blasenproblemen eingesetzt. Nutze ihn reichlich zur Dekoration und züchte ihn auch im Garten oder in Töpfen.

Frühlingshafte Kräutersuppe
(rein basisch)

KH 32 g | EW 8 g | F 20 g | K 349 kcal

Zubereitungszeit: **30 min**
Portionen: **2**
Schwierigkeit: **leicht**

Zutaten

150 g	junger Blattspinat
1 Handvoll	frische Kräuter (Borretsch, Kerbel, Kresse)
3	Kartoffeln
Je 1	Schalotte und Stange Sellerie
1 Liter	Gemüsebrühe
Je 1 Prise	frisch geriebene Muskatnuss und frisch gemahlener Chili
	Kräutersalz und schwarzer Pfeffer gemahlen nach Geschmack
Je 2 EL	Olivenöl und Zitronensaft
1 EL	Hanfsamen

Zubereitung

1. Wasche den Spinat und die Kräuter und lasse alles gut abtropfen. Hacke die Kräuter fein und lasse den Spinat ganz.
2. Schäle die Kartoffeln und die Schalotte und schneide beides klein. Dünste dann zuerst die Schalotte und danach die Kartoffeln in 1 EL Olivenöl glasig.
3. Gieße mit der Gemüsebrühe auf und lasse alles 15 Minuten köcheln bevor Du den Blattspinat dazu gibst.
4. Rühre auch die Kräuter unter und püriere die Suppe cremig.
5. Schmecke sie nun mit den Gewürzen und dem Zitronensaft ab und halte sie warm während Du den Sellerie in kleine Würfel schneidest und in dem restlichen Olivenöl andünstest.
6. Verteile die Suppe auf zwei Teller und toppe mit den frisch gedünsteten Selleriewürfeln, den Hanfsamen und eventuell mehr frisch gehackten Kräutern.

Tipp

Chili ist nicht nur ein sehr pikantes Gewürz, das, in Maßen genossen, die Magen-Darm-Regulierung unterstützt. Chili wird auch in Salben verwendet, da es Wärme und rheumatischen Beschwerden und Muskelverspannungen entgegenwirkt.

Maronencreme-Suppe mit Steinpilzen
(rein basisch)

KH 55 g | EW 6 g | F 13 g | K 369 kcal

Zubereitungszeit: **40 min**
Portionen: **2**
Schwierigkeit: **leicht**

Zutaten
1	Schalotte
2 EL	Rapsöl
20 g	getrocknete Steinpilze
200 g	vorgekochte Maronen
500 ml	Gemüsebrühe
300 ml	ungesüßte Mandelmilch
½ TL	getrockneter Thymian
1	festkochende Kartoffel
	Meersalz, frisch gemahlener Pfeffer und Nelkenpulver nach Bedarf
1 EL	Zitronensaft
	etwas frischer Thymian

Zubereitung
1. Weiche die getrockneten Steinpilze in etwas Wasser ein.
2. Schäle die Kartoffeln und die Schalotte und schneide beides in kleine Würfel.
3. Schwitze die Schalotten in einem Topf mit dem Öl glasig an.
4. Sobald die Schalotten etwas glasig sind, gib die Kartoffeln, die Steinpilze und die Maronen dazu.
5. Wenn alles etwas angeschwitzt ist, lösche mit der Gemüsebrühe ab und gib die Nelken in die Suppe.
6. Lasse sie nun für etwa 20 Minuten leicht köcheln.
7. Sobald das Gemüse weich gegart ist, kannst Du die Suppe mit dem Zauberstab pürieren.
8. Gib dabei die Mandelmilch hinzu bis die Suppe eine schöne cremige Konsistenz hat.
9. Schmecke zum Schluss noch einmal mit den Gewürzen und mit dem Zitronensaft ab.

Tipp
Als Topping zu dieser Suppe passen fettfrei geröstete Walnüsse oder Haselnüsse. Auch ein Tupfer Mandelsahne macht sich gut.

Gazpacho mit Erdbeeren
(basenüberschüssig)

KH 11 g | EW 2 g | F 8 g | K 125 kcal

Zubereitungszeit: **15 min**
Portionen: **4**
Schwierigkeit: **leicht**

Zutaten
500 g   reife Tomaten
250 g   reife Erdbeeren
150 g   Salatgurke
1 - 2   Frühlingszwiebeln
2 EL   Olivenöl
150 ml frischer Tomatensaft
1- 2 TL Agavendicksaft
1 kl.   Chilischote
       etwas Meersalz und frisch gemahlener Pfeffer nach Geschmack
       Basilikumblätter zum Garnieren

Zubereitung
1. Wasche die Gurken und die Tomaten und schneide diese dann in Würfel.
2. Wasche ebenfalls die Erdbeeren, entferne das Grün und schneide sie würfelig.
3. Putze die Frühlingszwiebeln und schneide diese in feine Ringe.
4. Püriere alle Zutaten mit Tomatensaft und Olivenöl in Deinem Blender oder in einem hohen Gefäß mit dem Pürierstab, passe dabei auf, dass die Suppe nicht warm wird.
5. Schmecke mit Salz, Pfeffer, frisch gehackter Chili und Agavendicksaft ab.
6. Stelle die Suppe sicherheitshalber noch einmal kühl.
7. Garniere die Suppe, verteilt auf vier bauchige Gläser mit Erdbeerscheiben und Basilikumblättern.

Tipp
Wenn Du Tomaten nicht selbst entsaften kannst, dann achte auf die Zutatenliste bei gekauften Säften. Du kannst diese Kaltschale auch herstellen, indem Du am Vortag gut ein halbes Kilogramm Tomaten weich köchelst und durch eine sogenannte Flotte Lotte passierst. Übrigen Tomatensaft kannst Du einfrieren zur späteren Verwendung.

Sahne Bärlauch Suppe
(basenüberschüssig)

KH 14 g | EW 3 g | F 25 g | K 295 kcal

Zubereitungszeit: **45 min**
Portionen: **2**
Schwierigkeit: **leicht**

Zutaten

100 g	Kartoffeln, mehlig kochend
50 g	Bärlauch
100 g	Sahne
400 ml	Wasser
1 kleine	Zwiebel
1 EL	Öl, neutral
1	Knoblauchzehe
2 Stiele	Petersilie
1 Scheiben	Toastbrot für Croutons nach Wahl
1 EL	Butter, um die Croutons zu rösten
	Salz und Pfeffer nach Geschmack

Zubereitung

1. Schäle die Kartoffeln und rasple sie grob. Schäle auch Zwiebel und Knoblauch und hacke die Zwiebel fein. Den Knoblauch drückst Du durch die Presse.
2. Erhitze das Öl in einem Topf und dünste die Zwiebel und den Knoblauch darin glasig. Füge dann die Kartoffelraspel dazu und gieße mit dem Wasser auf. Reduziere eventuell die Temperatur auf ein Köcheln, lege den Deckel auf und lasse es etwa 20 Minuten garen.
3. Inzwischen kannst Du den Bärlauch waschen und trockenschleudern. Schneide die Blätter in feine Streifen. Gib die Hälfte davon etwa 5 Minuten vor Ende der Kochzeit in den Topf und lasse sie mit garen.
4. Püriere die Suppe mit Deinem Stabmixer und schmecke sie mit Salz und Pfeffer erstmalig ab. Rühre nun den Rest der Bärlauch Blätter unter und etwa 2 EL der Sahne. Reduziere die Hitze noch weiter und lasse die Suppe noch 5 Minuten ziehen.
5. Den Rest der Sahne schlägst Du steif. Wasche und trockne die Petersilie und hacke sie fein, Mische sie dann unter die Sahne. Schneide die Rinde vom Toast und danach kleine Würfel. Brate diese in einer Pfanne mit Butter kross.

Tipp

Bärlauch ist das Detox Kraut, verwende es in Suppen und Salaten!

Geschäumte Gurkensuppe
(rein basisch)

KH 5 g | EW 2 g | F 10 g | K 120 kcal

Zubereitungszeit: 35 min
Portionen: 4
Schwierigkeit: leicht

Zutaten

750 g	Gurken
250 ml	Gemüsebrühe
100 g	Sahne
½	Zitrone, ausgepresst
1 EL	Butter
½ TL	Curry, nach Wahl
	etwas Meersalz und frisch gemahlener Pfeffer nach Geschmack
	Dille zum Garnieren

Zubereitung

1. Schäle die Gurken und halbiere sie der Länge nach, so dass Du mit einem kleinen Löffel die Kerne auskratzen kannst. Schneide sie danach in Würfel.
2. Zerlasse die Butter in einem Topf und dünste die Gurken Würfel darin für 3 Minuten an. Fülle dann mit der Brühe auf und lasse sie zugedeckt etwa 10 Minuten schwach köcheln.
3. Inzwischen kannst Du die Dille waschen und klein hacken, sowie die Zitrone auspressen.
4. Hole einige Gurkenstückchen aus der Brühe und püriere die Suppe. Gieße die Sahne dazu und schmecke mit Salz, Pfeffer, dem Zitronensaft und dem Currypulver ab.
5. Vor dem Servieren schlägst Du die Suppe mit dem Pürierstab noch einmal schön schaumig und verteilst sie sofort auf den Tellern. Gib die Gurkenstückchen und den klein gehackten Dill als Dekoration in die Mitte der Suppe.

Tipp

Wenn Du die Gurke nicht schälst, erhält sie eine grünlichere Farbe. Auch wenn Dill das bevorzugte Kraut zu Gurken ist, versuche ebenso mit Basilikum oder Kerbel abzuschmecken und zu dekorieren.
Du kannst sie Suppe im Kühlschrank gut zwei oder drei Tage aufbewahren und auch kalt trinken. Gieße sie dazu in einen Cocktail Shaker mit drei oder vier Eiswürfel und schüttle sie kräftig durch.

Sellerie Apfel Püree Suppe
(rein basisch)

KH 19 g | EW 3 g | F 11 g | K 200 kcal

Zubereitungszeit: **40 min**
Portionen: **4**
Schwierigkeit: **leicht**

Zutaten
600 g   Knollensellerie
200 g   Karotten
300 g   süßliche Äpfel
100 ml Apfelsaft, am besten aus denselben Äpfeln frisch gepresst
600 ml Wasser
1   Zwiebel
1 EL   neutrales Öl
100 g   Sahne
Je 3 gr. Salbeiblätter und Stiele Petersilie
       etwas Meersalz und frisch gemahlener Pfeffer nach Geschmack

Zubereitung
1. Schäle die Zwiebel, die Knollensellerie und die Karotten. Schneide alles in kleinere Würfel und erhitze schon einmal das Öl in einem Topf.
2. Dünste zuerst die Zwiebel darin glasig und füge dann für gut 4 Minuten noch die Sellerie und die Karotten dazu. Rühre gut am und fülle mit dem Wasser auf. Reduziere die Hitze, lege den Deckel auf und lass Deine Suppe nun gut 10 Minuten garen.
3. Inzwischen kannst Du die Äpfel waschen, vierteln und das Kerngehäuse entfernen. Schneide sie eventuell noch etwas kleiner und gib auch sie zur Suppe. Lasse sie dann noch weitere 5 Minuten leicht köcheln.
4. Nun brause den Salbei und die Petersilie ab und hacke beides fein. Die Petersilie später zur Dekoration nutzen. Den Salbei gibst Du gemeinsam mit der Sahne und dem Apfelsaft zur Suppe. Rühre gut unter und lasse noch einmal aufkochen.
5. Püriere die Suppe nun sämig und schmecke sie mit Salz und Pfeffer ab. Verteile sie auf Teller und bestreue sie mit der Petersilie.

Tipp
Wenn Du nur 100 ml Wasser nimmst, erhältst Du eine Creme, welche Du als Beilage zu Fisch oder gedünstetem Huhn servieren kannst.

Paprizierte Krautsuppe
(rein basisch)

KH 20 g | EW 6 g | F 8 g | K 183 kcal

Zubereitungszeit: **50 min**
Portionen: **2**
Schwierigkeit: **leicht**

Zutaten

500 g	Weißkohl, ohne Strunk
1	rote Paprika
500 ml	Wasser
10	schwarze Pfefferkörner
Je 1 TL	edelsüßes und scharfes Paprikapulver
2 EL	Butter
Je ½ TL	Mutterkümmel und Schwarzkümmel
1 TL	Salz
2	Lorbeerblätter

Zubereitung

1. Putze den Weißkohl, viertle ihn, entferne den Strunk und schneide ihn in feine Streifen. Wasche die Paprika, halbiere sie und entferne die Kerne, schneide sie dann ebenfalls in dünne Streifen.
2. Erhitze die Butter in einem Topf und dünste die Hälfte des Weißkohls darin an, ähnlich wie bei Zwiebeln. Immer wieder gut umrühren und leicht rösten.
3. Füge dann die beiden Paprikapulver, die beiden Kümmelsorten, den Pfeffer und das Lorbeerblatt dazu. Hebe alles gut unter und lasse es für etwa 1 Minuten mitrösten bevor Du den restlichen Weißkohl untermischt und die Paprika Streifen.
4. Fülle mit dem Wasser auf, gib das Salz dazu und lasse die Suppe einmal aufkochen. Reduziere die Hitze auf ein leises Köcheln und lege den Deckel auf. Köchle Deine Suppe nun für etwa 20 Minuten, bis der Weißkohl richtig weich ist. Gib eventuell noch etwas Wasser dazu.
5. Verteile die Suppe auf zwei tiefe Suppenteller und serviere sie. Eventuell toppst Du sie mit einem Klecks Creme fraiche und frisch gehacktem Grün nach Wahl.

Tipp

Wenn Du anstelle mit Wasser Brühe zum Aufgießen nimmst, kannst Du Dir die Gewürze sparen. Du musst dann nur zum Schluss abschmecken.

Zwiebelsuppe Italien
(rein basisch)

KH 21 g | EW 5 g | F 15 g | K 247 kcal

Zubereitungszeit: **40 min**
Portionen: **2**
Schwierigkeit: **leicht**

Zutaten

300 g   Gelbe Zwiebel
300 g   Rote Zwiebel
1   gelbe Paprika
500 ml   Gemüsebrühe
10   Kirschtomaten
2 EL   Olivenöl
          Salz und Pfeffer zum Abschmecken
          frisches Basilikum als Garnitur

Zubereitung

1. Schäle beide Zwiebelsorten und hoble sie ihn hauchdünne Scheiben. Wasche die Paprika, entferne die Kerne und schneide sie ebenfalls in dünne Streifen.
2. Erhitze das Olivenöl in einem Topf und dünste die gelbe Zwiebel darin glasig. Rühre immer wieder gut um, denn Streifen verhalten sich beim Kochvorgang etwas anders als Zwiebelwürfel. Gib dann die gelbe Paprika dazu und brate sie für etwa 2 Minuten mit an.
3. Gib dann die roten Zwiebeln dazu und fülle mit der Gemüsebrühe auf. Reduziere die Temperatur und lasse die Zwiebeln nun zugedeckt für gut 10 Minuten köcheln.
4. Inzwischen wäscht Du die Kirschtomaten und halbierst sie, wenn Du größere Tomaten verwendest, dann schneide sie eben in Viertel.
5. Gib die Tomaten in die Suppe, rühre gut um und salze und pfeffere schon einmal etwas. Nach 5 Minuten des Mitköchelns schmeckst Du die Suppe abschließend ab und kannst sie auch schon servieren. Zupfe zur Dekoration Deiner Teller Triebspitzen mit mehreren Blättern von Deinem Basilikumstrauch.

Tipp

Für basenüberschüssige Tage kannst Du die Suppe auch noch mit Croutons und Käse bestreuen und unter Grill gratinieren.

Erbsen Suppe mit Estragon
(rein basisch)

KH 20 g | EW 10 g | F 26 g | K 360 kcal

Zubereitungszeit: **50 min**
Portionen: **4**
Schwierigkeit: **leicht**

Zutaten

80 g	Schalotten
450 g	Erbsen
100 g	Kartoffeln
700 ml	Gemüsebrühe
50 g	Butter, vorzeitig aus dem Kühlschrank genommen
10	frische Blätter Estragon
250 ml	Sahne
Je ½ TL	Kurkuma, Tandoori Gewürz und Schwarzkümmel
3 EL	Orangensaft
	Salz und Pfeffer nach Geschmack

Zubereitung

1. Wenn Du mit TK Erbsen arbeitest, dann lasse sie antauen und lege auch die Butter frühzeitig aus dem Kühlschrank sie soll weich und gut zu verarbeiten sein.
2. Schäle die Schalotte und schneide feine Streifen. Schäle die Kartoffeln und schneide diese in Würfel. Dünste dann beides in 10 g zerlassener Butter in einem Topf für gut 5 Minuten an. Gieße mit der Gemüsebrühe auf und lasse die Suppe für 15 Minuten köcheln.
3. Inzwischen verarbeitest Du die restliche Butter mit dem Estragon zu einer feinen Buttercreme, am besten im Blitzhacker. Rühre Kurkuma, Orangensaft und eine Prise Salz dazu.
4. Gegen Ender der Garzeit der Suppe gibst Du die Erbsen dazu und auch die Sahne. Lasse alles gut 5 Minuten weiterköcheln und püriere die Suppe dann cremig fein. Rühre die Estragonbutter unter und püriere noch einmal schaumig.
5. Verteile Deine Suppe auf vorbereitete, angewärmte Teller und bestreue diese vor dem Servieren noch mit dem Tandoori Gewürz und dem Schwarzkümmel.

Tipp

Die kleinen schwarzen Kügelchen sollten am besten leicht gemörsert oder auch gemahlen werden, damit sie ihr Potential entfalten können. Sowohl geschmacklich als auch für Deine Gesundheit.

Cremige Lauchsuppe
(basenüberschüssig)

KH 21 g | EW 4 g | F 10 g | K 200 kcal

Zubereitungszeit: **45 min**
Portionen: **4**
Schwierigkeit: **leicht**

Zutaten
150 g   mehlig kochende Kartoffeln
750 g   Lauch
750 ml Gemüsebrühe
1   eher säuerlicher Apfel
1 EL   Zitronensaft
2 EL   Butter
60 g   Pumpernickel, für Croutons
1 EL   Creme fraiche, zur Dekoration
        Salz, Pfeffer und Muskatnuss zum Abschmecken

Zubereitung
1. Putze den Lauch und schneide ihn in etwa 1 cm breite Ringe. Schäle und würfle die Kartoffeln.
2. Schmelze einen Esslöffel Butter in einem Topf und dünste das Gemüse darin für gut 5 Minuten an. Fülle mit der Gemüsebrühe auf und lasse die Suppe einmal aufkochen bevor Du die Hitze auf ein leises Köcheln reduzierst. Lege den Deckel auf und lasse das Gemüse für etwa 20 Minuten garen.
3. Zerbrösle inzwischen den Pumpernickel und schäle den Apfel. Schneide ihn klein würfelig und mische ihn sofort mit dem Zitronensaft. Brate nun beides in einer Pfanne mit dem zweiten Löffel Butter an. Erst den Pumpernickel für etwa 4 Minuten und dann noch eine Minute länger gemeinsam mit dem Apfel.
4. Püriere danach die Lauchsuppe und schmecke sie ab. Du kannst auch zuvor einen Löffel Creme fraiche in die Suppe geben und mitpürieren.
5. Verteile die Suppe auf Teller und richte mit einem kleinen Kecks Creme fraiche an, auf dem Du die Apfel-Croutons plazierst.

Tipp
Um die Suppe komplett basisch zu servieren, lässt Du einfach den Pumpernickel weg und ersetzt das Creme fraiche durch halb aufgeschlagene Sahne.

Spargelsuppe mit Mandeln
(rein basisch)

KH 13 g | EW 10 g | F 18 g | K 263 kcal

Zubereitungszeit: 50 min
Portionen: 2
Schwierigkeit: leicht

Zutaten
500 g weißer Spargel
½ TL Salz
150 ml Mandelmilch
60 g Kirschtomaten
25 g Butter
Je 1 EL Mandelmehl (keine gemahlenen Mandeln) und Olivenöl
10 g Pinienkerne
2 Stiele Basilikum
Salz, Pfeffer und eventuell eine Prise Kokosblütenzucker nach Bedarf

Zubereitung
1. Schäle den Spargel und schneide die holzigen Enden ab. Bringe die Schalen, die Enden und die Spargelstangen in einem Topf mit etwa 1 Liter Wasser und dem Salz zum Kochen. Köchle ihn darin für gut 20 Minuten.
2. Gieße den Spargel ab und fange dabei etwa einen halben Liter des Spargelsud auf. Schalen und Enden können jetzt in den Bio Müll und die Stangen schneidest Du schräg in etwa 4 cm lange Stücke.
3. Zerlasse nun die Butter in einem Topf und rühre das Mandelmehl unter, um eine Mehlschwitze herzustellen. Gieße mit dem Spargelsud und der Mandelmilch auf, füge die Spargelstücke dazu und lasse einmal aufkochen. Die Spargelspitzen lässt Du beiseite.
4. Reduziere die Hitze und köchle die Suppe noch einmal für etwa 15 Minuten, bevor Du sie pürierst. Schmecke sie nun ab.
5. Inzwischen wasche und halbiere die Tomaten und röste die Pinienkerne in einer fettfreien Pfanne golden. In einer weiteren Pfanne erhitzt Du das Öl und brätst die Spargelspitzen und die Tomaten für etwa 3 Minuten an.
6. Verteile die Suppe, die Pinienkerne und die Spargelspitzen mit den Tomaten auf Tellern und dekoriere mit dem frischen Basilikum.

Tipp
Du kannst die Pinienkerne auch noch durch Mandelsplitter ersetzen.

Borschtsch
(rein basisch)

KH 36 g | EW 7 g | F 3 g | K 203 kcal

Zubereitungszeit:	**50 min**
Portionen:	**2**
Schwierigkeit:	**leicht**

Zutaten

200 g	Weißkohl, ohne Strunk
200 g	festkochende Kartoffeln
200 g	Rote Beete
1	Zwiebel
500 ml	Gemüsebrühe
1 EL	Kürbiskernöl
Je ½ TL	Mutterkümmel und Koriander, beides gemahlen
	Salz und Pfeffer nach Geschmack
	frischer Koriander zum Garnieren

Zubereitung

1. Schäle die Kartoffeln, die Zwiebel und die Rote Beete. Schneide alles in Würfel, die Zwiebel am kleinsten und putze den Weißkohl und schneide diesen in feine Streifen.
2. Erhitze etwas Öl in einem Topf und dünste die Zwiebel darin glasig. Gib das restliche gewürfelte Gemüse und den Kohl dazu und gieße die Brühe an. Reduziere auf ein Köcheln und lasse die Suppe für 20 Minuten garen. Das Gemüse soll bissfest und nicht weichgekocht sein.
3. Schmecke danach mit den gemahlenen Gewürzen, Salz und Pfeffer ab und serviere die Suppe verteilt auf zwei große Schalen. Garniere noch mit frisch gezupften Blättern vom Koriander und dem Kürbiskernöl.

Tipp

Cumin oder Mutterkümmel ist weder im Geschmack noch in der Wirkung vergleichbar mit dem allseits bekannten und verwendeten heimischen Kümmel. Schon Hildegard von Bingen hat darübergeschrieben und ihn empfohlen, um ausgeglichen zu sein und klarer denken zu können. Auch für Leiden am Herzen wurde er in die Diät integriert.

Spinatsuppe mit Kokos
(rein basisch)

KH 23 g | EW 8 g | F 19 g | K 305 kcal

Zubereitungszeit: **50 min**
Portionen: **2**
Schwierigkeit: **leicht**

Zutaten
400 g   Blattspinat
100 g   Kartoffeln
200 ml Kokosmilch
400 ml Gemüsebrühe
2 EL   Kokosöl
1   Zitrone
        Curry und Kurkuma nach Geschmack
        Salz und Pfeffer zum Abschmecken

Zubereitung
1. Wasche den Spinat und blanchiere ihn für 3 Minuten in kochendem Salzwasser. Lasse ihn danach gut abtropfen.
2. Schäle die Kartoffeln und schneide sie in kleine Würfel.
3. Erhitze nun das Öl in einem Topf und brate die Kartoffeln und den Spinat für 2 Minuten an, bevor Du mit der Gemüsebrühe aufgießt und 10 Minuten köcheln lässt. Püriere sie danach zu einer cremigen Konsistenz.
4. Rühre die Kokosmilch ein und schmecke mit den Gewürzen und dem frisch gepressten Zitronensaft ab.
5. Verteile Deine Suppe auf 2 Teller und serviere sie mit einem Hauch Currypulver bestäubt.

Tipp
Du kannst Dir ein paar Kohlehydrate in dieser Suppe einsparen, wenn Du die Kartoffeln durch Blumenkohl oder Romanesco ersetzt. Für einen frischeren Geschmack kannst Du neben dem Zitronensaft auch frisch geriebenen Ingwer in die Suppe mit einkochen.

Fenchel Püreesuppe
(rein basisch)

KH 26 g | EW 14 g | F 6 g | K 218 kcal

Zubereitungszeit: **50 min**
Portionen: **2**
Schwierigkeit: **leicht**

Zutaten

4	Fenchelknollen
1	mehlig kochende Kartoffel
1	Zwiebel
500 ml	Gemüsebrühe
1 EL	Sonnenblumenöl
Je 1 Prise	Kurkumapulver und Muskatnuss
	Salz und frisch gemahlener Pfeffer zum Abschmecken

Zubereitung

1. Wasche den Fenchel, entferne das Grün und hacke es für die Dekoration klein. Schneide den Fenchel danach in Würfel. Schäle auch die Kartoffeln und die Zwiebel. Hacke die Zwiebel klein und schneide auch die Kartoffel würfelig.
2. Erhitze das Öl in einem Topf und brate zuerst die Zwiebel darin glasig. Füge den Fenchel und die Kartoffel dazu und dünste gut 5 Minuten weiter. Fülle dann mit der Gemüsebrühe auf und gib die Prise Kurkuma und Muskatnuss dazu.
3. Köchle das Gemüse nun weich und püriere die Suppe danach zu einem dünnflüssigen Püree.
4. Verteile die Suppe auf zwei Teller und serviere sie mit dem Fenchelgrün garniert.

Tipp

Wenn Du Deine Suppe anstelle von Püree in Cremeform haben möchtest dann gib nach dem Pürieren noch etwas Kokossahne oder klassische Sahne dazu und lasse sie noch einmal kurz aufkochen.
Basenüberschüssig ist diese Suppe mit ein wenig Schinkenwürfel serviert.

Gazpacho
(rein basisch)

KH 15 g | EW 5 g | F 12 g | K 198 kcal

Zubereitungszeit: **20 min**
Portionen: **2**
Schwierigkeit: **leicht**

Zutaten
100 g	Gurke
350 g	Tomaten
1	rote Paprika
1	Schalotte
1 EL	Mandelmus
1 EL	Olivenöl
400 ml	Gemüsebrühe
	Salz und frisch gemahlener Pfeffer zum Abschmecken

Zubereitung
1. Wasche Gurke, Tomaten und die Paprika und schneide alles in Stücke passend zu Deinem Blender oder Smoothie Maker. Schäle die Schalotte und schneide sie ebenfalls klein.
2. Fülle nun alle Zutaten in Deinen Mixer und püriere zu einer cremig-flüssigen Konsistenz. Schmecke Deine Gazpacho mit Salz und Pfeffer ab und fülle sie in zwei bauchige Gläser.
3. Als Dekoration eignen sich sowohl Gurkenscheiben auf dem Glasrand wie auch halb eingeschnittene Kirschtomaten. Du kannst den Glasrand auch zuvor anfeuchten und ihn in Salz tauchen für eine Dekoration a la Margaritas.

Tipp
Gazpacho Rezepte sind so zahlreich wie alte und neu gezüchtete Tomatensorten zusammen. Gewöhne Dir einfach an ein wenig zu experimentieren. Wenn Du einen Entsafter Dein Eigen nennst, dann ersetze beispielsweise die Gemüsebrühe durch frischen Selleriesaft oder auch Karottensaft.

Tomaten Avocado Kaltschale
(rein basisch)

KH 18 g | EW 8 g | F 49 g | K 567 kcal

Zubereitungszeit: **20 min, Kühlzeit 30 min**
Portionen: **2**
Schwierigkeit: **leicht**

Zutaten

2	Avocados
2	Limetten
6	Tomaten
250 ml	Mandelmilch
Je 1 Handvoll	frisches Basilikum und frische Kresse

Chilisalz und Pfeffer zum Abschmecken

Zubereitung

1. Halbiere die Avocados, hole die Kerne und danach das Fruchtfleisch aus der Schale und gib es in Deinen Mixer.
2. Wasche die Tomaten und halbiere sie gegebenenfalls. Füge sie zu den Avocados und presse die beiden Limetten aus.
3. Gib den Limettensaft und die Mandelmilch in den Mixer und füge schon einmal ein wenig Chilisalz und frisch gemahlenen Pfeffer aus der Mühle dazu.
4. Brause die Kräuter kurz ab, schüttle sie trocken und gib sie ebenfalls in den Mixer.
5. Püriere nun mit der Impulstaste zu einer cremigen Flüssigkeit und schmecke sie noch einmal ab.
6. Fülle die Kaltschale in zwei tiefe Teller und serviere sie mit einer Garnitur aus Chilifäden und frischen Kresse Sprossen.

Tipp

Du kannst auch eine Tomate in kleine Würfelchen schneiden und zuvor die Kerne entfernen, dann damit als Einlage arbeiten.
Wenn die Suppe nach dem Mixen zu warm ist, stelle sie für eine halbe Stunde mit dem Gefäß des Blenders in den Kühlschrank und drücke noch einmal die Impulstaste bevor Du sie servierst.

Kokos Nudel Suppe
(rein basisch)

KH 10 g | EW 4 g | F 16 g | K 208 kcal

Zubereitungszeit:	**30 min**
Portionen:	**2**
Schwierigkeit:	**leicht**

Zutaten

150 g	Spinat
150 g	Pak Choi
15 g	frisch geriebener Ingwer
400 ml	Gemüsebrühe
200 ml	Kokosmilch
1	Schalotte
1 EL	Kokosöl
Je ½ TL	Currypulver mild und scharf
2 TL	Limettensaft
70 g	Konjak Nudeln, getrocknet
	Sojasauce, Salz und frischer Pfeffer zum Abschmecken

Zubereitung

1. Wasche Spinat und Pak Choi und lasse sie gut abtropfen. Schneide den Pak Choi dann in Streifen.
2. Schäle den Ingwer und die Schalotte und hacke bzw. reibe sie klein. Erhitze gleich auch das Öl in einem Topf und dünste beides darin glasig an. Gib das Currypulver dazu, brate es eine Minute mit und lösche dann mit Brühe und Kokosmilch ab.
3. Lasse die Suppe nun einmal aufkochen und gib dann den Spinat und den Pak Choi dazu. Schalte die Temperatur auf ein Köcheln zurück und lege den Deckel auf. Nach 5 Minuten kannst Du die Konjak Nudeln dazugeben und direkt in der Suppe für weitere 5 bis 10 Minuten weichkochen.
4. Schmecke Deine suppe nun mit dem Limettensaft, der Sojasauce, Salz und Pfeffer ab und serviere sie eventuell mit Koriander bestreut.

Tipp

Konjak Nudeln gibt es mittlerweile nicht mehr nur in Asia Läden. Sie haben ihren Weg in die Supermärkte gefunden und werden in Wasser oder getrocknet verpackt angeboten. Der Vorteil der getrockneten Nudeln ist ihr viel neutraler Geschmack.

Karottensuppe mit Mango
(rein basisch)

KH 20 g | EW 3 g | F 10 g | K 194 kcal

Zubereitungszeit: **30 min**
Portionen: **2**
Schwierigkeit: **leicht**

Zutaten
400 g   Karotten
150 g   Mango Fruchtfleisch
1   rote Chilischote
1   Zwiebel
900 ml Gemüsebrühe
1 EL   Butter
        Salz, Pfeffer und Muskatnuss zum Abschmecken
50 g   selbstgemachte Gemüsechips zur Dekoration

Zubereitung
1. Schäle die Karotten und die Zwiebel und würfle beides grob.
2. Wasche die Chilischote, halbiere sie und entferne die Kerne. Hacke sie fein.
3. Schäle Mango, wiege das Fruchtfleisch aus und schneide es in Würfel.
4. Schmelze nun die Butter in einem Topf und dünste die Zwiebel mit dem Chili darin glasig. Gib die Karotten dazu und dünste sie für gut 2 Minuten mit.
5. Gieße mit der Brühe auf und reduziere die Hitze auf ein Köcheln. Lege den Deckel auf und lasse das Gemüse für gut 10 Minuten garen. Gib dann die Mango dazu und köchle sie für weitere 5 Minuten mit.
6. Püriere Deine Suppe nun mit dem Stabmixer und schmecke sie mit Salz, Pfeffer und Muskat ab.
7. Verteile die Karottensuppe auf zwei Suppenschalen und dekoriere sie mit selbstgemachten Gemüsechips aus Wurzelgemüse.

Tipp
Anstelle von Gemüsechips kannst Du auch frisch und fettfrei geröstete Kokosflocken oder Mandelstifte zur Garnitur verwenden.
Beim Abschmecken kann ein Spritzer Limettensaft die Süße der Karotten und Mango etwas mildern.

Zuckerschotencreme mit Karotten
(rein basisch)

KH 13 g | EW 4 g | F 23 g | K 285 kcal

Zubereitungszeit: **40 min**
Portionen: **4**
Schwierigkeit: **leicht**

Zutaten

200 g   Kartoffeln, mehlig kochend
400 g   frische Zuckerschoten
900 ml   Gemüsebrühe
1 kl.   Zwiebel oder Schalotte
Je 1   Karotte und Zitrone
10 g   Butter
2 TL   Apfelessig
5 EL   Olivenöl
100 ml   Sahne
          Salz, Currypulver und Pfeffer für den Geschmack

Zubereitung

1. Schäle die Kartoffeln, die Zwiebel und die Karotte. Spüle die Zuckerschoten und lasse sie abtropfen. Halbiere sie dann.
2. Schneide die Zwiebel in feine Streifen und die Kartoffel in grobe Stücke. Erhitze die Butter in einem Topf und dünste die Zwiebel zuerst darin glasig. Gib die Kartoffeln dazu und fülle mit der Brühe auf. Schalte die Hitze zurück, lege den Deckel auf und lasse die Suppe nun gut 10 Minuten köcheln.
3. Gib nun auch die Zuckerschoten in die Mischung und köchle für weitere etwa 5 Minuten.
4. Inzwischen kannst Du die Karotte in dünne Streifen hobeln. Mische in einer kleinen Schüssel den Essig mit etwas Currypulver, einem Esslöffel Öl und Salz und mariniere die Karotten darin und knete sie dazu einmal gut durch. Presse auch die Zitrone aus.
5. Gib die Sahne zur fertigen Suppe und püriere sie zu einer cremigen Konsistenz. Schmecke die Suppe nun mit Zitronensaft, Salz und Pfeffer ab und verteile sie gleich auf 4 große Suppenteller.
6. Richte die marinierten Karottenstreifen darauf an und beträufle jeden Teller noch mit einem Esslöffel Olivenöl.

Tipp

Du kannst auch vorgegarte Garnelen mit den Karotten marinieren und hast dann eine basenüberschüssige Suppe.

Melone Erdbeer Sommersuppe
(rein basisch)

KH 23 g | EW 1 g | F 1 g | K 113 kcal

Zubereitungszeit:	**30 min, Kühlzeit 1 Nacht**
Portionen:	**2**
Schwierigkeit:	**leicht**

Zutaten

850 g	Wassermelone, ohne Kerne
250 g	Erdbeeren
1	Limette
	Erythrit zum Abschmecken für die Süße
1 EL	Erythrit zum Karamellisieren
1 EL	Butter
2 EL	Mandelsplitter

Zubereitung

1. Bereite das Obst am Vorabend vor und stelle es über Nacht in den Kühlschrank. Für eine kürzere Wartezeit kannst Du es auch für 1 Stunde in die Gefriertruhe geben, bevor Du die Früchte Suppe zubereitest.
2. Schäle die Melone und schneide das Fruchtfleisch in grobe Würfel. Wasche die Erdbeeren und entferne die Stielansätze.
3. Wasche die Limette heiß, trockne sie, reibe etwas Schale ab und presse sie dann aus.
4. Gib das Fruchtfleisch von Melone und Erdbeeren zusammen mit dem Schalenabrieb und dem Saft der Limette in den Mixer und füge eventuell noch ein wenig Erythrit dazu. Püriere zu einem fein-cremigen Püree.
5. Zerlasse die Butter in einer Pfanne und schmelze das Erythrit darin, füge die Mandelsplitter dazu und rühre um, so dass sie gut mit der Zucker-Buttermischung überzogen sind.
6. Fülle Deine Sommersuppe in zwei vorgekühlte Suppenschalen und bestreue sie mit den noch heißen Mandelsplittern.

Tipp

Es muss nicht immer Smoothie sein. Du kannst gerade im Sommer mit seinem reichen Angebot an Obst auch Fruchtsuppen herstellen. Suche Dir Deine liebsten Sorten püriere sie mit etwas Limetten- oder Zitronensaft zu einem Püree und toppe sie mit Minze, gerösteten Kernen oder kombiniere auch einmal zu weichem Ziegenkäse für ein basenüberschüssiges Mahl.

BASISCHE UND BASENÜBERSCHÜSSIGE HAUPTGERICHTE

Wie schon in unserer Einführung zu den Rezepten erklärt, markieren wir Euch auch hier die rein basischen und die basenüberschüssigen Kreationen. Du hast damit die Möglichkeit ganz schnell am Abend ein Mittagessen mit Kollegen, das vielleicht nicht ganz so den Regeln entsprochen hat auszugleichen und vor allem kannst Du Dir auch hier wieder viele Ideen holen, um das Mittagessen oder die Jause im Büro oder der Kinder in der Schule zu bestreiten.

Basierend auf dem Gemüse der Saison und mit Eiweißlieferanten wie etwa Hülsenfrüchten kombiniert, erleichterst Du Deinem Organismus die Arbeit und hast dennoch Energie für einen langen Arbeitstag und die zusätzlichen Aufgaben innerhalb einer Familie. Gerade auch für Kinder haben wir uns viele leckere Rezepte überlegt und geben Dir Hinweise, wie Du im Handumdrehen ein Gericht auch Kleinkindgerecht kochen kannst.

Mit unseren Ideen für das Anrichten und Präsentieren Deiner basischen Menüs wirst Du auch die Kritiker in Deiner Umgebung überzeugen können, dieser gesunden Ernährungsweise eine Chance zu geben! Anregungen für weitere Abwandlungen und Freude am Experimentieren vorausgesetzt wirst Du Spaß an frischen Zutaten und am Zubereiten derselben finden. Beziehe unbedingt Deinen Partner oder Deine Familie in die Planung mit ein und entdeckt Bauernmärkte oder macht Ausflüge aufs Land um den Reichtum der pflanzenbasierten Nahrung vollumfänglich genießen zu können.

Gemüse Türmchen
(rein basisch)

KH 7 g | EW 4 g | F 31 g | K 336 kcal

Zubereitungszeit:	**10 min**
Portionen:	**1**
Schwierigkeit:	**mittel**

Zutaten
1   Zucchini
1 kleine Aubergine
5   Cocktailtomaten
4 EL   Olivenöl
         etwas Meersalz zur Dekoration
         Salz und frisch gemahlener schwarzer Pfeffer nach Geschmack
3 Stiele frisches Basilikum

Zubereitung
1. Wasche die Zucchini und die Aubergine. Entferne den Strunk Ansatz von beidem. Wasche auch die Tomaten. Brause das Basilikum ab und hacke es fein.
2. Teile die Zucchini der Breite nach in zwei Hälften.
3. Schneide eine Hälfte mit den Cocktailtomaten klein und schwenke diese in leicht erhitztem Olivenöl.
4. Schmecke mit den Gewürzen ab und gib anschließend etwas frisch gehacktes Basilikum hinzu. Hole das Gemüse mit einer Schaumkelle aus der Pfanne und stelle es beiseite.
5. Schneide den restlichen Zucchini und die Aubergine in etwa 1 cm dicke Scheiben und brate diese kurz im verbliebenen Olivenöl derselben Pfanne an.
6. Spieße jetzt die gebratenen Scheiben auf einen Spieß und setze ihn mittig auf einen Teller, garniere mit dem Zucchini-Tomaten-Basilikum-Gemüse. Streue das restliche Basilikum darüber und salze und pfeffere es noch einmal mit einer Prise grobem Meersalz sowie einer Prise grob gemahlenem Pfeffer.

Tipp
Neben Basilikum passt auch Thymian, Koriander oder Rosmarin perfekt zu diesem Gemüsespieß. Wenn Du junge, schmale Zucchini und Auberginen hernimmst, dann ist dies auch ein nettes Party Fingerfood.

Steaks von der Aubergine mit Pesto
(rein basisch)

KH 11 g | EW 8 g | F 76 g | K 785 kcal

Zubereitungszeit: 25 min
Portionen: 2
Schwierigkeit: leicht

Zutaten

1 große Aubergine
8 kleine Pimentos de Padrón
3 EL grüne Pistazienkerne
150 ml Olivenöl
16 Basilikumblätter
etwas Meersalz
frisch gemahlener schwarzer Pfeffer

Zubereitung

1. Wasche die Pimentos, entkerne diese und hacke sie grob.
2. Wasche das Basilikum und schneide oder zupfe die Blätter vom Stiel.
3. Verarbeite die Paprikaschoten zusammen mit den Pistazien, den Basilikumblättern, dem Olivenöl und den Gewürzen im Mixer zu Pesto.
4. Wasche die Aubergine und entferne den Stielansatz. Schneide sie dann der Länge nach in dünne Scheiben und bestreiche diese Scheiben mit dem Pimento-Pesto.
5. Lege die Auberginen-Steaks nun für 5 Minuten auf den Grill, wenn nötig gib noch etwas Olivenöl darauf.
6. Richte die Steaks auf einem Teller an und serviere sie mit einem knackig grünen Salat, den Du ebenfalls mit dem Pesto toppen kannst.

Tipp

Wenn der Grill gerade nicht glüht, dann kannst Du die Steaks auch in einer Pfanne anbraten. Pinsle die Pfanne leicht mit Fett ein und brate die Steaks nur auf einer Seite an – nicht auf die bestrichene Seite wenden.
Du könntest die Steaks aber auch ohne Pesto anbraten, ähnlich Anti Pasti Vorbereitungen und sie erst im warmen Zustand hinterher mit dem Pesto bestreichen.

Wirsingroulade
(rein basisch)

KH 34 g | EW 5 g | F 3 g | K 187 kcal

Zubereitungszeit:	**50 min**
Portionen:	**4**
Schwierigkeit:	**schwer**

Zutaten

1 kleiner	Wirsing
300 g	Süßkartoffeln
150 g	mehlig kochende Kartoffeln
5 EL	Mandelmilch
1 Prise	Salz
Je 1 Prise	Muskatnuss und gemahlener Kümmel
1 EL	ungehärtetes Kokosfett
	Sesamsalz und Pfeffer nach Bedarf

Zubereitung

1. Entferne die äußeren Blätter des Kohls und hebe die schönsten für die Rouladen auf, (je 2 Stück) Blanchiere diese Blätter und schrecke sie danach mit Eiswasser ab.
2. Schäle beide Sorten Kartoffeln und schneide sie klein. Koche sie in Wasser mit wenig Salz gar. Heize den Ofen inzwischen auf 200 Grad Umluft vor. Fette eine Auflaufform ein.
3. Während die Kartoffeln kochen, schneide den übrigen Wirsing in feine Streifen und brate ihn in Kokosfett 3 Minuten an.
4. Würze mit dem Sesamsalz und dem gemahlenen Kümmel.
5. Sobald die Kartoffeln gar sind, püriere sie mit dem Zauberstab.
6. Schlage die Mandelmilch mit der geriebenen Muskatnuss cremig auf und gib sie zu den Kartoffeln. Rühre eine cremige Masse daraus. Hebe die gebratenen Wirsingstreifen unter.
7. Fülle nun die Wirsingblätter mit einem gehäuften Esslöffel Kartoffelcreme und schlage die Blätter zur Roulade ein und gib diese in eine feuerfeste Form.
8. Würze die Oberseite noch mit etwas Sesamsalz und pinsle diese mit Kokosfett etwas ein.
9. Lasse die Rouladen dann maximal 10 Minuten im Ofen bräunen und richte sie mit dem auslaufenden Bratensaft oder der restlichen Kartoffel-Wirsing-Creme an.

Tipp

Wenn sich Deine Wirsingblätter gegen das Einschlagen wehren, dann binde sie mit Küchenspagat oder fixiere mit einem Zahnstocher.

Ravioli aus Kohlrabi
(rein basisch)

KH 28 g | EW 25 g | F 48 g | K 661 kcal

Zubereitungszeit:	**50 min**
Portionen:	**1**
Schwierigkeit:	**mittel**

Zutaten

1 mittelgroßer	Kohlrabi
250 g	geschälte Pistazien
Je 1	Zwiebel und Kartoffel
1 EL	Olivenöl
200 ml	Gemüsebrühe
20 ml	ungesüßte Mandelmilch
	Meersalz und gemahlener Pfeffer zum Abschmecken

Zubereitung

1. Schäle den Kohlrabi und hoble sie in etwa 2 mm dünne Scheiben. Blanchiere diese Scheiben in kochendem Salzwasser für etwa 2 bis 3 Minuten, sie sollen dabei biegsamer werden.
2. Schäle und schneide die Zwiebeln fein und schwitze diese in Olivenöl in einer Pfanne an. Gib die Pistazien hinzu und lösche mit Gemüsebrühe ab, es sollte alles bedeckt sein. Sonst nimmst Du mehr oder weniger Brühe!
3. Lasse anschließend 20 Minuten leicht köcheln. Püriere zu einer Creme und schmecke ab.
4. Inzwischen kannst Du die Kartoffeln schälen, in Würfel schneiden und weichkochen. Gib die gargekochten Kartoffeln in eine Schüssel und mische die Mandelmilch hinzu und püriere alles sodass es eine sämige Soße entsteht. Schmecke diese mit Salz und Pfeffer ab.
5. Nimm eine Kohlrabi-Scheibe und befülle diese mit der Pistazienmaße. Verwende eine weitere Kohlrabi-Scheibe als Deckel. Fülle alle Scheiben auf diese Weise und arrangiere sie auf einem Teller. Drapiere die Kartoffelsauce darüber und genieße Deine Kohlrabi Ravioli.

Tipp

Du kannst auch Kohlblätter oder Zucchinistreifen derart befüllen. Für mehr Geschmack such Dir Deine Lieblingskräuter frisch gehackt und mische sie unter das Püree der Füllung oder die Kartoffel Sauce.

Hokkaido Pfanne
(rein basisch)

KH 37 g | EW 7 g | F 10 g | K 271 kcal

Zubereitungszeit: **30 min**
Portionen: **2**
Schwierigkeit: **leicht**

Zutaten

4	Blätter Mangold
1 mittlerer	Hokkaidokürbis
2 EL	Sesamöl
1 Prise	Kräutersalz
	etwas weißer Pfeffer

Zubereitung

1. Bürste den Hokkaido mit der Gemüsebürste unter fließendem Wasser gründlich sauber und brause den Mangold ab.
2. Viertle den Kürbis, kratze die Kerne heraus und schneide ihn in dünne Spalten. Halbiere den Mangold längs halbieren oder schneide ihn in Streifen.
3. Gare die Kürbisscheiben für etwa 3 Minuten im Gemüsedämpfer oder in einem Topf bei mittlerer Hitze in einem Sieb Einsatz und genügend Wasser.
4. Gib dann den Mangold dazu. Dämpfe alles 5 Minuten weiter.
5. Erwärme das Sesamöl in einer Pfanne und brate darin das Gemüse kurz an.
6. Schmecke das Gemüse mit Kräutersalz und weißem Pfeffer ab.
7. Richte alles liebevoll auf einem Teller an.

Tipp

Mangold fand durch die vermehrte Verwendung in der Restaurant Küche auch wieder Eingang in die deutschen Haushalte. Lasse Dir dieses grüne Blattgemüse mit seinen teils, bunten Stielen nicht entgehen, denn es ist reich an Vitamin C, Provitamin A für eine bessere Sehkraft, Kalium für Zähne und Knochen sowie Eiweiß und Eisen, was besonders bei Fleischverzicht wichtig ist.

Wenn Du ihn einkaufst, dann verwende ihn schnell, denn er welkt schon nach 2 Tagen.

Gefüllte Champignons
(rein basisch)

KH 13 g | EW 8 g | F 27 g | K 334 kcal

Zubereitungszeit:	**50 min**
Portionen:	**2**
Schwierigkeit:	**leicht**

Zutaten

10 mittelgroße	Champignons
200 g	Spinat
2	Tomaten
50 ml	Olivenöl
1 kleine	Zwiebel
	Meersalz und weißer Pfeffer nach Geschmack

Zubereitung

1. Schäle die Zwiebel und schneide diese in kleine Würfel.
2. Wasche den Spinat und blanchiere ihn für 2 Minuten in Salzwasser, wenn der Spinat abgetropft ist, schneide diesen fein. Heize Deinen Backofen auf 180 Grad vor.
3. Wasche und halbiere die Tomaten, höhle diese aus und schneide das Fruchtfleisch ebenfalls in kleine Würfel.
4. Mische das Gemüse nun zu einer Masse und schmecke mit Salz und Pfeffer ab.
5. Dünste die Mischung nun für 5 bis 6 Minuten in einer Pfanne mit der Hälfte des Olivenöls an und püriere es dann mit dem Stabmixer.
6. Putze die Champignons und entferne die Stile, lasse sie ansonsten ganz. Brate die Champignons dann im restlichen Öl kurz an.
7. Fülle nun die Champignons mit der Spinat Tomaten Füllung und setze sie auf ein Backblech mit einer Lage Backpapier.
8. Backe die Champignons für 10 Minuten.
9. Richte dann sie sofort auf einen Teller an und garniere mit Basilikum oder frisch gehacktem Babyspinat.

Tipp

Du kannst anstelle der 10 mittleren Champignons auch einfach 4 Riesenpilze füllen. Die Stiele der Champignons kannst Du in die Gemüse Mischung einarbeiten.

Rotes Kartoffel Püree
(rein basisch)

KH 47 g | EW 8 g | F 16 g | K 372 kcal

Zubereitungszeit: **45 min**
Portionen: **2**
Schwierigkeit: **leicht**

Zutaten

5 große	Kartoffeln
2	Rote Beete
1	Zucchini
1	Aubergine
200 ml	Gemüsebrühe
Je 1 Prise	Muskat, Thymian und Rosmarin
3 EL	Curry Öl
3 Stiele	glatte Petersilie
	Salz und Pfeffer nach Geschmack

Zubereitung

1. Wasche die Kartoffeln, schäle sie und koche sie in Salzwasser für etwa 15 Minuten weich.
2. Wasche auch die Rote-Beete, schäle sie. Rasple diese in grobe Stücke.
3. Drücke die weich gekochten Kartoffeln durch die Kartoffelpresse und würze sie mit Salz und Pfeffer.
4. Hebe dann die Rote Bete Raspeln unter.
5. Wasche die Zucchini und die Aubergine und schneide diese Scheiben. Brate diese Scheiben im Curry Öl scharf von beiden Seiten an. Bei Scheiben von etwa 1 cm nicht länger als 1 Minute insgesamt. Bestreue die Gemüsescheiben mit den Prisen an getrockneten Kräutern.
6. Setze mit einem Formring das Püree mittig auf einen Teller, arrangiere das Gemüse darum und bestreue vor dem Servieren noch mit der frisch gehackten Petersilie.

Tipp

Wenn Du die frisch-knackigen Rote Beete Stückchen in Deinem Püree nicht so magst, dann koche sie einfach in Würfel mit den Kartoffeln mit und drücke alles gemeinsam durch die Presse. Cremiger wird Dein Püree mit einem oder zwei Esslöffel Sahne oder Butter.

Herbstliches Püree
(rein basisch)

KH 57 g | EW 8 g | F 9 g | K 348 kcal

Zubereitungszeit:	**60 min**
Portionen:	**4**
Schwierigkeit:	**leicht**

Zutaten

1	Hokkaido
Je 1	Aubergine, Zwiebel und rote Paprika
1 Prise	Thymian getrocknet und Chilipulver
3	Süßkartoffeln
20 g	getrocknete Tomaten ohne Öl
2 EL	Olivenöl
	Kräutersalz und Pfeffer zum Abschmecken

Zubereitung

1. Wasche und viertle den Kürbis, befreie ihn von den Kernen und reibe ihn mit Kräutersalz und Olivenöl ein.
2. Gare den Kürbis bei mittlerer Hitze im Ofen für etwa 30 Minuten.
3. Schneide inzwischen die gewaschene Aubergine und Paprika sowie die geschälte Zwiebel in Würfel.
4. Erhitze 1 EL Öl in einer Pfanne und lasse das Gemüse bei mittlerer Hitze 5 Minuten schmoren. Schmecke mit Salz, Pfeffer und den Gewürzen ab.
5. Für das Püree schäle die Süßkartoffeln und schneide diese in Nuss große Stücke. Schwitze diese Stücke in etwas Öl zusammen mit den Zwiebeln an. Salze und pfeffere die Süßkartoffeln und gieße dann mit Gemüsebrühe auf.
6. Lasse sie nun für 10 Minuten bei niedriger Hitze gar ziehen.
7. Sobald die Kartoffeln gar sind, gieße den Fond ab und gib die Tomaten hinzu. Püriere und schmecke noch einmal ab.
8. Nimm den Kürbis aus dem Ofen und platziere diesen auf den Teller, befülle den Kürbis dann mit dem Schmorgemüse.
9. Gib eine großen Klecks Püree hinzu und bestreue mit etwas grobem Meersalz und frisch gemörsertem Pfeffer.

Tipp

Wenn Du im Kochen noch nicht so versiert bist, lass Dich davon nicht aus der Ruhe bringen. Bereite einfach jeden Teil des Gerichtes einzeln nach und nach zu und halte ihn dann warm bis alles gemeinsam fertig ist.

Veganes mildes Chili
(basenüberschüssig)

KH 22 g | EW 6 g | F 11 g | K 218 kcal

Zubereitungszeit: **50 min**
Portionen: **4**
Schwierigkeit: **leicht**
Zutaten

150 g	rote Linsen
500 ml	Gemüsebrühe
1 kleine	Dose Mais
3	rote Paprikaschoten, gewürfelt
1 große	Zwiebel
2	Knoblauchzehen
2 EL	Mandelmus
20 ml	Öl zum Anbraten
2 Dosen	gehackte Tomaten
	Pfeffer und milder Paprikapulver nach Geschmack
	Chilipulver und Meersalz nach Geschmack

Zubereitung

1. Koche die Linsen in der Gemüsebrühe für 10 Minuten
2. Schäle inzwischen die Zwiebel, hacke sie fein und brate sie in einem großen Topf mit dem Öl glasig.
3. Wasche die Paprika und schneide sie würfelig, gib sie zur Zwiebel in den Topf und fülle mit den Tomaten aus der Dose auf.
4. Schäle den Knoblauch und presse ihn dazu, rühre alles gut um und schmecke erstmals mit den Gewürzen ab.
5. Gib jetzt den gut abgetropften Mais hinzu und wenn die roten Linsen gekocht sind gib auch diese in den Topf und hebe alles unter.
6. Die Brühe sollte bei den roten Linsen verkocht, also von den Linsen aufgesogen, sein.
7. Wenn Du das Chili etwas cremiger haben möchtest dann gib jetzt das Mandelmus dazu und rühre es gut unter, lasse eventuell noch einmal aufkochen und schmecke final ab.

Tipp

Für basenüberschüssige Rezeptideen kannst Du Dich gerne auch in den Kochbüchern Vegetarisch und Vegan von uns umsehen. Achte aber darauf nicht zu viele Hülsenfrüchte oder Sojaprodukte pro Woche zu verzehren, dann doch lieber auch mal Bio Ei oder Fisch!

Süßkartoffel-Zucchini-Burger
(rein basisch)

KH 31 g | EW 6 g | F 16 g | K 305 kcal

Zubereitungszeit:	**45 min**
Portionen:	**4**
Schwierigkeit:	**einfach**

Zutaten

Je 2	Süßkartoffeln und Zwiebeln
1	Zucchini
Je 4	Schalotten und Tomaten
2 EL	Mandelmus
150 ml	Gemüsefond
1	Lauchzwiebel
4 EL	neutrales Öl zum Anbraten
	Thymian
	Rosmarin
1 Prise	Salz und Pfeffer

Zubereitung

1. Schäle die Süßkartoffeln und schneide diese mit den gewaschenen Zucchini in dicke Scheiben.
2. Brate diese Scheiben mit etwas Thymian, Salz und Pfeffer in einer Pfanne mit 2 EL Öl an.
3. Schäle und schneide die Zwiebeln in halbe Ringe.
4. Dünste in einem zweiten Topf diese Ringe mit 1 EL Olivenöl und einer Tasse Gemüsebrühe an. Gib die 2 EL Mandelmus dazu und püriere die Mischung.
5. Schäle und würfle die Schalotten und schwitze diese ebenfalls in einer Pfanne mit 1 EL Öl an.
6. Wasche und schneide die Tomaten ebenfalls in Würfel und gib diese anschließend zu den Schalotten.
7. Köchle diese Mischung nun bei mittlerer Hitze mit Rosmarin und Thymian ein. Schmecke mit Salz und Pfeffer ab.
8. Abschließend rührst Du feine Ringe aus der geputzten Lauchzwiebel unter.
9. Bereite nun auf 4 Tellern je eine dicke Scheibe Süßkartoffel vor und toppe diese mit den Zwiebeln mit Mandelmus. Lege eine dicke Scheibe Zucchini als Deckel auf und richte das eingekochte Schalottenmus daneben an.

Tipp

Du kannst auch mit beliebigen Pestos aus unseren Snacks servieren.

Vegetarische Tagliatelle
(rein basisch)

KH 6 g | EW 3 g | F 15 g | K 174 kcal

Zubereitungszeit: **15 min**
Portionen: **2**
Schwierigkeit: **einfach**

Zutaten

1 großer	gelber Zucchino
200 g	reife Kirschtomaten
3 Stängel	Basilikum
2 EL	Olivenöl zum Anbraten
	Salz und Pfeffer nach Geschmack, am besten grob gemahlen

Zubereitung

1. Wasche die Tomaten und viertle diese.
2. Wasche den Zucchino und schneide ihn mit dem Spiralschneider in Tagliatelle artige Streifen.
3. Dünste den Zucchino mit etwas Salz und Pfeffer in einer Pfanne mit dem Olivenöl für etwa 3 Minuten unter ständigem Umrühren an.
4. In der letzten Minute mische die Tomaten dazu damit diese warm werden. Schmecke mit je einer Prise Salz und Pfeffer ab.
5. Wasche das Basilikum, schleudere es trocken und schneide die Blätter dann in feine Streifen.
6. Verteile die Tagliatelle und die warmen Tomaten auf zwei Tellern und bestreue sie vor dem Servieren mit dem Basilikum.

Tipp

Vor allem wenn Du und Deine Familie Pasta geliebt haben, macht es Sinn, wenn Du Dir einen Spiralschneider zulegst. Neben Nudeln aus Zucchini oder Süßkartoffeln kannst Du ihn auch zur Zubereitung für Salate verwenden und Dein Gemüse in ansehnliche Form für Partys und gemütliche Familienabende bringen.

Viele Hersteller von Küchengeräten bieten ihn als Zusatzaufsatz an und machen damit Deinen Küchenhelfer zu einem wirklich vielseitigen Gerät. Neben Slow Cookern oder Induktionskochern und dem Thermomix für sämige Suppen und herzhafte Eintöpfe eine wirklich gute Investition.

Wenn Du eines dieser Kochgeräte besitzt, dann sieh Dir einfach die Zubereitungsdauer ähnlicher Rezepte in deren Kochanleitungen an und vereinfache Dir das Leben indem Du die Suppen aus dem vorherigen Kapitel und die noch folgenden Eintöpfe programmierst!

Selbst gemachte Gnocchi mit Pilzen
(rein basisch)

KH 46 g | EW 7 g | F 10 g | K 314 kcal

Zubereitungszeit:	**60 min**
Portionen:	**6**
Schwierigkeit:	**leicht**

Zutaten

1 kg	mehlige Kartoffeln
700 g	Hokkaido – Kürbis
200 g	Zwiebeln
	Zitronenthymian, Petersilie, Salbei zum Abschmecken
300 g	frische Pilze gemischt oder Champignons
Je 3 – 4	EL Olivenöl zum Anbraten und Kartoffelstärke
	Salz und Pfeffer nach Geschmack

Zubereitung

1. Bürste den Kürbis unter fließendem Wasser mit der Gemüsebürste sauber ab und rasple ihn anschließend fein. Schäle die Zwiebel und hacke sie in kleine Würfel.
2. Erhitze Öl in einer Pfanne und dünste die Zwiebel mit dem Kürbis darin für wenige Minuten glasig.
3. Gib die frisch gehackten Kräuter hinzu und würze alles nach eigenem Geschmack mit Salz Pfeffer und den erwähnten Kräutern.
4. Schäle die Kartoffeln und koche sie in leichtem Salzwasser gar, seihe sie ab und lasse sie gut ausdampfen. Presse die Kartoffeln dann in eine Schüssel und mische sie mit dem Kürbis.
5. Schmecke die Masse ab und lasse diese ein wenig auskühlen.
6. Mische nach und nach die Kartoffelstärke hinzu damit diese die Konsistenz eines Mürbteigs hat.
7. Bringe einen Topf mit Salzwasser zum Kochen.
8. Stich mit einem kleinen Löffel kleine Nocken aus und gib sie sofort ins leise simmernde Wasser.
9. Die Gnocchi darin nun 3 Minuten ziehen lassen.
10. Erhitze nebenbei eine Pfanne mit Öl und brate die Gnocchi wie sie fertig gegart sind nach und nach in der Pfanne leicht braun an. Zum Schluss röstest Du auch noch die blättrig geschnittenen Pilze darin an und richtest Deine Gnocchi damit an.

Tipp
Gnocchi kannst Du auf Vorrat kochen und einfrieren!

Herbstliches Curry
(basenüberschüssig)

KH 47 g | EW 7 g | F 9 g | K 306 kcal

Zubereitungszeit:	**50 min**
Portionen:	**4**
Schwierigkeit:	**mittel**

Zutaten

5	Kartoffeln, mehlig kochend
Je 1 kleiner	Hokkaido und Zwiebel
Je 1 Handvoll	gekeimte Kichererbsen und Babyspinat
3 EL	Sonnenblumenöl
1 TL	Garam Masala
1 cm	frischer Ingwer
1 kleine	rote Chilischote
200 ml	ungesüßte Mandelmilch
150 ml	Gemüsebrühe
4 in Öl	eingelegte Tomaten
1 Prise	Salz, frisch gemahlener schwarzer Pfeffer und frischer Koriander

Zubereitung

1. Schäle die Kartoffeln, schneide sie grob und dämpfe sie für 20 Minuten gar. Schäle inzwischen die Zwiebel und schneide sie in Würfel.
2. Halbiere den Kürbis, entkerne diesen und schneide ihn in grobe Würfel. Schneide oder hacke die Chilischote in grobe Stücke.
3. Erhitze das Öl in einem Topf und dünste darin die Zwiebel glasig an. Röste dann das Garam Masala 3 Minuten mit.
4. Reibe den frischen Ingwer in den Topf und gib die Chilis und die Kürbiswürfel hinzu. Lasse 3 weitere Minuten rösten, rühre um und fülle mit der Gemüsebrühe auf.
5. Zerkleinere im Mixer die in Öl eingelegten Tomaten zu einer Paste. Gib diese Paste in den Topf, auch die Mandelmilch und köchle den Kürbis nun gar. Schmecke kurz ab.
6. Wasche den Spinat und schneide ihn klein. Rühre ihn unter das Gemüse und füge, wenn der Kürbis gar ist die Kichererbsen und die Kartoffeln dazu.
7. Schmecke Dein Curry noch einmal ab und verteile es auf Teller. Bestreue es mit dem frisch gehackten Koriander als Garnitur.

Tipp
Eventuell musst Du mehr Gemüsebrühe dazugeben, weil sie Dir zu schnell einkocht. Versuche anstelle der Mandelmilch auch Kokosmilch!

Kichererbsen Frikadellen
(rein basisch)

KH 30 g | EW 11 g | F 7 g | K 233 kcal

Zubereitungszeit:	**30 min**
Portionen:	**2**
Schwierigkeit:	**leicht**

Zutaten

2 mittelgroße	Zucchini
12 EL	Mehl aus gekeimten Kichererbsen
12	getrocknete Tomaten, in Öl eingelegt
4 Stängel	Basilikum
6 - 7 EL	Olivenöl zum Anbraten
1 große	Limette
Je 2 EL	Sesamsalz und Schwarzkümmel
1 Stück	frischer Kurkuma oder 2 EL Kurkumapulver
1 EL	gerebelter, getrockneter oder frischer Rosmarin
	Salz und frisch gemahlener Pfeffer zum Abschmecken

Zubereitung

1. Wasche die Zucchini, schneide den Strunk ab und reibe sie fein
2. Schneide die Tomaten kleinwürfelig aber behalte das Öl auf der Seite zum später Verwenden.
3. Wasche das Basilikum und schneide es grob.
4. Wasche die Limette heiß und reibe etwas Schale ab, presse sie dann aus.
5. Vermische das Kichererbsen Mehl mit den Zucchiniraspeln und den Tomaten. Gib es zusammen mit dem Basilikum, dem Salz und Schwarzkümmel, sowie die Kurkuma und dem Limettensaft in einem Mixer und püriere es zu einer cremigen Masse.
6. Forme daraus nun mit der Hand Frikadellen.
7. Erhitze das Olivenöl in einer Pfanne und brate die Frikadellen für mindestens 3 Minuten auf jeder Seite an. Achte auf die Hitze, sie sollen nicht anbrennen, nur leicht bräunen und durchgegart werden. Je flacher Du Deine Gemüseschnitzel formst, desto schneller sind sie gar.
8. Richte Deine Frikadellen beispielsweise mit unserem Gurken-Dill-Salat aus dem entsprechenden Kapitel an und toppe mit dem Öl der eingelegten Tomaten.

Tipp

Wenn Du mit normalem Mehl aus Kichererbsen oder anderen Hülsenfrüchten arbeitest, ist dieses Gericht basenüberschüssig!

Gefüllte Rote Beete mit Chilikraut
(rein basisch)

KH 78 g | EW 17 g | F 38 g | K 739 kcal

Zubereitungszeit: **1 Stunde 15 min**
Portionen: **2**
Schwierigkeit: **schwer**

Zutaten

Je 1	Süßkartoffel, Birne und Karotte
3 kleine	Kartoffeln
4 Stück	Rote Beete (schon geschält und weichgekocht)
Je 1 halber Kopf	Spitzkohl und Chilischote – in Streifen geschnitten
25 g	Knollensellerie
1 Stange	Lauchzwiebel
100 ml	ungesüßte Mandelmilch
50 g	Walnüsse, geröstet und gehackt
3 EL	Olivenöl
	Salz, Pfeffer, Muskat und Thymian zum Abschmecken

Zubereitung

1. Heize den Backofen auf 180 Grad vor. Stich die Schale der Süßkartoffel ein und backe sie für 40 Minuten im Ofen. Koche inzwischen die Kartoffeln mit der Schale weich.
2. Schneide die Karotte und den Sellerie in feine Würfel und den Spitzkohl und Lauch in feine Streifen. Höhle die Rote Beete mit einem Kugelausstecher aus.
3. Schwitze die Karotten und Sellerie kurz in Olivenöl.
4. Wenn die Kartoffeln weich sind, schäle sie und drücke sie mit einer Gabel klein. Rühre mit einem Schneebesen Mandelmilch hinzu bis das Püree cremig ist. Schmecke auch mit Muskat ab.
5. Hebe jetzt die Gemüsewürfel und den Lauch unter.
6. Wenn die Süßkartoffel weich ist, lasse diese 10 Minuten abkühlen und schäle sie danach. Zerdrücke auch sie mit einer Gabel und rühre mit der Mandelmilch cremig. Schmecke ab. Gib dann die Walnüsse hinzu.
7. Würfle die Birne und brate sie mit den Spitzkohl- und Chilistreifen in Olivenöl an.
8. Fülle nun 2 der Roten Beete mit Süßkartoffelpüree und die anderen 2 mit Kartoffelpüree. Überbacke sie bei 160 Grad 10 Minuten lang und verteile sie gleich auf zwei Teller. Platziere das Chilikraut daneben und bestreue noch mit Thymian.

Tipp

Du kannst das Chilikraut auch für andere Gerichte als Beilage verwenden und die Rote Beete einfach auf Blattsalaten servieren.

Pilze an Kürbispüree
(rein basisch)

KH 17 g | EW 9 g | F 15 g | K 247 kcal

Zubereitungszeit:	**30 min**
Portionen:	**2**
Schwierigkeit:	**leicht**

Zutaten

½	Butternut-Kürbis (ohne Kerne)
250 g	Pilze (nach Wahl, etwa Kräuterseitlinge)
	Rosmarin, Salz und Pfeffer zum Abschmecken
500 ml	Gemüsebrühe
1 kleines Stück	Ingwer (nach Geschmack)
2 EL	Olivenöl

Zubereitung

1. Schäle den Kürbis und schneide ihn dann in kleine Stücke.
2. Bringe die Brühe zum Kochen und köchle darin den Butternut weich. Etwa 10 Minuten.
3. Schäle den Ingwer und würfle diesen fein. Gib ihn zum gar gekochten Kürbis. Füge schon einmal je 1 Prise Salz und Pfeffer dazu.
4. Püriere mit einem Mixstab oder Mixer alles fein cremig.
5. Falls das Püree zu dickflüssig ist, gib noch etwas Wasser oder Brühe hinzu.
6. Schmecke abschließend mit Salz und Pfeffer ab.
7. Putze nun die Pilze und schneide sie in Scheiben. Hacke den Rosmarin, wenn Du mit Frischem arbeitest klein.
8. Erhitze das Öl in einer Pfanne, gib den Rosmarin ins Öl, damit es den Geschmack annimmt und brate dann die Pilze mit dem Rosmarin in diesem Olivenöl an.
9. Setze das Püree mit einem Formring auf einen Teller und arrangiere die gebratenen Pilze rundherum. Dekoriere mit etwas frisch gezupftem Rosmarin.

Tipp

Kürbisse sind vielfältig und vor allem auch lange haltbar. Lagere Dir im Herbst ruhig Deine Lieblingssorten ein. Sie benötigen eine kühle, trockene Umgebung, um lange frisch zu bleiben. Als Basis für Püree und Eintöpfe das perfekte Herbst und Winter Gemüse.

Süß-saure Kartoffelspaghetti
(basenüberschüssig)

KH 73 g | EW 13 g | F 21 g | K 547 kcal

Zubereitungszeit: **35 min**
Portionen: **2**
Schwierigkeit: **leicht**

Zutaten

700 g festkochende Kartoffeln
200 g Karotten
Je 1 Chilischoten und 1 EL fein gehackter Rosmarin
Je 2 EL Pinienkerne und fein gehackte Petersilie
3 EL Erdnussöl
6 EL Tamari (Sojasauce)
1 EL Yaconsirup
Salz und Pfeffer nach Geschmack

Zubereitung

1. Für die Spaghetti die Kartoffeln schälen und mit einem Spiralschneider in Spaghetti drehen.
2. Weiche die Kartoffeln dann ein, so dass, die Stärke hinausgewachsen wird (dadurch werden sie knuspriger ist). Inzwischen kannst Du die Karotten schälen und in 4 cm lange Stifte schneiden. Wasche und hacke die Chilischote klein.
3. Erhitze das Erdnussöl in einer Pfanne und brate die Spaghetti scharf unter ständigem Wenden an.
4. Gib die Karotten dazu und brate diese ebenfalls scharf mit an.
5. Reduziere die Hitze und gib den Chili hinzu.
6. Füge den Rosmarin hinzu, lösche mit Tamari ab und rühre den Yaconsirup unter.
7. Lasse alles nun für 2 Minuten köcheln und schmecke mit Salz und Pfeffer ab.
8. Röste die Pinienkerne fettfrei an und mische sie mit der Petersilie.
9. Richte die Spaghetti an und bestreue sie mit den gerösteten Kernen mit Petersilie.

Tipp

Rein basisch wird dieses Gericht, wenn Du die Sojasauce mit Apfelessig oder Orangensaft ersetzt und den Yaconsirup weglässt.
Der Anteil an Säurebildnern ist hier allerdings extrem gering und kann gut vernachlässigt werden. Vor allem wenn Du Salat aus grünen Blättern dazu servierst.

Kürbis mit Pilzen
(rein basisch)

KH 16 g | EW 12 g | F 61 g | K 691 kcal

Zubereitungszeit:	**35 min**
Portionen:	**2**
Schwierigkeit:	**leicht**

Zutaten

200 g   gemischte Pilze, gewürfelt
300 g   Hokkaido Kürbis, in kleine Würfel geschnitten
100 g   Wirsing, gewaschen und fein geschnitten
4 EL   Erdnussöl
3 EL   Wasser
1 EL   Tamari
1 EL   Yaconsirup
½ EL   Apfel als Balsamessig
Je 2 EL fein gehackter Thymian und Petersilie
1 TL   ehackter frischer Salbei
         Salz und Pfeffer zum Abschmecken

Zubereitung

1. Erhitze das Erdnussöl in der Pfanne.
2. Brate darin die Pilze, den Kürbis und den Wirsing gemeinsam scharf an. Maximal 5 Minuten lang und unter ständigem Rühren.
3. Nimm dann die Pfanne für einige Minuten von der Platte und stelle sie beiseite.
4. Verrühre nun 3 EL Wasser, das Tamari, den Yaconsirup und den Balsamico in einer Schüssel.
5. Erhitze die Mischung aus der Pfanne noch einmal und lösche mit der angerührten Flüssigkeit ab.
6. Hebe den Thymian und den Salbei unter und schmecke mit Salz und Pfeffer ab.
7. Verteile Dein Gericht auf zwei Teller und bestreue mit der Petersilie vor dem Servieren.

Tipp

Hokkaido ist interessant, weil Du ihn nicht schälen musst. Wenn du mit weichen Kürbisarten geschält, wie Muskatkürbis arbeitest, dann gib diesen erst gegen Ende der Bratzeit dazu. Bei Butternut beispielsweise, den musst Du zwar schälen, folgst Du dem Rezept wie hier beschrieben.

Asiatische Gemüsepfanne
(rein basisch)

KH 44 g | EW 10 g | F 14 g | K 359 kcal

Zubereitungszeit: **35 min**
Portionen: **2**
Schwierigkeit: **leicht**

Zutaten

450 g	Kartoffeln, festkochend – geschält und in 1,5 cm Würfel schneiden
100 g	Mango, in Streifen geschnitten
130 g	Karotten, geschält und in 4 mm Scheiben geschnitten
150 g	grüne Bohnen, in 2 cm Stücke geschnitten
250 ml	Gemüsebrühe
12 g	Tomatenmark
3 EL	Erdnussöl
1 EL	Tamari
Je 1 TL	fein geriebener Ingwer und Kreuzkümmel
½ TL	Kurkuma
Je 1 Prise	Chilipulver und Kardamom gemahlen
	Salz und Pfeffer zum Abschmecken
	einige Blätter Minze und Koriander zum Dekorieren

Zubereitung

1. Bringe einen Topf mit Salzwasser zum Kochen und gare die Kartoffeln für 8-10 Minuten darin.
2. Erhitze dann das Erdnussöl in einer Pfanne und brate die Kartoffeln, Karotten und den Ingwer etwa 3 Minuten scharf darin an. Würze nun mit Salz und Pfeffer.
3. Gib die Bohnen hinzu und Chili, Kardamom, Kreuzkümmel und Kurkuma. Wahlweise frisch gehackt oder getrocknet je nach Geschmack und Vorrat und hebe alles gut unter die Mischung.
4. Rühre das Tomatenmark ein und lösche mit dem Tamari und der Gemüsebrühe ab.
5. Lasse Dein Pfannengericht jetzt für gut 3 Minuten köcheln und gib dann für eine weitere Minute auch die Mango dazu.
6. Verteile Dein Gericht auf zwei Tellern und garniere mit den Minze- und Korianderblättern bevor Du servierst.

Tipp

Es gibt heute wunderbare glutenfreie und biologisch hergestellte Sojasaucen zum Verfeinern der Gerichte.

Asiatischer Lachs
(basenüberschüssig)

KH 17 g | EW 31 g | F 34 g | K 513 kcal

Zubereitungszeit: **30 min**
Portionen: **4**
Schwierigkeit: **leicht**

Zutaten

1	Schalotte geschält und fein gehackt
1	Knoblauchzehe geschält und fein gehackt
10 g	Ingwer geschält und fein gehackt
1	Pastinake geschält und fein gewürfelt
2	Möhren geschält und fein gewürfelt
2	Frühlingszwiebeln gewaschen und in Ringe geschnitten
500 g	Lachsfilet gewaschen und trocken getupft
2 EL	Rapsöl
300 g	Konjak Nudeln
	Salz und Pfeffer nach Geschmack
1 EL	Harissa
½ TL	Kurkumapulver
400 ml	Kokosmilch
	einige Blätter Shisokresse

Zubereitung

1. Erhitze die Hälfte vom Öl in einer Pfanne und brate bei mittlerer Hitze das Lachsfilet auf beiden Seiten etwa 6 Minuten an.
2. Nebenher überkochst Du die Nudeln in einem Topf Wasser nach Packungsanleitung. Wenn die Nudeln gar sind siebe diese ab und lasse sie abtropfen.
3. Würze den Lachs mit Salz und Pfeffer, gib ihn aus der Pfanne halte ihn bei 80 Grad im Ofen warm.
4. Erhitze das restliche Öl in der gleichen Pfanne und dünste darin die Schalotte, den Knoblauch und den Ingwer bei mittlerer Hitze an. Gib dann die Gewürze und die Gemüse in Würfel sowie den Lauchzwiebel und gieße die Kokosmilch an.
5. Lasse alles für etwa 10 Minuten leise köcheln und schmecke noch einmal mit Salz und Pfeffer ab.
6. Richte alles miteinander an und streue die Kresse darüber.

Tipp

Wenn Du das Lachsfilet in mundgerechte Bissen schneidest, dann dauert der Bratvorgang insgesamt nicht länger als 10 Minuten. Du musst dabei allerdings wirklich regelmäßig wenden.

Indisches Süßkartoffel-Brokkoli Gemüse
(rein basisch)

KH 63 g | EW 8 g | F 30 g | K 576 kcal

Zubereitungszeit:	**65 min**
Portionen:	**2**
Schwierigkeit:	**leicht**

Zutaten

250 g   Süßkartoffeln, waschen halbieren, schälen und in Würfel geschnitten
150 g   Brokkoli, Röschen schneiden und Strunk in Scheiben
150 g   Ananas, ohne Strunk in Würfel geschnitten
140 g   Birne, geschält, entkernt und in Scheiben geschnitten
100 g   rote Paprikaschoten in Würfel geschnitten
80 g   Lauch in breitere Stücke geschnitten
200 ml   Kokosmilch
5 EL   Orangensaft
2 EL   Kokosöl
2 TL   Zitronensaft
1 TL   geriebener Ingwer
1 EL   Currypulver
2 EL   gehackter Koriander zum Garnieren
         Salz und Pfeffer zum Abschmecken

Zubereitung

1. Erhitze das Öl in einem Topf und brate die Süßkartoffeln gut 3 Minuten unter ständigem Wenden an.
2. Gib dann den Lauch und den Ingwer hinzu und brate eine Minute mit bevor Du den Curry dazugibst und mit dem Orangensaft ablöscht. Rühre dann die Kokosmilch und den Ingwer ein. Schmecke mit Salz und Pfeffer ab.
3. Lege den Deckel drauf und köchle es für 10 Minuten leicht.
4. Koche den Brokkoli in Salzwasser inzwischen für 2 Minuten.
5. Gieße mit einem Sieb ab und schrecke ihn mit kaltem Wasser ab.
6. Gib die Paprika und Ananas zu den Süßkartoffeln und köchle diese 3-4 Minuten mit, bevor Du den Brokkoli hinzu rührst.
7. Hebe zum Schluss die Birnenscheiben unter und schmecke final ab. Serviere sofort mit dem Koriander bestreut.

Tipp

Du kannst den Brokkoli auch mitanbraten, anstelle ihn extra vorzukochen. Die Röschen werden dann aber unansehnlich.

Pilzcurry mit Kartoffeln
(rein basisch)

KH 36 g | EW 11 g | F 18 g | K 363 kcal

Zubereitungszeit:	**40 min**
Portionen:	**2**
Schwierigkeit:	**leicht**

Zutaten

400 g	gemischte Pilze, grob in Stücke geschnitten
300 g	Kartoffeln, festkochend 1 cm Würfel
200 g	Fleischtomaten in dünne Scheiben geschnitten
90 g	Zwiebeln in feine Streifen geschnitten
1	Knoblauchzehe fein gehackt
	etwas von der Ingwerwurzel fein gerieben
½	rote Chilischote
250 ml	Gemüsebrühe
3 EL	Kokosöl
1 EL	Tamari
Je 1 TL	schwarze Senfsamen und mittelscharfes Currypulver
	Salz und Pfeffer nach Geschmack
	fein gehackte Korianderblätter als Garnitur

Zubereitung

1. Erhitze das Öl in einer Pfanne.
2. Brate den Knoblauch, den Ingwer, die Chili und die Senfsamen darin für maximal 2 Minuten leicht an.
3. Gib das Currypulver dazu und röste es 1 Minute mit.
4. Gib dann die Zwiebeln hinzu und brate nochmal 2 Minuten mit.
5. Hebe die Kartoffeln und die Pilze unter. Brate etwa 3 Minuten weiter und lösche mit der Gemüsebrühe ab. Lasse Dein Curry mit aufgelegtem Deckel nun für 15 Minuten garen.
6. Rühre ab und zu durch.
7. Erhöhe danach die Temperatur, gib das Tamari und die Tomaten hinzu. Lege den Deckel nicht wieder auf, sondern lasse alles nochmal 5 Minuten geöffnet köcheln.
8. Verteile Dein Curry danach auf zwei Teller und bestreue sie mit dem Koriander bevor Du servierst.

Tipp

Wenn Du mit frisch geernteten, kleinen Pfifferlingen arbeitest, dann brate sie in einer eigenen Pfanne an und mische erst zum Schluss unter.

Kartoffelauflauf
(rein basisch)

KH 58 g | EW 15 g | F 54 g | K 782 kcal

Zubereitungszeit: **30 min, Backzeit 1 Std.**
Portionen: **2**
Schwierigkeit: **leicht**

Zutaten

550 g   Kartoffeln, festkochend, schälen waschen und in Scheiben schneiden
400 g   Lauch in 1 cm Scheiben schneiden
300 ml Hafersahne
100 ml Gemüsebrühe
1 EL   Margarine
1 EL   Mandelmus
1 EL   Haferflocken
½ TL   Paprikapulver edelsüß
1 Prise Muskatnuss
1 Prise Salz und Pfeffer

Zubereitung

1. Heize den Backofen auf 170 Grad vor und fette eine mittlere Auflaufform ein.
2. Gib die Gemüsebrühe, die Hafersahne, das Mandelmus, die Edelhefeflocken und die Paprika mit dem Muskat in eine Schüssel und verrühre alles gut.
3. Schmecke mit Salz und Pfeffer ab.
4. Lege mit einem Drittel der Kartoffelscheiben die unterste Schicht in der Form. Salze und Pfeffer sie leicht.
5. Schichte jetzt die Hälfte des Lauchs darauf und danach wieder ein Drittel der Kartoffeln.
6. Gib jetzt die Hälfte der Sahne-Mischung auf die Kartoffelschicht und bedecke diese mit der zweiten Hälfte des Lauches.
7. Würze nochmal und gib den Rest der Sahne-Mischung obenauf.
8. Schiebe die Auflaufform für 60 Minuten in den Ofen und lasse sie backen.
9. Bevor Du den Auflauf mit der Form auf den Tisch stellst, kannst Du ihn mit frisch geschnittenen Ringen von frischen Lauchzwiebeln bestreuen.

Tipp

Wenn der Auflauf basenüberschüssig sein darf, dann streue vor dem Überbacken noch Deinen Lieblingskäse darüber!

Bratkartoffeln in Brühe
(rein basisch)

KH 41 g | EW 6 g | F 10 g | K 292 kcal

Zubereitungszeit: **25 min**
Portionen: **2**
Schwierigkeit: **leicht**

Zutaten
550 g   festkochende Kartoffeln
2 EL   Kokosöl
300 ml   Gemüsebrühe
1 TL   Paprikapulver
    Salz und Pfeffer nach Geschmack
    Majoran gemahlen und Chilipulver zum Abschmecken.

Zubereitung
1. Schäle die Kartoffeln und schneide sie in Würfel mit einer Größe von etwa 1 cm.
2. Erhitze das Öl in einer Pfanne.
3. Gib die Kartoffeln dazu und brate diese unter ständigem Wenden für gut 5 Minuten an. Wenn Deine Kartoffelstücke größer ausgefallen sind, dann brate sie ein paar Minuten länger.
4. Gib die Gewürze hinzu und lösche mit der Gemüsebrühe ab.
5. Lass die Kartoffeln nun noch für 10 Minuten in der Brühe garen und rühre gelegentlich um. Die Kartoffeln werden die Brühe zum Teil aufsaugen, der Rest sollte bei geöffneter Pfanne unter Beobachtung verdampfen.
6. Schmecke noch einmal ab und rühre den Majoran und das Chilipulver nach persönlichem Geschmack unter.

Tipp
Diese Kartoffeln kannst Du unendlich variieren und sind immer eine gute Begleitung zu Salat oder Tagen mit etwas Fisch und Fleisch. Du kannst sie aber auch pur auf den Tisch bringen und mit einem Dip kombinieren, gerade als Abendessen perfekt. Du bist hinterher gesättigt und die Lust auf Snacks hält sich in Grenzen.
Übrig gebliebene Kartoffeln kannst Du entweder am nächsten Tag in den Salat geben oder mit etwas Mandelmus zu einem Püree verarbeiten.

Gemüseeintopf
(rein basisch)

KH 26 g | EW 6 g | F 12 g | K 275 kcal

Zubereitungszeit: **40 min**
Portionen: **4**
Schwierigkeit: **leicht**

Zutaten
500 g festkochende Kartoffeln in Würfel
500 g Karotten in Würfel geschnitten
250 g Weißkohl in mundgerechte Streifen geschnitten
120 g Sellerieknolle in kleine Würfel geschnitten
1 Lauch in Ringe geshnitten
70 g Zwiebeln halbiert und in Streifen geschnitten
1 Liter Gemüsebrühe
4 EL Erdnussöl
Je 1 EL Tomatenmark und Sojasauce
2 EL Edelhefeflocken
Je 1 EL Majoran und Petersilie, vorzugsweise frisch gehackt
Salz und Pfeffer nach Belieben

Zubereitung
1. Erhitze das Öl in einem großen Topf
2. Brate darin den Weißkohl für etwa 3 Minuten an. Rühre dabei ständig.
3. Füge die Karotten, den Sellerie und die Zwiebeln hinzu. Brate diese für weitere 3 Minuten mit an.
4. Rühre nun das Tomatenmark unter und lösche mit der Gemüsebrühe ab.
5. Würze mit Salz, Pfeffer und Tamari.
6. Lasse den Eintopf nun zugedeckt auf mittlerer Hitze für jedenfalls 10 Minuten köcheln.
7. Gib den Lauch und den Majoran in den Topf, hebe alles gut unter und köchle für etwa 5 Minuten weiter.
8. Würze den Gemüseeintopf abschließend mit den Edelhefeflocken und schmecke auch noch einmal mit Salz und Pfeffer ab.
9. Verteile Dein Gericht auf zwei vorgewärmte, tiefe Teller und bestreue vor dem Servieren mit der frisch gehackten Petersilie.

Tipp
Dieser Eintopf hält sich im Kühlschrank gut 3 Tage und kann somit am nächsten oder auch übernächsten Tag noch einmal aufgewärmt werden.

Gemüse aus dem Ofen
(rein basisch)

KH 9 g | EW 2 g | F 11 g | K 145 kcal

Zubereitungszeit: **25 min, Backzeit 30 min**
Portionen: **2**
Schwierigkeit: **leicht**

Zutaten
500 g   Pastinaken
300 g   Karotten
5 EL   Olivenöl
3   Zweige Rosmarin
         Salz und Pfeffer nach Geschmack

Zubereitung
1. Heize den Backofen auf 190 Grad Umluft vor und belege Dein Backblech mit einer Lage Backpapier.
2. Während der Ofen aufheizt kannst Du die Pastinaken und die Karotten schälen und in etwa gleich große Stifte schneiden.
3. Lege das Gemüse dann auch das Backblech und beachte, dass alle Stifte nebeneinander und eher nicht übereinander liegen.
4. Salze einmal gut darüber und lege die Zweige des Rosmarins darauf.
5. Beträufle alle Stifte mit dem Öl.
6. Schiebe das Gemüse nun für 25 bis 30 Minuten zum Backen in den Ofen. Beobachte beim ersten Mal nach jedenfalls 20 Minuten, wie sich Deine Gemüsestifte entwickeln. Hast Du sie sehr grob geschnitten, wende sie eventuell. Hast Du sie sehr dünn geschnitten benötigen sie womöglich weniger Zeit.

Tipp
Serviere Dein Gemüse als Beilage zu Salat oder einem kleinen Steak. Du kannst sie auch einfach mit einem unserer Dips auf den Tisch bringen oder sie als Ersatz für die abendlichen Snacks verwenden.
Wenn Du ohnehin ein basenüberschüssiges Gericht machen möchtest, dann nimm Deine Gemüse Sticks 5 Minuten vor Ende der Backzeit kurz aus dem Rohr, bestreue sie mit gemahlenem Parmesan und schiebe sie noch einmal für die letzten 5 Minuten in den Ofen.

Gemüsestäbchen
(basenüberschüssig)

KH 9 g | EW 2 g | F 11 g | K 145 kcal

Zubereitungszeit:	**60 min**
Portionen:	**8**
Schwierigkeit:	**leicht**

Zutaten

200 g	Kartoffeln
60 g	Sellerie
½	rote Paprika
50 g	TK Erbsen
1 TL	Gemüsebrühe in 1 L Wasser aufgelöst
½ Bund	Petersilie
Je ¼ TL	Muskatnuss, Kurkuma und milder Senf
½ TL	Salzwasser
2 EL	gemahlene Leinsamen
4 EL	Haferflocken
3 EL	Rapsöl
	Dinkel Paniermehl, die Menge liegt an Dir

Zubereitung

1. Schäle die Kartoffeln und den Sellerie. Schneide beides dann in Würfel.
2. Koche den Sellerie und die Kartoffeln für 20 Minuten in der Brühe mit dem Wasser gar.
3. Inzwischen kannst Du die Paprika waschen und klein schneiden.
4. Bereite auch das Paniermehl auf einen Teller vor.
5. Wenn die Kartoffeln und Sellerie ausgekühlt sind, kannst Du sie mit dem Kartoffelstampfer zerstampfen. Gib dann alle Zutaten bis auf das Öl und Paniermehl dazu und verknete das Gemüse und die Gewürze zu einer formbaren Masse.
6. Forme Stäbchen daraus und paniere sie mit dem Dinkelmehl.
7. Wenn alle Stäbchen geformt sind, kannst Du das Öl in einer Pfanne erhitzen.
8. Brate nach und nach alle Stäbchen von allen Seiten goldbraun an, ähnlich wie bei einem Schnitzel.

Tipp

Deine Kinder werden die Sticks lieben, wenn Du sie mit selbst gemachtem Ketchup oder einem leichten Dip servierst.

Brötchen aus Süßkartoffeln
(rein basisch)

KH 17 g | EW 4 g | F 3 g | K 125 kcal

Zubereitungszeit: 35 min, Backzeit 20 min
Portionen: 6
Schwierigkeit: leicht

Zutaten

½ TL   Natron
100 g   Süßkartoffeln, fein gerieben
100 g   Kartoffeln mehligkochend, fein gerieben
100 g   Kastanienmehl
50 g   Leinmehl
50 g   Erdmandelmehl
100 ml Mandelmilch
½ TL   Flohsamenschalenpulver
1 TL   Johannisbrotkernmehl
1 Prise Salz und Pfeffer

Zubereitung

1. Heize den Backofen auf 220 Grad Ober- und Unterhitze vor
2. Vermische die Mehle mit dem Natron, dem Salz und dem Flohsamenschalenpulver.
3. Rühre die Mandelmilch ein und hebe die geriebenen Süßkartoffeln und Kartoffeln unter.
4. Verknete nun alle Zutaten zu einem zähen Teig.
5. Lege ein Backblech mit Backpapier aus.
6. Am besten formst Du Deine Brötchen mit feuchten Händen.
7. Wenn Du magst kannst Du sie vor dem Backen noch in Schwarzkümmel wälzen oder damit bestreuen.
8. Backe Deine Brötchen nun für 20 Minuten und lasse sie vor dem Servieren jedenfalls gut auskühlen.

Tipp

Dies sind die perfekten Begleiter für Deine Salate und auch hervorragend geeignet in die Schule oder ins Büro als Jause mitgenommen zu werden. Du kannst auch Sonnenblumenkerne oder Sesam zum Bestreuen verwenden. Achte darauf, dass sie nicht zu dunkel werden, die Brötchen aber dennoch durchgebacken sind. Notfalls erst nach der halben Backzeit bestreuen und leicht andrücken.

Zoodles an Tomaten-Basilikumsauce
(rein basisch)

KH 18 g | EW 10 g | F 16 g | K 261 kcal

Zubereitungszeit: **50 min**
Portionen: **2**
Schwierigkeit: **leicht**

Zutaten

2 mittelgroße	Zucchini mit den Spiralschneider zu Spaghetti gedreht
1	Karotte geschält und fein gerieben
1 große	Schalotte in feine Streifen geschnitten
2	Frühlingszwiebel in Ringe geschnitten
10	Kirschtomaten halbiert
2 mittelgroße	Tomaten in Würfel geschnitten
2	Knoblauchzehen gerieben
½ TL	frisch geriebener Ingwer
300 ml	Gemüsebrühe
Je 2 EL	Olivenöl und Mandelmus
1 TL	Tamari
Je 1 EL	Tomatenmark und Edelhefeflocken
1 Prise	Vanillepulver
	Salz und Pfeffer nach Geschmack
	frische Basilikumblätter zur Dekoration und gehackt zur Sauce

Zubereitung

1. Erhitze das Öl in einer Pfanne und dünste die Karotten, die Schalotte, die Zwiebel, die Tomatenwürfel, den Knoblauch und den Ingwer darin für etwa 2 Minuten an.
2. Gib das Tomatenmark und die Vanille mit den Edelhefeflocken dazu und rühre alles gut durch, bevor Du mit der Brühe aufgießt. Köchle nun für mindestens 7 Minuten.
3. Binde mit dem Mandelmus ab und lasse es dann nochmals für einmal aufkochen.
4. Erhitze das Olivenöl in einer weiteren Pfanne und dünste darin die Zucchini Spaghetti für 2 oder 3 Minuten an.
5. Schmecke beide Pfannen mit Salz, Pfeffer und Basilikum ab.
6. Hebe die Kirschtomaten unter das Gemüse und diese kurz darin warm werden.
7. Gib die Spaghetti auf einem Teller und gieße die Sauce darüber, garniere mit ein paar übrigen Basilikum Blättern.

Tipp

Diese Sauce kannst Du für alle Gemüse Spaghetti verwenden.

Süßkartoffel-Avocado-Toast
(basenüberschüssig)

KH 46 g | EW 17 g | F 36 g | K 595 kcal

Zubereitungszeit: **20 min**
Portionen: **1**
Schwierigkeit: **leicht**

Zutaten

1	Süßkartoffel
50 g	tiefgekühlte Erbsen
½	Avocado
2 EL	Zitronensaft
1 Handvoll	Feldsalat
50 g	Feta
	Salz, Pfeffer und Chiliflocken zum Abschmecken

Zubereitung

1. Heize den Ofen auf 200 Grad vor und belege Dein Backblech mit einer Lage Backpapier.
2. Wasche und schäle die Süßkartoffeln und schneide diese in 4 bis 6 Scheiben. Lege sie auf das Backblech und schiebe sie für etwa 8 – 10 Minuten in den Ofen.
3. Koche währenddessen die Erbsen bei mittlerer Hitze für 3 Minuten gar.
4. Gieße diese anschließend ab und tropfe sie ab.
5. Kratze das Fruchtfleisch aus der Avocado und püriere dieses mit den Erbsen, und dem Zitronensaft mit einem Stabmixer.
6. Schmecke das Püree mit Salz, Pfeffer und Chiliflocken ab.
7. Wasche den Salat und schleudere ihn trocken.
8. Zerbrösle den Feta und nimm die Süßkartoffelscheiben aus dem Ofen.
9. Belege die Kartoffelscheiben nun mit dem Feldsalat, gib das Püree darauf und bestreue dieses mit dem Feta.

Tipp

Bei einer kleinen Süßkartoffel mit mehren Scheiben arrangieren Deinen Toast als Türmchen oder belege jede Scheibe einzeln, weil es einfach bequemer zu essen ist.

Für mehrere Personen einfach die doppelte oder dreifache Menge nehmen. Bei den Süßkartoffeln musst Du Dir ansehen, wie viele Scheiben Du mit jedenfalls 1 cm dicke herausschneiden kannst.

Gemüse-Quinoa-Schüssel
(basenüberschüssig)

KH 46 g | EW 14 g | F 12 g | K 357 kcal

Zubereitungszeit: 35 min
Portionen: 2
Schwierigkeit: leicht

Zutaten

100 g	Quinoa
1 TL	Kurkumapulver
300 g	Knollensellerie
1	Karotte
2 Stiele	Petersilie
1 EL	Erdnussmus
15 g	Erdnusskerne
50 g	Baby-Spinat
30 g	Granatapfelkerne
	Salz, Pfeffer und Deine getrockneten Lieblingsgewürze

Zubereitung

1. Spüle die Quinoa ab, lasse sie abtropfen und koche sie dann mit der doppelten Menge Wasser und Kurkuma für 15 Minuten. Anschließend nimmst Du sie vom Herd und lässt sie noch etwas Quellen.
2. Schäle inzwischen Sellerie und Möhren. Schneide sie dann in kleine Würfel.
3. Erhitze in einer Pfanne Öl und dünste die Gemüsewürfel unter gelegentlichem Rühren darin für gut 10 Minuten bei mittlerer Hitze an. Würze diese mit Salz, Pfeffer und den Gewürzen.
4. Wasche die Petersilie, schüttle diese trocken und hacke sie fein.
5. Verrühre das Joghurt mit dem Erdnussmus und der Hälfte der Petersilie, würze diese ebenfalls mit Salz, Pfeffer und Chiliflocken. Hacke auch die Erdnusskerne grob.
6. Gib die Quinoa mit dem Spinat in 2 Schalen.
7. Gib darauf das Gemüse mit der Sauce und bestreue es mit den Nüssen.
8. Toppe mit der restlichen Petersilie und den Granatapfelkernen.

Tipp

Quinoa, Reis oder auch Hülsenfrüchte kannst Du in größeren Portionen vorkochen, am Wochenende, wenn Du mehr Zeit hast und dann über die Woche verteilt aufbrauchen. Sie halten sich mehrere Tage.

Grünkohleintopf
(rein basisch)

KH 42 g | EW 12 g | F 11 g | K 338 kcal

Zubereitungszeit: **55 min**
Portionen: **2**
Schwierigkeit: **leicht**

Zutaten

250 g   Grünkohl in Streifen geschnitten
250 g   Kartoffeln
2   Tomaten in Würfel geschnitten
2   Zwiebel fein gehackt
2   Knoblauchzehen fein gehackt
500 ml Gemüsebrühe
2 EL   Kokosöl
½ TL   gemahlener Thymian
    Salz und Pfeffer nach Geschmack

Zubereitung

1. Wasche, schäle und bereite das Gemüse vor, wie in der Zutatenliste beschrieben.
2. Erhitze das Kokosöl in einem Topf.
3. Dünste darin die Zwiebeln und den Knoblauch glasig an.
4. Gib die Kartoffeln dazu und dünste diese ebenfalls 2 Minuten mit.
5. Lösche mit der Gemüsebrühe ab.
6. Salze die Gemüse Mischung und lasse sie für gut 10 Minuten zugedeckt köcheln. Schalte gegebenenfalls die Temperatur zurück. Es soll nicht wallend kochen, nur leicht blubbern.
7. Gib dann den Grünkohl hinzu und lasse Deinen Eintopf für weitere 15 Minuten garen.
8. Zum Schluss gibst Du die Tomatenwürfel in den Topf und lässt auch diese für etwa 3 Minuten sanft mitköcheln.
9. Schmecke mit Salz, Pfeffer und Thymian nach Deinem Geschmack ab.
10. Verteile Deinen Eintopf auf zwei tiefe Teller und garniere ihn, wenn zur Hand, mit frischen Zweigen Thymian.

Tipp

Diesen Basiseintopf kannst Du mithilfe von unterschiedlichen Kräutern immer wieder neue Geschmacksnuancen verleihen. Wenn Du harte frische Kräuter verwendest wie Thymian, Rosmarin oder auch Minze dann koche sie ab dem Grünkohl mit.

Bunte Gemüse Pommes
(rein basisch)

KH 74 g | EW 11 g | F 19 g | K 263 kcal

Zubereitungszeit: **35 min**
Portionen: **2**
Schwierigkeit: **leicht**

Zutaten
250 g   Kartoffeln festkochend
200 g   Kohlrabi
100 g   Süßkartoffel
2 EL   Erdnussöl
       Salz und Pfeffer zum Abschmecken

Zubereitung
1. Heize den Backofen auf 220 Grad vor.
2. Lege auf Dein Backblech eine Lage Backpapier.
3. Schäle die Kartoffeln, die Kohlrabi und die Süßkartoffeln und schneide sie in Pommes typische Stifte.
4. Lege diese dann auf das Backblech und beträufle sie mit dem Erdnussöl.
5. Salze sie nach Deinem persönlichen Geschmack und mische sie mit den Händen noch einmal gut durch.
6. Schiebe die Pommes in den Ofen und backe sie für etwa 20 bis 25 Minuten goldgelb. Bestreue sie vor dem Servieren noch mit grob gemahlenem, schwarzem Pfeffer.

Tipp
Serviert mit einem leichten Dip aus unserem Rezepte Fundes ein schnelles Abendessen. Das Gemüse kannst Du schon am Vorabend zuschneiden und im Kühlschrank aufbewahren. Die Kartoffeln dafür in Wasser legen.
Experimentiere hier auch mit verschiedenen zum Braten geeigneten Ölen. Sesam oder Erdnussöl gibt es auch mit verschiedenen Gewürzen oder Kräutern versetzt. Du kannst allerdings auch selbst Mischungen davon herstellen, indem Du beispielsweise Knoblauch schälst durch die Presse drückst und zwei oder drei Tage vor der Verwendung mit dem ausgesuchten Öl vermischt. Fülle dies in ein verschließbares Glas und lasse es dunkel und kühl den Geschmack des Knoblauchs aufnehmen.

Zoodles mit Rosinen
(basenüberschüssig)

KH 26 g | EW 9 g | F 37 g | K 484 kcal

Zubereitungszeit:	**30 min**
Portionen:	**2**
Schwierigkeit:	**leicht**

Zutaten

4	Zucchini, waschen und Stilansatzentfernen
25 g	Pinienkernen
1	Knoblauchzehe, fein gehackt
1	Bio Orange (Abrieb und Saft)
2 EL	Rosinen
1	Frühlingszwiebel, in feine Ringe geschnitten
4 EL	Olivenöl
4 EL	Mandel-Schlagcreme
	Salz und Pfeffer nach Belieben

Zubereitung

1. Weiche die Rosinen in dem Orangensaft ein.
2. Für die Spaghetti schneidest Du die Zucchini mit einem Gemüsehobel oder Spiralschneider in Spaghetti-Form. Sie müssen dafür nicht geschält werden.
3. Erhitze das Olivenöl in einer Pfanne auf mittlerer Stufe und brate darin die Frühlingszwiebeln für 2 Minuten an.
4. Gib den Knoblauch hinzu und brate ihn für eine Minute mit.
5. Gieße die Rosinen mit dem Orangensaft in die Pfanne, lösche quasi damit ab und lasse die Flüssigkeit bei geringer Hitze für gut 5 Minuten leicht einköcheln.
6. Rühre jetzt die Mandelsahne hinein.
7. Hebe die Pinienkerne unter und schmecke mit Salz und Pfeffer ab.
8. Gib die Spaghetti in die Sauce und warte darauf, dass diese sich in der Sauce aufwärmen. Verteile Dein Gericht dann auf zwei Tellern und serviere eventuell mit ein paar zuvor beiseitegelegten Ringen der Frühlingszwiebel.

Tipp

Wenn Du ohnehin gerade nach einem basenüberschüssigen Gericht suchst, dann kannst Du diese schnelle Sauce auch mit Linsennudeln zubereiten. Sie benötigen zum Kochen nicht länger als die Sauce, so dass Du mit beidem zeitgleich fertig bist.

Gedünsteter Lauch an Reis
(basenüberschüssig)

KH 49 g | EW 9 g | F 9 g | K 322 kcal

Zubereitungszeit: **50 min**
Portionen: **2**
Schwierigkeit: **leicht**

Zutaten

500 g Lauch
100 g Naturreis
300 ml Gemüsebrühe
100 ml Hafersahne
1,5 TL Bio-Maisstärke
2 EL Wasser
Je 1 TL Muskat und Piment
1 EL gehackte Petersilie
Salz und Pfeffer nach Geschmack

Zubereitung

1. Bereite den Reis laut Packungsanweisung in etwa 250 ml Wasser zu.
2. Putze inzwischen den Lauch, schneide ihn in 1 cm breite Ringe und spüle ihn kurz durch. Lasse ihn gut abtropfen.
3. Koche die Gemüsebrühe auf und lasse den Lauch dann darin 10 Minuten garen. Schalte die Temperatur zurück bis es nur mehr köchelt und nicht wallend kocht.
4. Rühre die Maisstärke mit dem Wasser gut an, es dürfen kein Klümpchen sein.
5. Gib die Sahne und die Stärke zum Lauch in die Gemüsebrühe und rühre sie gut ein. Schalte die Temperatur noch einmal hoch.
6. Lasse die Mischung für einmal blubbernd aufkochen und schalte danach wieder zurück.
7. Schmecke mit Muskat, Piment und Salz ab.
8. Richte den Reis mithilfe einer Kelle zu einem kleinen Berg auf der Mitte der Teller an und gieße die Lauchsauce darüber. Bestreue zur Dekoration noch mit frisch gehackter Petersilie.

Tipp

Diese Sauce lässt sich hervorragend einfrieren und kann dann als Basis für neue Kreationen dienen. Taue sie auf und versetze sie beispielsweise noch mit frischem Baby Spinat oder Zucchini, würze sie nach und schon hast Du eine neue und schnelle Saucen Variation.

Rosmarin Kartoffeln
(rein basisch)

KH 37 g | EW 5 g | F 1 g | K 185 kcal

Zubereitungszeit: **55 min**
Portionen: **4**
Schwierigkeit: **leicht**

Zutaten

800 g kleine	junge Kartoffeln
1	Zwiebel
3	Knoblauchzehen
4 EL	Erdnussöl
3 Zweige	Rosmarin
	Salz und Pfeffer nach Belieben

Zubereitung

1. Heize den Backofen auf 220 Grad Umluft vor. Fette eine Auflaufform leicht ein. Benutze eine Form, welche einen Deckel hat für diese Zubereitungsart.
2. Wasche die Kartoffeln, trockne sie etwas und halbiere sie. Schäle die Zwiebel und den Knoblauch, scheide die Zwiebel dann in Würfel und den Knoblauch in dünne Scheiben.
3. Brause den Rosmarin ab und zupfe die Nadeln von den Zweigen, hacke sie dann fein.
4. Gib das Erdnussöl mit der Zwiebel, dem Knoblauch und dem Rosmarin in eine große Schüssel und verrühre alles gut.
5. Gib die Kartoffelhälften dazu und würze kräftig mit Salz und Pfeffer. Sieh zu, dass die Kartoffeln rundherum gut mit der Gewürz Öl Mischung bedeckt sind.
6. Gib die Kartoffelmischung in Deine vorbereitete Auflaufform und lege den Deckel auf.
7. Lasse die Mischung dann für etwa 40 Minuten im Backofen garen.

Tipp

Kartoffeln mit Dip sind immer eine gute Wahl für ein basisches Gericht. Du kannst hierzu auch Graved Lachs oder Feldsalat servieren. Suche Dir eine Begleitung, die nicht nur mit den Kartoffeln, sondern auch mit dem Rosmarin harmoniert. Sonst kannst Du für die Kartoffeln auch ein anderes Kraut oder Gewürze verwenden, wie wäre es mit einer orientalischen oder asiatischen Gewürzmischung?

Gemüse aus dem Ofen
(rein basisch)

KH 57 g | EW 14 g | F 24 g | K 519 kcal

Zubereitungszeit: **50 min**
Portionen: **4 - 6**
Schwierigkeit: **leicht**

Zutaten

400 g	Aubergine
400 g	festkochende Kartoffeln
300 g	rote und gelbe Paprikaschoten gemischt
100 g	gelbe Zwiebel
4 – 6	Knoblauchzehen
5 EL	Olivenöl
	Salz und Pfeffer nach Geschmack
4 Zweige	Rosmarin

Zubereitung

1. Heize den Backofen auf 180 Grad vor und belege Dein Backblech mit Backpapier.
2. Wasche die Aubergine und schneide sie in etwa 1 cm dicke Scheiben. Schäle inzwischen auch die Kartoffeln und schneide sie in schmale Spalten bzw. Wedges. Die Paprika wäscht Du, entfernst die Kerne und schneidest sie dann klein würfelig.
3. Schäle die Zwiebel und die Knoblauchzehen und schneide beides in feine Scheiben oder Ringe. Du kannst sie auch hobeln, wenn Du einen entsprechenden Fingerschutz dazu hast. Brause den Rosmarin ab und schüttle die Zweige frei von Wasser.
4. Mische nun das passend geschnittene Gemüse in einer großen Schüssel mit dem Olivenöl, dem Salz und dem Pfeffer.
5. Verteile Deine marinierte Gemüse Mischung nun gleichmäßig auf Deinem Backblech und lege die Rosmarinzweige darauf.
6. Schiebe das Gemüse auf der mittleren Schiene für eine Backzeit von 35 Minuten in den Ofen. Wenn Du bemerkst, dass die Oberfläche zu schnell dunkel wird, dann wende es zwischendurch.

Tipp

Diese Gemüse Potpourri aus dem Ofen ist je nachdem wie viele Sorten Gemüse Du verwendest schnell vorbereitet. Du kannst dies schon am Morgen erledigen, über den Tag marinieren lasse und am Abend backen.

Spinatsalat mit Champignons
(rein basisch)

KH 2 g | EW 3 g | F 13 g | K 136 kcal

Zubereitungszeit: 27 min
Portionen: 4
Schwierigkeit: leicht

Zutaten

500 g frische Champignons
100 g Spinat
5 EL Öl
3 EL Zitronensaft
1 Prise Salz und Pfeffer
1 TL fein gehackter Thymian
1 TL fein gehackte Petersilie

Zubereitung

1. Putze die Champignons und schneide sie in dünne Scheiben.
2. Wasche den Spinat und schleudere sie trocken.
3. Brause die frischen Kräuter ab und hacke sie fein.
4. Vermische den Zitronensaft, das Salz, den Pfeffer und 4 EL des Öls miteinander. Am besten schlägst Du es kurz mit einem Schneebesen auf.
5. Gib den Spinat hinzu und lasse ihn für einige Minuten marinieren.
6. Erhitze den letzten Esslöffel Öl in einer Pfanne und brate die Champignons für 2 Minuten scharf darin an.
7. Mische die noch heißen Champignons unter den Salat mit dem Dressing.
8. Bestreue diese Mischung nun mit dem Thymian und der Petersilie.
9. Verteile den Salat auf 4 Teller und serviere ihn.

Tipp

Verleihe Deinem Salat einen Extrakick an Eisen und Chlorophyll mit einer Handvoll Wildkräuter wie Löwenzahn, Girsch und Brennnesseln. Auch eine Handvoll Kulturkräuter wie Basilikum, Kerbel und Minze sorgen für ein Mehr an gesunden Inhaltsstoffen.

Gefüllte Champignons
(rein basisch)

KH 9 g | EW 2 g | F 11 g | K 145 kcal

Zubereitungszeit: **40 min**
Portionen: **4**
Schwierigkeit: **leicht**

Zutaten
20 gr. Champignons
5 Schalotten
1 Sellerieknolle
3 Knoblauchzehen
50 g Butter
½ Bund Petersilie
1 Prise Salz und Pfeffer

Zubereitung
1. Heize den Backofen auf 180 Grad vor.
2. Entferne die Stiele der Champignons und schneide diese in kleine Würfelchen.
3. Schäle und würfle den Sellerie ebenfalls. Schäle die Schalotten und den Knoblauch und hacke beides in kleinste Stückchen.
4. Erhitze 20 g der Butter in einer Pfanne und dünste den Sellerie mit den Schalotten in der Butter für mindestens 3 Minuten an.
5. Gib den Knoblauch und die Champignonwürfeln aus den Stielen hinzu, brate für etwa 1 Minute weiter.
6. Schmecke alles ab und befülle die Champignonköpfe mit der Masse.
7. Setze noch auf jeden Champignon Butterflöckchen und platziere sie dann auf einem Backblech, belegt mit Backpapier, gare die Köpfe dann für 10 Minuten im Backofen.
8. Hacke in der Zwischenzeit die Petersilie und bestreue die Champignons vor dem Servieren damit.

Tipp
Pilze bitte niemals waschen. Benutze zum Putzen ein weiches Küchenkrepp und ein kleines Messer oder auch einen Gemüsepinsel, um die Pilze von eventuellen Rückständen zu befreien. Pilz Sammler haben diese Ausrüstung schon beim Suchen mit dabei.

Chili Kartoffelpuffer
(basenüberschüssig)

KH 24 g | EW 3 g | F 3 g | K 144 kcal

Zubereitungszeit: **50 min**
Portionen: **4**
Schwierigkeit: **leicht**

Zutaten
600 g   Kartoffeln
50 g   TK Erbsen
1 große Zwiebel
2   grüne Chilischoten
2 EL   frischer Ingwer
½ TL   Garam Masala
4 EL   Kokosöl
   etwas Dinkel-Paniermehl

Zubereitung
1. Wasche die Kartoffeln und bürste sie mit einer Gemüsebürste sauber. Die Erbsen lasse etwas antauen.
2. Schäle die Zwiebel und den Ingwer, schneide die Zwiebel fein würfelig und reibe den Ingwer fein. Wasche die Chilischoten und schneide sie in dünne Ringe.
3. Lasse die Kartoffeln etwa 10 Minuten in einem großen Topf mit Wasser kochen, so dass diese nicht ganz weich sind.
4. Schäle sie dann, lasse sie etwas auskühlen und hacke sie grob.
5. Erhitze die Hälfte vom Kokosöl und röste die Zwiebel, die Chilischoten und den Ingwer langsam darin an.
6. Gib die Kartoffeln und die Erbsen dazu.
7. Vermenge alles gut und würze mit Salz, Pfeffer und dem Garam Masala.
8. Nimm die Pfanne vom Herd und lasse die Masse noch 5 Minuten durchziehen und abkühlen.
9. Forme dann 4 – 6 Puffer daraus und wende sie in Deinem Paniermehl.
10. Erhitze den Rest vom Kokosöl in einer neuen Pfanne und brate die Puffer beidseitig goldgelb darin aus. Serviere sie mit Dip oder grünem Salat.

Tipp
Basisch wird Dein Gericht, wenn Du anstelle der Erbsen beispielsweise Brokkoli mit in die Masse mischst.

Kürbisgefüllte Backkartoffeln
(rein basisch)

KH 57 g | EW 11 g | F 28 g | K 544 kcal

Zubereitungszeit: **30 min, Backzeit 60 min**
Portionen: **2**
Schwierigkeit: **leicht**

Zutaten

4	möglichst gleichgroße Kartoffeln
450 g	Hokkaido-Kürbis, klein gewürfelt
2 EL	Haselnüsse grob gehackt
60 g	Frühlingszwiebel, halbiert und fein geschnitten
4 EL	Erdnussöl
2 EL	Margarine
15 g	Mandelmus
1 EL	Edelhefeflocken
¼ TL	Paprikapulver
Je 1 TL	Kümmel und Muskatnuss
	Salz und Pfeffer nach Geschmack

Zubereitung

1. Heize den Backofen auf 180 Grad Umluft vor.
2. Stelle eine Gratinform bereit und mehrere Stücke Alufolie.
3. Wasche die Kartoffeln unter fließendem Wasser mit der Gemüsebürste und reibe sie mit Erdnussöl und Salz ein.
4. Packe dann die Kartoffeln in die Alufolie ein.
5. Gib diese in die Gratinform und lasse sie im Ofen 50 bis 60 Minuten garen, bis sie weich sind.
6. Inzwischen kannst Du in einer Pfanne, für die Füllung, die Margarine erhitzen und die Frühlingszwiebel mit dem Kürbis für gut 3 Minuten andünsten.
7. Würze diese mit Edelhefeflocken, Paprika, Kümmel, Muskat Salz und Pfeffer und rühre dann das Mandelmus ein. Halte die Masse warm, bis die Kartoffeln gegart sind.
8. Nimm die fertig gegarten Kartoffeln aus dem Ofen und entferne die Alufolie. Schneide die Kartoffeln dann mit einem spitzen Messer längs ein. Drücke die Kartoffel etwas auseinander und fülle die Kürbismasse ein. Setze die Kartoffeln auf die vorbereiteten Teller und arrangiere den Rest der Masse darum.
9. Bestreue Deine gefüllten Kartoffeln nun mit den Haselnüssen und serviere.

Tipp
Um beim Garen Flüssigkeitsverlust zu vermeiden, lege den Deckel auf.

Fenchelgemüse
(rein basisch)

KH 15 g | EW 12 g | F 16 g | K 255 kcal

Zubereitungszeit: **25 min**
Portionen: **2**
Schwierigkeit: **leicht**

Zutaten

1	Schalotte
4	junge Fenchelknolle
100 ml	Gemüsebrühe
2 EL	Olivenöl
1	Zitrone
½ TL	Paprikapulver
8 Zweige	Thymian
½ Bund	Petersilie
	Salz und frisch gemahlener, schwarzer Pfeffer nach
Bedarf	

Zubereitung

1. Schäle die Schalotte und schneide diese in Ringe.
2. Wasche den Fenchel, putze ihn falls nötig und schneide den harten Strunk heraus. Lasse aber ein wenig am Fenchel damit die Blätter nicht auseinanderfallen.
3. Schneide ihn dann in etwa 5 mm dicke Scheiben oder Spalten.
4. Würze sie mit Salz und brate diese mit der Schalotte in heißem Öl für gut 2 bis 3 Minuten an.
5. Presse inzwischen den Saft der Zitrone aus und gib ihn zusammen mit der Brühe in die Pfanne zum Ablöschen.
6. Lasse die Mischung nun für mindestens 2 Minuten, bei hoher Hitze, um etwa die Hälfte einköcheln. Wasche und hacke in der Zeit die Kräuter fein.
7. Gib den Thymian und die Petersilie dazu und lasse das Gemüse dann zugedeckt gut 5 Minuten, bei kleiner Hitze, gar dünsten.
8. Schmecke noch einmal und würze mit dem Paprikapulver. Verteile Dein Gemüse dann auf zwei Tellern und serviere es noch heiß.

Tipp

Du kannst Dein Gericht mit etwas klein gehacktem Fenchelgrün noch dekorieren oder es aufheben für den nächsten Salat. Ob Fenchel, Karotten oder Rote Beete, verwende das Grün bei jungem Gemüse so weit wie möglich mit.

Grüne Bohnen
(basenüberschüssig)

KH 10 g | EW 6 g | F 21 g | K 244 kcal

Zubereitungszeit: **35 min**
Portionen: **2**
Schwierigkeit: **leicht**

Zutaten

600 g	Prinzessbohnen
	etwas frisches Bohnenkraut
2	Schalotten
2	Knoblauchzehen
1 Liter	Gemüsebrühe
4 EL	Olivenöl
1 Prise	Chili
	Salz und Pfeffer zum Abschmecken

Zubereitung

1. Schäle die Schalotten und die Knoblauchzehen und schneide sie in feine Würfel. Wasche und putze die Bohnen, wenn notwendig.
2. Bringe in einem Topf 700 ml der Gemüsebrühe zum Kochen.
3. Gare darin die Bohnen für 8 Minuten vor.
4. Gieße sie über ein Sieb ab lasse sie abtropfen. Fange die Brühe dabei wieder auf.
5. Erhitze das Öl in einer Pfanne und dünste darin die Zwiebeln und den Knoblauch für etwa 2 Minuten glasig.
6. Gib die vorgegarten Bohnen dazu und auch das Bohnenkraut.
7. Fülle mit der restlichen Gemüsebrühe auf und rühre ordentlich um. Gare das Gemüse ohne Deckel gut 10 Minuten bissfest.
8. Entferne das Bohnenkraut und schmecke mit Salz, Pfeffer und Chili ab.
9. Verteile die Bohnen auf zwei Tellern und garniere sie eventuell noch mit etwas frisch gehacktem Bohnenkraut, das Du zuvor beiseitegelegt hast.

Tipp

Die aufgefangene Brühe wäre schade im Abfluss verschwinden zu lassen. Du kannst darin auch noch einmal Kartoffeln in Schale weichkochen und sie nehmen den Geschmack der Brühe etwas auf. Zum Weiterverarbeiten als Sauce ist diese Brühe allerdings nicht mehr zu empfehlen.

Blattspinat an Quinoa
(basenüberschüssig)

KH 49 g | EW 16 g | F 25 g | K 499 kcal

Zubereitungszeit: **20 min**
Portionen: **4**
Schwierigkeit: **leicht**

Zutaten

1 kg   Blattspinat, gewaschen und abgetropft
250 g   Quinoa
80 g   Zwiebeln, fein gewürfelt
5 g   geraspelte Mandeln
250 ml   Hafersahne
2 EL   Olivenöl
1 Prise   Muskat
        Salz und Pfeffer nach Geschmack

Zubereitung

1. Spüle zuerst die Quinoa gut in einem Sieb ab und gare sie dann nach Packungsangabe.
2. Erhitze das Öl in einer Pfanne und dünste darin die Zwiebeln für etwa 3 Minuten glasig an, mittlere Hitze.
3. Gib den Spinat hinzu und würze mit dem Muskat, Salz und Pfeffer.
4. Lasse den Spinat dann für 3 Minuten garen. Er soll zusammenfallen und nicht zu Mus werden.
5. Rühre dann die Hafersahne unter den Spinat.
6. Lasse das Gemüse in der Sahne nun kurz aufkochen und schmecke nochmal.
7. Verteile die Quinoa auf den Tellern und drapiere den Spinat darüber. Bestreue die Teller am Rand mit den Mandeln und serviere Dein Gericht.

Tipp

Anstelle von Quinoa solltest Du unbedingt auch einmal mit heimischer Hirse kochen. Sie steht der Quinoa gleichwertig an Nährstoffen gegenüber, legt allerdings weniger Kilometer zurück, bis sie in Deinen Töpfen landet. Du kannst Quinoa, Hirse und auch Reis schon im Vorfeld mit etwas Geschmack ausstatten indem Du Gewürze, Curry oder auch Brühe beim Garen verwendest.

Quinotto an Junggemüse
(basenüberschüssig)

KH 102 g | EW 22 g | F 22 g | K 702 kcal

Zubereitungszeit: **35 min**
Portionen: **2**
Schwierigkeit: **leicht**

Zutaten

250 g	Quinoa
500 ml	Gemüsebrühe
4 kleine	Karotten
1 kleine	Zwiebel
250 g	Baby Spinat
2 EL	Sonnenblumenöl
	Salz und Pfeffer zum Abschmecken
	Kurkuma für etwas Farbe, Pulver oder frisch gerieben
2 Stängel	glatte Petersilie zur Dekoration

Zubereitung

1. Stelle 250 ml der Gemüsebrühe in einem Kochtopf auf dem Herd und koche darin den Quinoa 10 Minuten halbgar.
2. Wenn der Quinoa gekocht hat, nimm ihn von der Platte und lasse ihn noch für 10 bis 15 Minuten fertig quellen. Die Flüssigkeit sollte dann komplett aufgesogen sein. Sonst gieße den Rest durch ein Sieb ab.
3. Wasche und hacke die Petersilie, gib diese gegen Ende der Quellzeit schon zur Quinoa dazu.
4. Schäle inzwischen die Karotten und schneide sie in 1 – 1,5 cm breite Stifte. Schäle die Zwiebel und würfle sie klein.
5. Wasche den Spinat und schleudere ihn trocken.
6. Dünste zuerst die Zwiebel im Öl bei mittlerer Temperatur glasig an. Gib die Karotten zu den Zwiebeln und dünste sie 2 Minuten mit.
7. Lösche mit dem Rest der Gemüsebrühe ab. Hebe den Spinat unter und lasse alles bei mittlerer Hitze leicht für 2 Minuten köcheln.
8. Rühre die Quinoa unter das Gemüse und serviere es in zwei tiefen Tellern.

Tipp

Wenn Du keine Gemüsebrühe fertig hast, dann löse passende Brühwürfel in der doppelten Menge Wasser auf, als laut Packung vorgeschlagen. Oder nimm Wasser und mehr Gewürze des Rezeptes.

Wokgemüse
(rein basisch)

KH 17 g | EW 4 g | F 30 g | K 361 kcal

Zubereitungszeit:	**40 min**
Portionen:	**1**
Schwierigkeit:	**einfach**

Zutaten

½	Apfel, in dünne Spalten geschnitten
50 g	Karotten, geschält und in Streifen geschnitten
50 g	Zucchini, gewaschen und in Streifen geschnitten
30 g	frische Mungobohnen Keimlinge
30 g	Lauch, geputzt und in Streifen geschnitten
¼	Chilischote, fein geschnitten
10 g	Ingwer, geschält und frisch gehackt
¼ TL	Curry
20 g	Sesamöl
100 ml	Kokosmilch
	Salz und Pfeffer zum Abschmecken

Zubereitung

1. Nimm Dir genügend Zeit das Gemüse und die Gewürze sowie den Apfel zu waschen, zu putzen und vorzubereiten.
2. Schwitze dann die Apfelspalten, das Gemüse, die Gewürze und auch die Mungobohnen Keimlinge im erhitzten Sesamöl in Deinem Wok für gut 5 Minuten an.
3. Bestäube je nach Geschmack mit mehr oder weniger Currypulver und lasse es ebenfalls mit anschwitzen.
4. Lösche mit der Kokosmilch ab.
5. Würze nach Belieben mit Salz und wenig weißem Pfeffer und lasse alles zur gewünschten Bissfestigkeit garen. Jedenfalls für gut 7 Minuten.
6. Verteile Dein Gericht auf zwei Schalen und serviere es zu Reis oder einem knackigen Salat.

Tipp

Wenn Du Dir richtig Zeit zum Kochen nehmen kannst, dann brate zuerst die Gewürze wie Curry, Ingwer und Chili an, füge dann die Karotten dazu, danach die Zucchini und den Lauch, zum Schluss die Munogbohnen und den Apfel. Schiebe dabei die bereits gebratenen Komponenten den Rand des Wok hoch, so dass in der Mitte Platz für die frischen, neuen Zutaten ist.

Gemüseauflauf
(basenüberschüssig)

KH 36 g | EW 7 g | F 8 g | K 253 kcal

Zubereitungszeit: **80 min**
Portionen: **4**
Schwierigkeit: **leicht**

Zutaten

400 g	Rote Bete, kleine junge Knollen
½	Zimtstange
½ TL	Fenchelsamen
400 g	Kartoffeln, vorzugsweise festkochend
2	Äpfel
1 EL	Zitronensaft
150 g	saure Sahne
30	Kürbiskerne
	Salz und Pfeffer nach Geschmack

Zubereitung

1. Wasche die Rote Bete und gib diese in einen kleinen Topf.
2. Bedecke sie knapp mit Wasser und gib Salz die Zimtstange und die Fenchelsamen dazu. Bringe es zum Kochen und lasse es bei mittlerer Hitze für gut 20 Minuten garen.
3. Wasche inzwischen die Kartoffeln und koche diese in Salzwasser 25 Minuten weich.
4. Wasche währenddessen die Äpfel, und entferne das Kerngehäuse mit einem Ausstecher. Schneide die Äpfel dann in ½ cm dicke Scheiben und beträufle diese mit Zitronensaft.
5. Gieße die Rote Bete und die Kartoffeln ab, lasse beides für mindestens 5 Minuten ausdampfen.
6. Heize den Backofen auf 200 Grad Umluft vor.
7. Pelle die Rote Bete und die Kartoffeln und schneide auch sie in etwa gleich dicke Scheiben.
8. Schichte die Apfelscheiben mit den Rote-Beete und Kartoffelscheiben in die Auflaufform.
9. Würze die saure Sahne mit Salz, Pfeffer und anderen Gewürzen nach Deinem Geschmack, wenn Du möchtest.
10. Gieße die Sahne Mischung nun über die Gemüse Schichten in die Form und bestreue sie mit den Kürbiskernen.
11. Gib den Auflauf für 20 Minuten in den Ofen und gratiniere ihn.

Tipp
Du kannst auch geriebenen Käse noch in die Sahne mischen.

Zucchinipuffer
(basenüberschüssig)

KH 54 g | EW 8 g | F 17 g | K 426 kcal

Zubereitungszeit:	**1 Stunde**
Portionen:	**4**
Schwierigkeit:	**mittel**

Zutaten

500 g	festkochende Kartoffeln
300 g	Zucchini
1	Zwiebel
60 g	Dinkelvollkornmehl
1	Ei
5 – 6 EL	Olivenöl zum Ausbacken
	Salz, Pfeffer und geriebene Muskatnuss zum Abschmecken

Zubereitung

1. Schäle die Kartoffeln, reibe diese sehr fein, lasse sie dann für 20 Minuten in einem Sieb abtropfen und fange dabei aber dabei die Flüssigkeit auf.
2. Von der Abtropfflüssigkeit brauchst Du die Kartoffelstärke, dazu gieße die Flüssigkeit noch einmal vorsichtig ab, behalte nur den trüben Rest.
3. Putze inzwischen die Zucchini und rasple sie grob. Schäle die Zwiebeln und schneide diese in feine Würfel.
4. Mische die Zucchini und die Zwiebel mit dem Mehl, dem Ei und der Kartoffelmasse.
5. Würze alles mit Salz, Pfeffer und Muskatnuss. Mische zum Schluss die abgesetzte Kartoffelstärke darunter und knete alles zu einer formbaren Masse.
6. Erhitze etwas Öl in einer Pfanne und gib portionsweise die Puffer in die Pfanne. Streiche diese etwas glatt.
7. Brate die Puffer bei mittlerer Hitze 4 Minuten lang auf beiden Seiten.
8. Du kannst die Puffer bei 80 Grad im Ofen warmhalten

Tipp

Man kann die Zucchini nach Lust auch durch anderes Gemüse ersetzen, wie geraspelten Knollensellerie, Karotten oder Butternut sowie Gelbe Rüben oder auf eine Kohlsorte greifen. Mit dieser Variationsmöglichkeit kannst Du abwechslungsreiches Essen auf den Tisch bringen, ohne Dir zu viele Gedanken zu machen. Lagere Dir im Herbst einfach jede Menge Kartoffeln mehlig und fest kochend ein!

Nudelpfanne mit Brokkoli
(basenüberschüssig)

KH 20 g | EW 14 g | F 21 g | K 333 kcal

Zubereitungszeit: **35 min**
Portionen: **4**
Schwierigkeit: **einfach**
Zutaten

300 g	Vollkorn-Penne
500 g	Brokkoli
250 g	Cocktailtomaten
3	Frühlingszwiebeln
1 – 2	Knoblauchzehen
6 gr.	Salbeiblätter
4 EL	Olivenöl
60 g	italienischer Hartkäse
	Salz und Pfeffer nach Bedarf

Zubereitung

1. Koche reichlich Salzwasser nach Packungsbeilage für die Nudeln auf und gare sie darin.
2. Putze inzwischen den Brokkoli und teile diesen in kleine Röschen. Schäle die Stiele und schneide diese in Stücke.
3. Gib etwa 5 Minuten vor Ende der Garzeit der Nudeln den Brokkoli mit in den Topf und gare diesen bis zum Schluss mit.
4. Gieße dann die Brokkoli und die Nudeln ab, behalte aber dabei 150 ml des Kochwassers.
5. Wasche die Tomaten und halbiere sie. Putze die Frühlingszwiebeln und schneide sie in feine Ringe. Schäle die Knoblauchzehen und schneide diese in kleine Würfel.
6. Schneide die Salbeiblätter in feine Streifen.
7. Erhitze in einer großen Pfanne 2 EL Öl und brate darin kurz den Knoblauch und den Salbei an.
8. Brate dann die Tomaten und die Frühlingszwiebeln für 2 bis 3 Minuten mit an. Gib nun die Pasta und den Brokkoli dazu und brate kurz mit an, lösche mit dem Kochwasser ab und rühre gut durch.
9. Schmecke noch einmal ab und richte mit gehobeltem Hartkäse an.

Tipp
Hebe Dir Gerichte wie dieses für Wochenenden oder besondere Tage auf. Du wirst merken mit der Zeit werdet Ihr sie nicht mehr vermissen!

Mangold-Pasta mit Tomaten
(basenüberschüssig)

KH 37 g | EW 18 g | F 18 g | K 408 kcal

Zubereitungszeit:　**40 min**
Portionen:　**4**
Schwierigkeit:　**einfach**

Zutaten
700 g　Tomaten
500 g　Mangold
1　Zwiebel
2　Knoblauchzehen
1 Dose weiße Bohnen
300 g　Vollkornbandnudeln
2 EL　Olivenöl
1 EL　Tomatenmark
50 g　Pecorino
　Salz und Pfeffer zum Abschmecken

Zubereitung
1. Ritze die Tomaten kreuzweise ein, überbrühe sie und schrecke sie kalt ab. Viertle sie dann und entkerne sie, häute die Tomaten und schneide diese dann in grobe Würfel.
2. Putze und wasche den Mangold, schneide die Stiele ab und schneide diese in feine Streifen. Hacke das Grün des Mangolds grob und schäle die Zwiebel und den Knoblauch. Schneide diese in feine Würfel.
3. Gieße die Bohnen in einem Sieb ab und lasse sie gut abtropfen.
4. Gare die Nudeln nach Packungsbeilage in reichlich Salzwasser.
5. Erhitze inzwischen das Öl in einer großen Pfanne und brate die Zwiebeln, den Knoblauch und die Mangoldstiele für 3 bis 4 Minuten an.
6. Gib dann das Tomatenmark und die Tomatenwürfel dazu und würze mit Salz und Pfeffer. Koche diese Mischung zugedeckt bei mittlerer Hitze für 10 Minuten.
7. Siebe die Nudeln ab und gib diese noch tropfnass in die Pfanne, zusammen mit den Bohnen und dem Mangold Grün.
8. Mische alles zusammen, lasse es warm werden und schmecke noch einmal ab. Serviere in einer Pfanne mit dem Pecorino bestreut.

Tipp
Jungen Mangold zum Schluss unterheben. Älteren mit den Tomaten.

Bunte Gemüsepfanne mit Hackfleisch
(basenüberschüssig)

KH 28 g | EW 26 g | F 29 g | K 498 kcal

Zubereitungszeit:	**35 min**
Portionen:	**4**
Schwierigkeit:	**einfach**

Zutaten

2 EL	Pinienkerne
1 Dose	Kichererbsen
Je 2	Knoblauchzehen, kleine Gurken und Stangen Lauch
Je 1	rote und grüne Paprikaschote
4	getrockneten Aprikosen
2 EL	Olivenöl
250 g	Lamm- oder Rinderhack
1 TL	gemahlener Kreuzkümmel
10 g	scharfe Paprikapaste
300 g	griech. Joghurt
	Salz und Pfeffer frisch gemahlen nach Geschmack

Zubereitung

1. Röste die Pinienkerne in einer Pfanne etwas an, gib diese dann in eine Schüssel und lasse sie abkühlen. Gieße die Kichererbsen in eln Sieb, brause sie kalt ab und lasse sie gut abtropfen. Schäle den Knoblauch und würfle ihn klein.
2. Wasche und putze den Lauf, schneide diesen in dünne Ringe.
3. Viertle die Paprika längs und entkerne sie, wasche und schneide sie dünne Streifen. Ebenso die Aprikosen.
4. Erhitze das Öl in einer Pfanne und brate darin das Hackfleisch gut durch. Gib dazu den Krümel und den Knoblauch brate weiter.
5. Gib den Lauch, Paprika und Aprikosen dazu und brate diese ebenfalls mit. Würze mit der Paprikapaste und rühre dann 150 ml Wasser hinein. Gib die Kichererbsen hinzu und erhitze sie mit. Schmecke mit Salz und Pfeffer ab.
6. Wasche die Gurken und schneide sie in kleine Würfel. Verrühre diese mit dem Joghurt und würze sie mit Salz und Pfeffer.
7. Bestreue die Hackpfanne mit den Pinienkerne und serviere sie.

Tipp

Wenn du Dein Hackfleisch schon auf einem Teller in kleinere Teile brichst, kannst Du es schneller komplett durchbraten.

Buntes Wokgemüse mit Tofu
(basenüberschüssig)

KH 20 g | EW 15 g | F 21 g | K 343 kcal

Zubereitungszeit: **35 min**
Portionen: **4**
Schwierigkeit: **einfach**

Zutaten

Je 250g	Tofu und Baby-Pak Choi
Je 150 g	Möhren und Zuckerschoten
1 Bund	Frühlingszwiebeln und 2 rote Chilischoten
125 g	Shitake-Pilze
Je 1	Knoblauchzehe, 1 EL Ingwer und 1 rote Paprikaschote
200 ml	Gemüsebrühe vermischt mit 2 TL Pfeilwurzelstärke
Je 1 EL	geröstetes Sesamöl und Limettensaft
1 EL	Tamari-Sojasauce
	Salz und Pfeffer zum finalen Abschmecken

Zubereitung

1. Tupfe den Tofu trocken und schneide diesen in Würfel.
2. Wasche das Gemüse je nach Sorte und putze oder schäle es.
3. Schneide die Paprikaschoten in Viertel und dann in feine Streifen. Schneide die Möhren und Zuckerschoten schräg in dünne Scheiben. Schneide die Frühlingszwiebeln in dünne Ringe.
4. Viertle den Pak Choi längs und schneide die Chilischoten sehr fein, entferne dabei die Kerne.
5. Von den Pilzen entferne die Stiele und viertle diese Den Ingwer und den Knoblauch hacke fein in Würfel.
6. Erhitze in einem Wok, das Öl und brate darin unter ständigem Wenden die Tofuwürfel an, wenn diese goldbraun sind nimm sie heraus und stelle sie erstmal beiseite.
7. Brate jetzt im fettfreien Wok, die Gewürze an, gib die Paprika, Pilze und Möhren hinzu. Gib dann die Zuckerschoten, Frühlingszwiebeln und den Pak Choi hinzu.
8. Brate alles bis es bissfest ist.
9. Gib nun die Sojasauce, das Sesamöl, den Limettensaft und die Brühe mit der Pfeilwurzelstärke zum Wok-Gemüse und verrühre alles gründlich.
10. Hebe die Tofuwürfel wieder unter und lasse alles ein wenig einkochen. Schmecke noch einmal mit Salz und Pfeffer ab.

Tipp
Brate die Gewürze mit mittlerer Hitze an und drehe erst danach hoch.

Spargelpfanne mit Garnelen
(basenüberschüssig)

KH 24 g | EW 24 g | F 5 g | K 253 kcal

Zubereitungszeit:	**50 min**
Portionen:	**4**
Schwierigkeit:	**einfach**

Zutaten

500 g	grüner Spargel
Je 300 g	Ananas, Mungobohnensprossen und geschälte Garnelen
Je 2	rote Zwiebeln und 2 Knoblauchzehen
1 Stück	Ingwer
125 ml	Gemüsebrühe
Je 4 EL	Limettensaft und Tamari-Sojasauce
2 TL	Pfeilwurzstärke
	Salz, Pfeffer und Muskatnuss nach Gechmack
½	Bund Koriander zum Dekorieren

Zubereitung

1. Schäle den Spargel schneide ihn in 4 cm lange Stücke.
2. Schäle die Ananas und entferne den Strunk, schneide das Fruchtfleisch in kleine Stücke. Wasche die Sprossen.
3. Schäle die Zwiebeln, halbiere diese und schneide diese in schmale Spalten. Schäle auch den Ingwer und den Knoblauch, hacke beides in feine Würfel.
4. Brause die Garnelen ab, und trockne sie mit Küchenkrepp.
5. Vermische die Brühe mit dem Limettensaft, der Sojasauce, dem Kokosblütenzucker und anderen Gewürzen nach Wunsch zu einer Sauce.
6. Erhitze Öl in einer Pfanne und brate darin die Garnelen an, nimm diese heraus und stelle sie beiseite.
7. Brate dann in dieser Pfanne den Spargel und die Zwiebeln unter ständigem Wenden und bei großer Hitze kräftig an.
8. Gib, Ingwer, Knoblauch, Ananas und die Sprossen hinzu.
9. Gib dann die gewürzte Brühe hinzu und rühre alles ein, gib die Pfeilwurzelstärke ebenfalls hinzu, lasse die Mischung einmal aufkochen bevor die Garnelen hinzukommen.
10. Hacke die Korianderblätter und bestreue die Pfanne zum Servieren damit.

Tipp

Gib der Pfeilwurzelstärke die Möglichkeit 5 Minuten zu köcheln.

Spinat-Hirsotto mit Pilzen
(basenüberschüssig)

KH 36 g | EW 13 g | F 23 g | K 444 kcal

Zubereitungszeit:	**60 min**
Portionen:	**4**
Schwierigkeit:	**einfach**

Zutaten

15 g	getrocknete Steinpilze in heißem Wasser 10 Minuten eingeweicht
Je 200 g	Hirse und junger Blattspinat
1	Zwiebel
2	Knoblauchzehen
900 ml	Gemüsebrühe
100 ml	trockener Weißwein
500 g	gemischte Pilze
	Salz, frische Zweige vom Thymian und Pfeffer nach Geschmack

Zubereitung

1. Schäle die Zwiebel und den Knoblauch, schneide diese in feine Würfel. Erhitze die Brühe in einem Topf.
2. Erhitze in einem anderen Topf etwas Öl und brate darin die Zwiebel und den Knoblauch glasig an.
3. Füge dazu die Hirse und brate sie kurz mit an.
4. Lösche mit dem Wein ab und lasse diesen fast vollständig einkochen. Keinen Deckel dabei auflegen.
5. Gib dazu, die eingeweichten Steinpilze mit dem Wasser.
6. Gieße so viel heiße Brühe hinzu das die Hirse komplett bedeckt ist.
7. Lasse alles offen unter regelmäßigem, wiederholten Rühren 20-25 Minuten garen. Gieße dabei immer wieder heiße Brühe nach bis diese fast aufgesogen ist.
8. Putze die frischen Pilze und wasche den Spinat und den Thymian.
9. Kurz bevor die Hirse fertig ist, brate die Pilze mit dem Thymian bei mittlerer Hitze in einer Pfanne mit wenig Fett an.
10. Mische den Spinat mit den Pilzen unter die Hirse, schmecke noch einmal mit Salz und Pfeffer ab und serviere Dein Gericht garniert mit dem darüber gestreuten Thymian.

Tipp

Etwas aufwändiger, weil Du ständig dabeistehen musst und kontrollieren wie weit die Brühe aufgesogen und verdunstet ist!

Sellerieschnitzel mit Dip
(basenüberschüssig)

KH 31 g | EW 12 g | F 35 g | K 511 kcal

Zubereitungszeit: **45 min**
Portionen: **4**
Schwierigkeit: **einfach**

Zutaten für die Schnitzel

2 kleine Knollensellerie
4 EL Zitronensaft
1 Prise Salz und Pfeffer
2 Eier
je 60 g Polenta und 60 g Vollkornsemmelbrösel
125 ml Öl zum Braten

Zutaten für den Dip

1 rotschaliger Apfel
2 Frühlingszwiebel
100 g Salatmayonnaise
200 g Naturjoghurt
40 g geraspelter Meerrettich

Zubereitung

1. Schäle die Sellerieknollen, halbiere und schneide sie in 1 cm dicke Scheiben. Koche diese in Salzwasser und Zitronensaft etwa 5 Minuten und schrecke sie dann kalt ab, würze dann mit Salz und Pfeffer auf beiden Seiten.
2. Verquirle die Eier in einem tiefen Teller. Mische die Polenta und die Semmelbröseln ebenfalls in einem tiefen Teller.
3. Ziehe die Scheiben der Sellerie zuerst durch die verquirlten Eier und wende diese danach in der Polenta-Mischung.
4. Erhitze das Öl in einer Pfanne und brate darin die Selleriescheiben bei starker Hitze auf beiden Seiten 5 Minuten goldbraun.
5. Lasse die gebackenen Scheiben auf Küchenpapier abtropfen und halte diese, bei Bedarf, im Ofen bei 80 Grad warm.
6. Für den Dip wasche den Apfel, achtle und entkerne ihn und schneide dünne Scheiben. Beträufle diese mit Zitronensaft.
7. Schneide die Frühlingszwiebeln in kleine Würfel und vermische alle Zutaten mit dem Joghurt, schmecke noch einmal mit Salz und Pfeffer ab und serviere den Dip.

Tipp

Neben Sellerie kannst Du auch Zucchini oder Auberginen backen.

Gemüsegratin
(basenüberschüssig)

KH 32 g | EW 15 g | F 22 g | K 410 kcal

Zubereitungszeit: **30 min, Backzeit 40 min**
Portionen: **4**
Schwierigkeit: **einfach**

Zutaten

500 g festkochende Kartoffeln geschält und in Scheiben geschnitten
300 g Möhren geschält und geschnitten
400 g Kohlrabi geschält und geschnitten
200 ml Gemüsebrühe vermischt mit 150 ml Sojadrink
100 g Frischkäse
30 g Butter und 20 g Grünkernmehl
75 g Bergkäse
1 gr. Tomate
1 Prise Salz und Pfeffer
½ Bund Schnittlauch

Zubereitung

1. Bringe reichlich Salzwasser zum Kochen, und gare darin das vorbereitete Gemüse für etwa 5 Minuten. Gieße es dann ab und schrecke es kalt ab. Lasse die Scheiben gut abtropfen.
2. Zerlasse die Butter in einem Topf und streue darüber das Grünkernmehl und dünste es unter Rühren kurz an. Gib die Brühe-Sojamischung hinzu und lasse es einmal aufkochen.
3. Rühre dann den Frischkäse unter und würze die Sauce mit Salz, Pfeffer und Muskatnuss.
4. Heize den Backofen auf 200 Grad vor.
5. Fette eine Gratinform ein und schichte die Gemüsescheiben dachziegelartig hinein. Leere die Sauce über das Gemüse.
6. Backe das Gratin im Ofen auf der zweiten Schiene für 20 bis 25 Minuten.
7. Rasple den Käse inzwischen grob. Wasche die Tomate, viertle diese und schneide sie dann in kleine Würfel.
8. Gib den Käse und die Tomaten über das Gratin nach etwa 25 Minuten der Backzeit und lasse diese für die restliche Backzeit mit garen.
9. Schneide den Schnittlauch und streue ihn vor dem Servieren über das Gratin.

Tipp

Wenn Du sehr Dicke Scheiben hast, dann koche sie länger!

Gefüllte Gurken italienisch
(basenüberschüssig)

KH 49 g | EW 13 g | F 25 g | K 499 kcal

Zubereitungszeit: **50 min**
Portionen: **4**
Schwierigkeit: **einfach**

Zutaten

Je 2 Knoblauchzehen und Zwiebeln
150 g Staudensellerie
Je 5 EL Olivenöl und Zitronensaft
200 g Buchweizengrütze
600 ml Gemüsebrühe
Je 50 g entsteinte schwarze Oliven und geriebener Parmesan
Je 2 TL gehackter Thymian und abgeriebene Zitronenschalen
4 kleine Salatgurken
800 g passierte Tomaten aus der Dose
½ Bund Petersilie zur Dekoration
Salz und Pfeffer nach Geschmack sowie Fett für die Form

Zubereitung

1. Schäle die Zwiebeln und die Knoblauchzehen und schneide diese in feine Würfel. Schäle die Sellerie und schneide kleine Würfel.
2. Erhitze in einem Topf etwas Öl und brate darin das Gemüse, bei mittlerer Hitze 2 bis 3 Minuten an.
3. Rühre die Buchweizengrütze unter und dünste diese kurz mit an. Gib Zitronensaft und die Brühe hinzu und lasse es zugedeckt etwa 10 Minuten quellen, rühre dabei ab und zu um.
4. Heize inzwischen den Ofen auf 200 Grad vor.
5. Nimm die Grütze vom Herz und mische den Parmesan, den Thymian und die Oliven unter.
6. Schmecke mit Salz, Pfeffer und der Zitronenschale kräftig ab.
7. Schäle die Gurken, halbiere diese längs und entferne die Kerne.
8. Fette eine Form ein und lege Gurken hinein. Befülle sie mit der Grütze und backe sie für 30 Minuten im Ofen.
9. Gib die passierten Tomaten in eine Pfanne und lasse sie für 15 Minuten einköcheln, schmecke mit Gewürzen und italienischen Kräutern ab. Toppe die gefüllten Gurken auf den Tellern damit und bestreue noch mit der frisch gehackten Petersilie.

Tipp
Gurken in Bio Qualität musst Du nur gut waschen und nicht schälen.

Süßkartoffelcurry auf Basmatireis
(basenüberschüssig)

KH 89 g | EW 11 g | F 9 g | K 490 kcal

Zubereitungszeit: **40 min**
Portionen: **4**
Schwierigkeit: **einfach**

Zutaten

Je 3 Zwiebeln und süßliche Äpfel
1 Knoblauchzehe
700 g Süßkartoffel
1 rote Paprikaschote
170 g Mungobohnen
250 g Basmatireis
Je 2 EL Rosinen und Currypulver
1 Prise Salz, Pfeffer, gemahlener Koriander und Ingwer
Öl zum Anbraten

Zubereitung

1. Koche den Reis nach Packungsanweisung.
2. Schäle die Zwiebeln und schneide diese in Ringe. Schäle den Knoblauch und hacke diesen fein.
3. Schäle die Süßkartoffeln, schneide sie in 2 cm große Würfel.
4. Wasche die Äpfel, viertle sie und entferne das Kerngehäuse, schneide diese dann in feine Scheiben.
5. Halbiere die Paprikaschote, entferne das Kerngehäuse und schneide sie dann in feine Streifen.
6. Erhitze etwas Öl in einer Pfanne und dünste die Zwiebel glasig, gib die Kartoffeln hinzu und dünste sie für gut 5 Minuten mit.
7. Gib die Äpfel, die Paprika und 200 ml Wasser dazu.
8. Rühre gut um und gib nach 2 Minuten Sprossen und Rosinen mit in die Pfanne. Schmecke mit Salz, Pfeffer, Curry, Ingwer und Koriander ab. Gare für 3 bis 5 Minuten weiter und lasse das Wasser einköcheln.
9. Serviere das Curry mit dem Reis und dekoriere es mit etwas frischem Koriander.

Tipp

Cremiger wird Dein Curry, wenn Du einen Teil des Wassers oder alles durch Kokosmilch ersetzt. Wenn Du zum Anbraten zudem Kokosöl wählst zieht auch dieser Geschmack in Dein Gericht mit ein.

Salsa-Nudeln
(basenüberschüssig)

KH 81 g | EW 13 g | F 39 g | K 730 kcal

Zubereitungszeit: **30 min**
Portionen: **4**
Schwierigkeit: **einfach**

Zutaten

400 g	Nudeln nach Wahl
1 Prise	Salz und Pfeffer
je 1 Bund	Petersilie und Dill
½	Zitrone
1 EL	Agavendicksaft
2 EL	gemahlene Haselnüsse
100 ml	Olivenöl

Zubereitung

1. Koche die Nudeln laut Packungsanleitung.
2. Inzwischen wasche die Petersilie und den Dill, trockne diese etwas und hacke beides grob.
3. Presse die Zitronenhälfte aus und reibe auch etwas von der Schale ab.
4. Mische dies, mit den Kräutern, dem Agavendicksaft, dem Öl und den Nüssen. Püriere diese Mischung fein und schmecke mit Salz und Pfeffer ab, gegebenenfalls auch mit mehr Zitronensaft.
5. Siebe die Nudeln ab und mische sie mit der Salsa.
6. Serviere Deine Nudeln aufgedreht in Nester auf einer Fleischgabel und drapiere eventuell noch etwas Sauce darauf.

Tipp

Es gibt mittlerweile viele Nudelarten aus Mehlen von Hülsenfrüchten oder Urgetreidesorten, so dass Deine Familie neben den Kohlehydraten durch diese Nudeln auch Eisen, Eiweiß und weitere wichtige Nährstoffe erhält. Dieses schnelle Gericht ist ideal dazu Dich durch das Angebot zu testen. Für einen verbesserten basischen Anteil servierst Du einfach einen kleinen grünen Salat dazu!

Spitzkohl-Tofu auf Kokospüree
(basenüberschüssig)

KH 53 g | EW 19 g | F 37 g | K 615 kcal

Zubereitungszeit: **30 min**
Portionen: **4**
Schwierigkeit: **einfach**

Zutaten

1 kg	mehligkochende Kartoffeln
400 ml	cremiger Kokosmilch
Je 200 g	Tofu und Zuckerschoten
Je 1	Zwiebel, Ingwerstück, gelbe Paprika und Knoblauchzehe
½	Spitzkohl
3	Möhren
1 TL	gem. Koriander
1 EL	geröstetes Sesamöl
	etwas Sojasauce, Salz und Pfeffer zum Abschmecken

Zubereitung

1. Wasche die Kartoffeln und koche sie dann in Salzwasser zugedeckt bei mittlerer Hitze 30 Minuten weich.
2. Würfle den Tofu und mariniere diese in etwas Sojasauce.
3. Schäle die Zwiebel und den Ingwer, würfle beides sehr fein.
4. Putze den Spitzkohl und achtle ihn, entferne den Strunk und Schneide ihn dann in dünne Streifen oder hoble ihn.
5. Schäle die Möhren und schneide diese in Stifte.
6. Halbiere die Paprikaschote, entkerne sie und schneide sie dann in Streifen. Wasche die Zuckerschoten und entferne die Enden.
7. Erhitze in einer Pfanne Öl und brate darin den Tofu kurz an, nimm diesen dann heraus und brate in der gleichen Pfanne die Zwiebel glasig an.
8. Gib den Ingwer dazu und presse die Knoblauchzehe hinein.
9. Gib Kohl und Möhren dazu und brate alles unter Rühren gut an.
10. Füge Paprika und Zuckerschoten hinzu, würze alles mit Salz, Pfeffer, Sojasauce, Koriander und Sesamöl.
11. Gib die Tofu Würfel nochmal hinzu damit diese wieder warm werden. Schalte die Temperatur auf ein Minimum zurück.
12. Gieße die Kartoffeln ab und pelle sie noch heiß. Presse sie oder stampfe sie zu Brei und verrühre mit der Kokosmilch zu Püree.
13. Verteile das Tofu auf den Tellern und spritze mit dem Püree Türmchen darauf, das funktioniert perfekt mit dem Spritzsack.

Tipp

Ohne Tofu ist dieses Gericht rein basisch, das Püree ohnehin!

Pfifferlingpfanne mit Bandnudeln
(basenüberschüssig)

KH 86 g | EW 24 g | F 19 g | K 625 kcal

Zubereitungszeit: **40 min, Marinieren 2 Std.**
Portionen: **4**
Schwierigkeit: **einfach**

Zutaten

Je 400 g	Bandnudeln und frische Pfifferlinge
1	Orange
8 EL	Sojasauce
2 TL	Honig
300 g	Tofu,
½	rote Zwiebel
3 Stängel	Petersilie zur Dekoration am Schluss
Je 80 ml	Weißwein und Sahne
	Salz und Pfeffer zum Abschmecken

Zubereitung

1. Reibe die Schale der Orange ab und presse diese aus.
2. Vermische dann den Saft mit dem Honig, der Sojasauce, etwas Salz und Pfeffer zu einer Marinade.
3. Würfle den Tofu und vermenge diesen mit der Marinade, lasse diese Mischung für 2 Stunden im Kühlschrank marinieren.
4. Gare dann die Bandnudeln nach Packungsanweisung, gieße die fertigen Nudeln ab und lasse diese gut abtropfen.
5. Putze die Pilze und schäle die Zwiebel und würfle beides klein.
6. Wasche die Petersilie und trockne die Blätter ab, hacke diese dann fein.
7. Gieße den Tofu ab aber behalte die Marinade.
8. Brate die Pilze in einer Pfanne kräftig an und würze sie gegen Ende mit Salz und Pfeffer.
9. Gib in diese Pfanne dann auch die Zwiebeln und den Tofu.
10. Gieße mit der Marinade auf, und lasse sie etwas einkochen, bevor du dann Wein und Sahne einrührst. Rühre gut durch und bringe alles auf Temperatur. Lasse es eventuell für 3 Minuten leicht köcheln.
11. Mische die Nudeln darunter und bestreue mit der Petersilie bevor Du servierst.

Tipp
Für Kinder anstelle des Wein einfach mehr Orangensaft verarbeiten.

Ofentomaten mit Kümmelkartoffeln
(basenüberschüssig)

KH 81 g | EW 13 g | F 39 g | K 730 kcal

Zubereitungszeit: **70 min**
Portionen: **4**
Schwierigkeit: **einfach**

Zutaten
5 EL   Olivenöl
2 TL   Kümmelsamen
      etwas Salz, Rosmarin, Pfeffer und Olivenöl
Je 1 kg festkochende Kartoffeln und Kirschtomaten
Je 2 EL Rohrzucker und Balsamico

Zubereitung
1. Heize den Ofen auf 200 Grad vor und verrühre das Öl, den Kümmel und etwas Salz in einer großen Schüssel.
2. Wasche und bürste die Kartoffeln gut ab, schneide diese in 2 cm große Stücke und lege sie in die Kümmelmarinade.
3. Am besten ist natürlich, wenn man die Kartoffel eine Weile marinieren lässt. Gib ihnen jedenfalls eine Viertelstunde Zeit.
4. Verteile die Kartoffeln gut auf einem Backblech, belegt mit Backpapier und gare sie für 40 Minuten im Ofen, oder bis sie weich sind. Eventuell wendest Du sie in der Halbzeit.
5. Hacke die Rosmarinblätter sehr fein und verrühre diese in einer großen Schüssel mit etwas Öl, dem Zucker, dem Essig, Salz und Pfeffer. Wasche die Tomaten und halbiere diese, mische sie mit der Marinade.
6. Verteile sie nun auf einen zweiten Backbleck, ebenfalls mit Backpapier ausgelegt und gare diese für 20 Minuten. Du kannst sie zusätzlich zu den Kartoffeln in den Ofen schieben, am besten eine Schiene darüber.
7. Serviere die Kartoffeln mit den Tomaten daneben auf Tellern platziert und bestreue eventuell mit frisch gehacktem Basilikum.

Tipp
Dieses Gericht ist nur Aufgrund des Balsamicos und Rohrzuckers basenüberschüssig. Mit Apfelessig und Erythrit wird es rein basisch.

Pichelsteiner
(basenüberschüssig)

KH 28 g | EW 23 g | F 37 g | K 540 kcal

Zubereitungszeit: **50 min**
Portionen: **4**
Schwierigkeit: **einfach**

Zutaten

400 g	Möhren
600 g	festkochende Kartoffeln
250 g	Knollensellerie
2 dicke	Lauchstangen
300 g	Rinderfilet
160 g	Butter
1	Lorbeerblätter
500 ml	Gemüsebrühe
	Salz, Pfeffer und gemahlener Piment zum Abschmecken

Zubereitung

1. Schäle die Möhren und schneide diese in dünne Scheiben.
2. Schäle den Sellerie und schneide diesen in 5 mm große Stücke.
3. Schäle die Kartoffeln und schneide diese in 3 mm dicke Scheiben oder stelle Deinen Hobel darauf ein.
4. Putze den Lauch und wasche diesen, schneide ihn danach in 5 mm breite Streifen.
5. Tupfe das Rinderfilet gut trocken und schneide es in Würfel und salze diese leicht.
6. Zerlasse in einem großen Topf 150 g Butter. Brate darin die Kartoffeln etwa 3 Minuten an, bevor Du das übrige Gemüse hinzugibst. Würze dann mit dem Lorbeer, etwas Salz, Pfeffer und dem gemahlenen Piment.
7. Brate alles bei mittlerer Hitze für 5 Minuten an und rühre dabei immer wieder um. Fülle danach mit der Brühe auf.
8. In einem anderen Topf die restliche Butter schmelzen und das Fleisch darin scharf anbraten bevor Du es zum Gemüse gibst.
9. Lasse nun zugedeckt bei schwacher Hitze 10 Minuten schmoren, rühre ab und an um.
10. Serviere Deinen Eintopf in einer schönen vorgewärmten Schüssel und bestreue ihn zuvor noch mit frisch gehackter Petersilie zur Dekoration.

Tipp
Wenn Du nur mit Wasser aufgießt dann streue Liebstöckel mit dazu.

Grünkohlpfanne mit Nudeln
(basenüberschüssig)

KH 93 g | EW 27 g | F 16 g | K 635 kcal

Zubereitungszeit: **50 min**
Portionen: **4**
Schwierigkeit: **einfach**

Zutaten
1 kg   Grünkohl
je 2   Zwiebeln und 2 Knoblauchzehen
150 g   roher Schinken, in Würfel geschnitten
500 g   Nudeln

Zubereitung
1. Streife die Grünkohlblätter von den Stielen und wasche diese in kaltem Wasser.
2. Koche die Blätter in viel Salzwasser etwa 5 Minuten gar. Gieße die Blätter in einem Sieb ab, schrecke sie mit viel kaltem Wasser ab und hacke sie dann fein.
3. Schäle die Zwiebel und schneide diese in feine Würfel.
4. Erhitze das Öl in einer Pfanne, und dünste darin die Zwiebel an.
5. Schäle den Knoblauch und presse ihn hinzu. Gib nun den Schinken und den Grünkohl hinzu dünste dies kurz mit an.
6. Gieße ¼ L Wasser hinzu und lasse alles zugedeckt 20 Minuten schmoren.
7. Während der Grünkohl schmort koche die Nudeln in Salzwasser nach Packungsanweisung.
8. Gieße diese dann ab und gib die Nudeln zum Grünkohl.
9. Schmecke noch einmal mit Salz und Pfeffer kräftig ab.

Tipp
Achte vor allem bei Schinken auf eine hohe Qualität. Wenn du Fleisch komplett meiden möchtest für einige Zeit und weil Du spürst, dass es Dir und Deiner Familie guttut, dann koche diese Pfanne mit Räuchertofu oder verwende anstelle des Schinkens ein paar Pilze nach saisonalem Angebot.

Kartoffelgulasch
(rein basisch)

KH 51 g | EW 7 g | F 7 g | K 306 kcal

Zubereitungszeit: **50 min**
Portionen: **4**
Schwierigkeit: **einfach**

Zutaten
1 kg   Kartoffeln, festkochen
Je 2 gr. gelbe Zwiebeln und 2 Knoblauchzehen
Je 1 TL Paprikapulver edelsüß und scharf
1 TL   Salz
         Pfefferkörner nach Belieben
4   getrocknete Lorbeerblätter
Je 1 TL Mutterkümmel und Schwarzkümmel
25 g   Ghee zum Anbraten
1 Liter Wasser zum Aufgießen

Zubereitung
1. Schäle die Kartoffeln und lege sie in kaltes Wasser, bis Du alle geschält hast, schneide sie dann in etwa 1 cm große Würfel.
2. Schäle die Zwiebel und den Knoblauch und hacke beides fein.
3. Schmelze das Ghee in einem großen Topf und brate die Zwiebel und den Knoblauch darin für etwa 3 Minuten glasig.
4. Füge die Kartoffeln dazu und brate sie unter ständigem Wenden für 2 Minuten mit an. Gib dann das Paprikapulver dazu und die beiden Kümmelsorten und hebe sie gut unter. Brate die Gewürze etwa eine Minute mit bevor Du mit dem Wasser aufgießt.
5. Gib die Lorbeerblätter und mindestens 10 leicht gemörserte Pfefferkörner, sowie das Salz in den Topf und rühre noch einmal gut durch. Lasse Dein Gulasch einmal aufkochen, reduziere dann die Hitze und lege den Deckel auf.
6. Dein Kartoffelgericht muss nun 30 Minuten leicht blubbernd köcheln. Rühre gelegentlich um und schmecke am Ende noch einmal mit Salz und Paprikapulver ab.
7. Serviere Dein Gulasch eventuell mit einem Hauch frischem Grün bestreut.

Tipp
Basenüberschüssig kannst Du Dein Gulasch mit saurer Sahne servieren oder pro Person ein Ei darin aufgeschlagen pochieren.

Schneller Brokkoli Eintopf
(rein basisch)

KH 13 g | EW 15 g | F 13 g | K 232 kcal

Zubereitungszeit: **20 min**
Portionen: **2**
Schwierigkeit: **einfach**

Zutaten
500 g   Brokkoli
150 ml Mandelmilch
50 g   Mandelblättchen
        Salz und Pfeffer zum Abschmecken

Zubereitung
1. Wasche den Brokkoli und teile ihn in kleine Stückchen, auch den geschälten Strunk.
2. Bringe in einer weiten Pfanne mit Deckel die Mandelmilch nahezu zum Kochen und gib den Brokkoli mit den Mandelblättchen dazu. Rühre kräftig um und warte darauf, dass es tatsächlich einmal aufkocht.
3. Reduziere die Hitze auf ein Mittelmaß und lege den Deckel auf. Köchle nun für 10 Minuten und kontrolliere dann, ob der Brokkoli die gewünschte Weiche hat.
4. Schmecke mit Salz und Pfeffer ab und serviere Deinen Eintopf bestreut mit frischen Brokkoli Sprossen.

Tipp
Auf dieser Basis kannst Du viele Gemüsesorten in einen schnellen und nahrhaften, sowie sättigenden Eintopf verwandeln und bist auch noch ganz schnell fertig mit dem Kochen. Zugegeben das Gemüse putzen und klein schneiden musst Du schon, aber hier bekommst Du im Laufe der Zeit jede Menge Übung.

Ratatouille
(rein basisch)

KH 10 g | EW 4 g | F 1 g | K 63 kcal

Zubereitungszeit: **30 min**
Portionen: **4**
Schwierigkeit: **einfach**

Zutaten
4   Fleischtomaten
Je 1 gr. Zucchini und Aubergine
Je 1   grüne Paprika und gelbe Zwiebel
2   Knoblauchzehen
1 EL   Kräuter der Provence
       Salz und Pfeffer zum Abschmecken
200 ml   Wasser
       eventuell frischer Majoran, Rosmarin oder Salbei zum
Dekorieren

Zubereitung
1. Ritze die Tomaten und die Paprika auf dem Boden ein und überbrühe sie für 1 Minute. Schäle sie dann und halbiere sie, entferne die Kerne und schneide in Würfel.
2. Wasche die Zucchini und die Aubergine und schneide sie in dünne Scheiben.
3. Schäle den Knoblauch und die Zwiebel und schneide beides fein.
4. Erhitze nun etwas Olivenöl in einer Pfanne und dünste zuerst den Knoblauch mit der Zwiebel für 3 Minuten an. Gib dann die Aubergine und die Zucchini dazu und dünste weitere 10 Minuten.
5. Rühre regelmäßig um und gieße dann mit dem Wasser auf. Gib das restliche Gemüse, sowie die Kräuter dazu und salze und pfeffere etwas.
6. Köchle nun alles zusammen noch für 5 Minuten und schmecke dann noch einmal mit Salz und Pfeffer ab.

Tipp
Zu den Kräutern der Provence gehören Basilikum, Majoran, Oregano, Salbei, Rosmarin, Lavendel und Thymian. Wenn Du keine fertige Mischung im Schrank hast, dann orientiere Dich einfach daran was Du vorrätig hast oder nach Deinem persönlichen Geschmack.
Frische Kräuter, wenn, dann erst ganz zum Schluss unterheben!

Chicorée Orangen Eintopf
(rein basisch)

KH 8 g | EW 2 g | F 2 g | K 55 kcal

Zubereitungszeit: **15 min, Backzeit 15 min**
Portionen: **14**
Schwierigkeit: **einfach**

Zutaten
Je 2 gr. gelbe Chicorée und Orangen
1 kl. Zucchini
Je 1 Karotte, Kartoffel und rote Chilischote
Je 1 kl. gelbe Zwiebel und Knoblauchzehe
2 EL neutrales Öl zum Anbraten
125 ml Wasser
40 g blanchierte Mandeln
30 ml neutrales Öl für die Sauce
1 Prise Salz, Pfeffer, gemahlener Bockshornklee und Muskat

Zubereitung
1. Erst wird eine „falsche" Käsesauce zubereitet. Dafür schälst Du die Karotte, die Kartoffel, die Zwiebel und den Knoblauch, schneidest alles so klein wie möglich und köchelst es in den 125 ml Wasser weich. Deckel auflegen und etwa 15 Minuten warten.
2. Inzwischen gibst Du die Mandeln die 30 ml Öl, Salz und Gewürze in Deinen Mixer. Presse eine der Orangen aus und filetiere die Zweite. Die Filets für den Moment zur Seite stellen, vom Orangensaft 1 EL in den Mixer geben. Zum Schluss das weich gekochte Gemüse mit dem Wasser dazufügen und alles zu einer cremigen Sauce mischen. Kühle sie dann ein.
3. Für den Eintopf schneidest Du nun den Chicorée in Streifen und die Zucchini in Würfel. Die Chilischote ebenfalls in feine Streifen schneiden und dann kannst Du auch schon das neutrale Öl erhitzen und das Gemüse darin anbraten. Rühre regelmäßig um und nimm das Gemüse nach etwa 5 Minuten von der Platte. Hebe die Orangenfilets und etwas Orangensaft unter und serviere Deinen Eintopf mit der „Käsesauce".

Tipp
Wer keine kalte Sauce mag, kann diese auch in einen kleinen Topf geben nach dem Mixen und auf kleiner Flamme warmhalten, aber nicht mehr kochen. Die Sauce hält sich 1 Woche im Kühlschrank.

Hirse Puffer
(basenüberschüssig)

KH 8 g | EW 2 g | F 2 g | K 55 kcal

Zubereitungszeit: **60 min**
Portionen: **2**
Schwierigkeit: **mittel**

Zutaten
500 g Hirse
1 kleine Karotte
1 ½ Zwiebel
2 EL Sojamehl
Je 50 g Sonnenblumenkerne und Sesamsaat
Salz und Pfeffer nach Geschmack
Olivenöl zum ausbacken

Zubereitung
1. Schäle die halbe Zwiebel und die Karotte, schneide beides kleinwürfelig und koche es dann mit der Hirse in 2 l Wasser für etwa 40 Minuten. Gib eventuell auch gleich Salz dazu.
2. Inzwischen kannst Du die andere Zwiebel schälen und ebenfalls klein schneiden.
3. Seihe die Hirse dann ab und vermische sie mit den frischen Zwiebelwürfeln, dem Sojamehl und den Sonnenblumenkernen sowie der Sesamsaat. Salze und pfeffere die Masse.
4. Forme die gut durchgerührte Masse nun zu Puffern und erhitze das Olivenöl nach Bedarf in Deiner Pfanne. Backe die Puffer nach und nach auf beiden Seiten goldbraun aus.

Tipp
Hirse ist zwar hauptsächlich basenbildend, aber dennoch nicht für den übermä0igen oder täglichen Verzehr geeignet. Auch bei Soja scheiden sich die Geister. Ab und an sollst Du aber natürlich Bratlinge oder Puffer wie diese genießen.

Überbackener Chicorée
(rein basisch)

KH 8 g | EW 2 g | F 2 g | K 55 kcal

Zubereitungszeit:	**60 min, Backzeit 30 min**
Portionen:	**2**
Schwierigkeit:	**einfach**

Zutaten
250 g   Kartoffeln nach Wahl
20 ml   Mandelmilch
1 EL   Butter
1 EL   Mandelmehl oder gemahlene Mandeln
2   rote Chicorée
         Salz, Pfeffer und Muskatnuss nach Geschmack

Zubereitung
1. Koche die Kartoffeln in reichlich Wasser für 30 Minuten weich und zerstampfe sie nach dem Schälen zu einem Mus. Gib soviel Mandelmilch, Butter und Mandelmehl dazu, dass Du einen Teig erhältst, den Du mit einem Spritzbeutel auftragen kannst.
2. Schalte Deinen Backofen auf 180 Grad Umluft und belege ein Backblech mit Backpapier.
3. Putze den Chicorée und halbiere die beiden Stücke. Erhitze etwas Öl in einer Pfanne und brate die Schnittfläche für etwa 1 Minute darin an.
4. Gib das restliche Öl aus der Pfanne nun auf Dein Backblech und setze die Chicoréehälten darauf. Spritze mit dem Spritzbeutel das Kartoffelpüree wie schlangenförmig auf die Schnittflächen und schiebe das Blech dann für etwa 30 Minuten in den Ofen.
5. Wenn Du siehst, dass die Masse an der Oberfläche sich bräunt, dann sind die Chicorée fertig.

Tipp
Du kannst hier sowohl mit unterschiedlichen Sorten Salatherzen als auch mit verschiedenen Pürees experimentieren. So lange das Püree basisch ist, ist das gesamte Gericht basisch und verträgt gut auch ein kleines Stück Fisch oder Fleisch als Beilage.

DESSERT

Es gibt zwar so manche Ernährungsempfehlung, welche vor Obst als Abschluss eines Essens warnt, weil es eine viel kürzere Zeit der Verdauung benötigt, als die Zuvor gegessenen Nudeln oder Fleisch, aber wir wollen Euch natürlich einige süße Kreationen nicht vorenthalten und gerade Eis, Sorbets oder Cremes und auch Puddings, kann man an heißen Tagen auch im Laufe des Nachmittages genießen. Kekse und Kuchen aus dem Dörrgerät oder ohne Backen komplettieren unsere reiche Auswahl an gesunden Nachspeisen.

Zudem gibt es einfach besondere Tage im Jahr, wie Feiertage, Geburtstage oder einfach den altmodischen Sonntag, an dem man doch gerne ein kleines Menu auf den Tisch bringt und dann gehört ein süßer Abschluss irgendwie dazu.

Gerade wenn Du für eine feierliche Gelegenheit ein mehrgängiges Menü für Freunde, Verwandtschaft oder die Familie nach basischen Gesichtspunkten zusammenstellst, solltest Du versuchen nur einen der Gänge basenüberschüssig zu gestalten und beispielsweise die Vorspeise als Salat und das Dessert aus den basisch gekennzeichneten Rezepten wählen.

Tofu-Limetten-Sorbet
(basenüberschüssig)

KH 18 g | EW 6 g | F 3 g | K 126 kcal

Zubereitungszeit: **50 min**
Portionen: **4 Personen**
Schwierigkeit: **leicht**

Zutaten
1	Limette, davon den Saft und den Abrieb der Schale
3 EL	Vollrohrzucker
300 g	Seidentofu
1	Eiweiß
	etwas Salz
1	rosa Grapefruit

Zubereitung
1. Verrühre die Limettenschale und den Saft, zusammen mit dem Zucker und dem Seidentofu zu einer cremigen Konsistenz.
2. Schlage das Eiweiß mit einer Prise Salz sehr steif und hebe dies unter die Tofu-Limettenmasse.
3. Lasse diese Masse in der Eismaschine 30 Minuten gefrieren.
4. Schäle inzwischen die Grapefruit, schneide die Filets heraus und fange dabei den Saft auf.
5. Wenn das Sorbet gefroren ist, Kugeln ausstechen, und mit den Grapefruitfilets anrichten um mit dem Saft beträufeln.

Tipp
Wenn Du keine Eismaschine besitzt, dann friere die Masse in einer mit Folie ausgelegten Kastenform ein. Gib ihr etwa 3 Stunden Zeit, stürze sie und schneide sie in schöne, gleichmäßige Scheiben. Arrangiere darauf die Filets der Grapefruit oder auch einer Orange und träufle den Saft über die Rückseite eines Esslöffels laufend darüber.

Schoko-Flammeri mit Mandeln
(basenüberschüssig)

KH 23 g | EW 6 g | F 20 g | K 304 kcal

Zubereitungszeit: **20 min, Kühlzeit 3 Std**
Portionen: **4 Personen**
Schwierigkeit: **leicht**

Zutaten
100 g Zartbitterschokolade
Mandeldrink
100 g Sahne
2 EL Mandelmus
2 EL Vollrohrzucker
etwas Zimtpulver
1 TL Agar-Agar Pulver

Zubereitung
1. Hacke die Bitterschokolade grob und koche diese mit einem Viertel des Mandeldrinks, der Sahne, dem Mandelmus, dem Zucker und etwas Zimt in einem Topf bis die Schokolade geschmolzen ist.
2. Nimm die Mischung dann vom Herd.
3. Verrühre weitere 50 ml Mandeldrink mit dem Agar-Agar Pulver und rühre diese dann in die Schokoladen-Masse
4. Lasse sie nun nochmal aufkochen und bei schwacher Hitze jedenfalls etwa 2 Minuten köcheln.
5. Danach gießt Du die noch heiße Schokolade in 4 Förmchen und stelle diese für 3 Stunden kühl.
6. Das Flammeri dann auf einen Teller stürzen und mit frischen Früchten garniert servieren.

Tipp
Diese Masse kann man auch in kleinere, lustige Silikon Förmchen füllen, für Eiswürfel und diese dann kühl stellen, um kleine Pralinen daraus zu machen.

Frische Erdbeeren mit Rhabarbergrütze
(basenüberschüssig)

KH 21 g | EW 3 g | F 5 g | K 160 kcal

Zubereitungszeit: **20 min, Kühlzeit 2 Std.**
Portionen: **4 Personen**
Schwierigkeit: **leicht**

Zutaten
300 g   Rhabarber
2 EL   Vollrohrzucker
2   Gewürznelken
¼ Liter Apfelsaft
3 TL   Apfelpektin
200 g   Erdbeeren

Zubereitung
1. Putze und wasche den Rhabarber und schneide ihn in 3 cm breite Stücke.
2. Koche diese mit dem Zucker, den Gewürznelken, dem Apfelsaft und dem Apfelpektin in einem Topf auf und lasse diese Mischung dann für gut 3 Minuten bei reduzierter Hitze köcheln.
3. Wasche die Erdbeeren, tupfe sie mit Küchenkrepp trocken, halbiere und rühre sie unter die noch warme Grütze.
4. Fülle Deine noch flüssige Masse nun in eine mit Plastik ausgelegte Kastenform oder in vorgekühlte, kleine Auflaufförmchen und stelle sie für mindestens 2 Stunden kalt.
5. Serviere Deine Grütze gestürzt aus den Förmchen oder in Scheiben geschnitten aus der Kastenform. Lege zur Dekoration noch ein oder zwei blättrig aufgeschnittene Erdbeeren und ein paar Minzblätter auf den Teller.

Tipp
Rühre den Zucker vielleicht erst ein, wenn Du Deine Mischung verkostet hast, womöglich benötigst Du weniger als zwei Esslöffel. Ersetze den Vollrohrzucker gegen Kokosblütenzucker für einen leichten Karamellgeschmack oder arbeite einfach generell mit Erythrit für weniger Kohlehydrate in Deinen Süßspeisen. Du findest heute genügend Angebote von Zuckeraustauschstoffen in den Läden, die Du 1:1 laut den Zutatenlisten einsetzen kannst.

Bananeneis
(rein basisch)

KH 36 g | EW 4 g | F 5 g | K 209 kcal

Zubereitungszeit: **15 min, Vorkühlzeit 2 Std.**
Portionen: **4 Personen**
Schwierigkeit: **leicht**

Zutaten

4	reife Bananen
2 – 3	Datteln, getrocknet, ohne Stein
1 EL	weißes Mandelmus
	Saft ½ Zitrone
100 ml	Mandelmilch
1 EL	Mandelsplitter

Zubereitung

1. Schäle die Banane und schneide diese in Scheiben, die Scheiben gib sie in eine Gefrierbox und lasse sie für wenigstens zwei Stunden im Tiefkühlfach frieren.
2. Gib die gefrorenen Bananenschreiben dann in den Mixer, zusammen mit den Datteln, dem Mandelmus und dem Zitronensaft. Püriere diese Zutaten zu einer cremigen Masse.
3. Füge dann erst langsam die Mandelmilch dazu
4. Röste die Mandelsplitter in einer fettfreien Pfanne golden an.
5. Richte das Bananeneis in Schälchen an und garniere mit den noch heißen und duftenden Mandelsplittern.

Tipp

Reste von diesem Eis kann man ganz einfach im Tiefkühlfach aufbewahren.
Wenn Du die Bananenscheiben sehr dünn schneidest und auf ein Backblech legst und sie damit in die Kühltruhe stellst, dann verringert sich die Gefrierzeit auf knapp eine Stunde.

Himbeereis
(rein basisch)

KH 11 g | EW 4 g | F 32 g | K 359 kcal

Zubereitungszeit: **15 min, Gefrierzeit 3 Std**
Portionen: **2 Personen**
Schwierigkeit: **leicht**

Zutaten
100 g   Himbeeren
250 g   Schlagsahne
1 EL   Agavendicksaft für die Süße je nach Geschmack

Zubereitung
1. Wasche die Himbeeren und lege sie zum Trocknen auf Küchenkrepp. Püriere sie gemeinsam mit dem Agavendicksaft, wenn die Himbeeren nicht süß genug sind, zu einer cremigen Masse.
2. Schlage die kalte Sahne, sehr steif und hebe diese unter die Himbeercreme.
3. Fülle diese Mischung sofort in eine Form oder in vorgekühlte Silikonformen und lasse sie dann für mindesten 2 Stunden im Gefrierschrank erkalten.
4. Stürze das Eis auf vorbereitete Teller und dekoriere mit weiteren, frischen Himbeeren und Minze.

Tipp
Wenn du eine Eismaschine hast, dann kannst Du die Masse auch darin gefrieren lassen, es kommt auf die Maschine darauf an.

Für ein Dessert bei festlichen Menüs kannst Du die Himbeercreme vor dem Unterheben noch durch die flotte Lotte passieren und so die Kerne entfernen. Hebe dann noch etwa 50 g frische oder vorgefrorene Himbeeren unter die Masse und fülle sie in eine Kastenform. Die Masse ist nach etwa zwei Stunden in der Tiefkühltruhe Parfait ähnlich und kann gestürzt und in Scheiben geschnitten werden.

Erdbeer-Kokos-Eis -Tarte
(rein basisch)

KH 15 g | EW 1 g | F 12 g | K 180 kcal

Zubereitungszeit: **15 min, Gefrierzeit 3 Std**
Portionen: **4 Personen**
Schwierigkeit: **leicht**

Zutaten
100 g   Erdbeeren
200 ml Kokos Sahne
2 – 3   Datteln für die Süße je nach Geschmack

Zubereitung
1. Wasche die Erdbeeren und entferne den Stielansatz. Tupfe sie trocken und püriere sie gemeinsam mit den Datteln zu einem cremigen Mus.
2. Schlage die kalte Sahne, so steif wie möglich und ziehe diese unter Dein Erdbeermus.
3. Fülle die Masse dann in eine flache, mittelgroße Tartform und stelle es damit in Deinen Gefrierschrank. Je nachdem wie hoch die Masse in der Form steht, dauert der Gefriervorgang jedenfalls eine oder bis zu drei Stunden.
4. Hole die Form aus der Kühlung und befülle Dein Backblech mit hohem Rand mit heißem Wasser. Stelle die Eisform für eine halbe Minute in das Wasser, damit das Eis antauen kann und sich stürzen lässt.
5. Schneide Deine Eis-Tarte in Stücke und serviere sie dekoriert mit frischen Erdbeeren oder frisch püriertem Erdbeermark.

Tipp
Bevor Du Deine Eistorte in die Kühlung stellst, kannst Du Kokosraspel in einer Pfanne fettfrei anrösten und dann als Boden, wenn die Tarte später gestürzt wird, oben auf der Eismasse verteilen.

Frozen Jogurt mit Mango
(basenüberschüssig)

KH 10 g | EW 1 g | F 9 g | K 121 kcal

Zubereitungszeit: 15 min, Gefrierzeit 3 Std.
Portionen: 4 Personen
Schwierigkeit: leicht

Zutaten
150 g Mangos
250 g Kokosjogurt
1 EL Kokosblütenzucker
1 EL Kokosflocken

Zubereitung
1. Schäle die Mango und schneide das Fruchtfleisch in kleine Würfel, friere sie dann aufgelegt in einer Kühlbox für etwa 2 bis 3 Stunden vor.
2. Mische das Kokosjogurt mit dem Kokosblütenzucker und rühre es glatt – fülle es in eine flache Schüssel und stelle es etwa eine halbe Stunde vor der Zubereitung ebenfalls in die Tiefkühltruhe.
3. Gib nun alle vorgekühlten und vorgefrorenen Zutaten in Deine Küchenmaschine und püriere sie zu einer cremig-eisigen Masse. Röste währenddessen die Kokosflocken in einer fettfreien Pfanne goldgelb an.
4. Fülle diese Eiscreme in vier vorgekühlte Dessertgläser und toppe sie mit den Kokosflocken.

Tipp
Für mehr Süße kannst Du die Kokosflocken auch mit einem weiteren Löffel Kokosblütenzucker karamellisieren.
Du siehst basisches Eis zuzubereiten ist ganz einfach. Nimm Dir diese Rezepte als Basis für Ideen zur Hand und werde kreativ. Du kannst Dir jede Menge TK Früchte zulegen und hast damit und mit Kokos- oder auch klassischem Jogurt immer eine Grundlage für leckere und kühle Köstlichkeiten.

Mango-Kokos-Kuchen
(rein basisch)

KH 19 g | EW 6 g | F 26 g | K 340 kcal

Zubereitungszeit: **30 min, Kühl- und Trockenzeit 6 Std**
Portionen: **1 Kastenform, 10 Scheiben**
Schwierigkeit: **leicht**

Zutaten

Je 80 g	gemahlene Mandeln und entsteine Datteln
Je 1 große	reife und kleine reife Mango (Flugmangos)
	etwas abgeriebene Limettenschale
1 Stück	fein gehackter Ingwer
Je 60 ml	Limettensaft und Kokosfett
250 g	Cashewkerne
100 ml	Kokoswasser
50 g	Kokosflocken
½ TL	Hefeflocken
2	Vanilleschoten

Zubereitung

1. Fette eine Kuchenform mit ein wenig vom Kokosfett ein.
2. Weiche die Cashewkerne für 30 Minuten in Wasser ein.
3. Währenddessen wasche, schäle und entkerne die Mangos. Schneide die große Mango in kleine Stücke und die kleine Mango in dünne Scheiben. Kratze das Mark aus der Vanille.
4. Schäle den Ingwer und hacke ihn mit den Datteln klein.
5. Wenn die 30 Minuten um sind, siebe die Cashews ab.
6. Verknete nun, die gemahlenen Mandeln, den Ingwer, die Datteln und den Limettenabrieb zu einem festen Teig.
7. Verknete den Teig so lange bis sich lockere Streusel bilden.
8. Gib diesen in die Kuchenform und drücke ihn mit den Fingern fest. Achte vor allem auf den Rand!
9. Für die Füllung pürierst Du die Cashewkerne, den Limettensaft, das Kokosfett, das Kokoswasser und die Hefeflocken mit dem Limettensaft, dem Vanillemark und dem gewürfelten Mangofleisch zu einer cremigen Masse.
10. Fülle sie auf den Teigboden und lasse den Kuchen nun mindestens 6 Stunden im Kühlschrank fest werden.
11. Sobald er fest ist belegst Du ihn mit den Mangoscheiben.

Tipp
Dieser Kuchen kann auch mit Ananas oder weichen Birnen schmecken.

Fruchtiger Chia-Bowl mit Spinat
(rein basisch)

KH 24 g | EW 6 g | F 16 g | K 274 kcal

Zubereitungszeit: **10 min, Quellzeit 2 Std**
Portionen: **6 Personen**
Schwierigkeit: **leicht**

Zutaten

2	Bananen
100 g	Himbeeren
500 g	Ananas
150 g	Spinat
300 ml	Kokosmilch
6 EL	Chiasamen
	Saft einer Limette
20 g	Kokosraspel
40 g	gehackte Mandeln
100 ml	Wasser

Zubereitung

1. Gib die Chiasamen zusammen mit der Milch in eine Schüssel und lasse diese für mindestens 2 Stunden quellen, bedenke je länger die Samen quellen desto puddingartiger wird die Konsistenz.
2. Schäle die Bananen und zerkleinere diese grob.
3. Entferne den Mittelstrunk der halben Ananas und schneide das Fleisch in mundgerechte Stücke.
4. Wasche die Beeren.
5. Wasche den Spinat und zerkleinere ihn grob.
6. Gib den Spinat, die Ananas, die Bananen, den Limettensaft und das Wasser in den Mixer und püriere alles sehr fein.
7. Gib das Fruchtmousse mit dem fertigen Chia-Pudding in eine Schüssel und rühre es gründlich mit einem Löffel unter.
8. Verteile die Creme auf 4 Dessertschalen und garniere die Portionen mit den Mandeln, den Kokosraspeln und den Himbeeren.

Tipp

Am besten stellst Du die Chiasamen mit der Kokosmilch schon am Abend zuvor zum Quellen in den Kühlschrank. Für die Dekoration könntest Du die Mandeln und Kokosraspeln auch fettfrei anrösten.

Banana-Pancakes mit Waldbeer-Mousse
(basenüberschüssig)

KH 57 g | EW 11 g | F 13 g | K 402 kcal

Zubereitungszeit:	**25 min**
Portionen:	**4 Personen**
Schwierigkeit:	**leicht**

Zutaten
100 g	Quinoa
6	Eier
3 große	Bananen
300 g	Waldbeeren
3 EL	Wasser
1 – 2	EL Margarine
3 EL	brauner Agavendicksaft
50 g	Reissirup
1 Prise	Zimt

Zubereitung
1. Schäle die Bananen, zerkleinere diese grob und gib sie mit den Eiern in eine Schüssel. Mische mit dem Mixer gut durch.
2. Mahle die Quinoa in einer Mühle, gib diese dann in die Bananen-Eier-Mischung. Hebe sie ordentlich unter.
3. Wasche die Waldbeeren und gib diese zusammen mit dem Agavendicksaft, dem Reissirup und dem Wasser in einen Topf und lasse alles einmal aufkochen.
4. Lasse dann das Püree für 5 bis 7 Minuten schwach köcheln.
5. Währenddessen gib Margarine in eine Pfanne und lasse diese schmelzen.
6. Gib nun wie beim Pfannkuchen machen, etwas Teig in die Pfanne und brate die Pancakes aus.
7. Wende diese immer wieder bis die Pancakes goldbraun sind.
8. Das Beeren-Mousse kannst Du mit einer Prise Zimt verfeinern.
9. Serviere die Beeren mit den Pancakes.

Tipp
Anstelle der Waldbeeren kannst Du auch andere Früchte wie Mango, Ananas oder Pflaumen verwenden. Mit Zimt oder Lebkuchengewürz wird dieses Dessert richtig weihnachtlich und ist auch drei Tage im Kühlschrank als Topping für andere Cremes oder Eis haltbar.

Dinkelgrieß mit Himbeerpüree
(basenüberschüssig)

KH 38 g | EW 5 g | F 10 g | K 271 kcal

Zubereitungszeit: **20 min, Kühlzeit mindestens 1 Std.**
Portionen: **6**
Schwierigkeit: **leicht**

Zutaten

70 g	Dinkelgrieß
62 g	gemahlener Mohn
400 ml	Hafermilch
30 g	getrocknete Cranberrys
2 EL	brauner Agavendicksaft
1 EL	Leinöl
1	abgeriebene Orangenschale
Je 1 Prise	Zimt und Kardamom
30 g	Mandeln
	etwas grob gehackte, frische Minze
250 g	Himbeeren
Je 2 EL	Wasser, Mandelöl und Agavendicksaft
100 g	Reissirup

Zubereitung

1. Erhitze den Gries zusammen mit der Milch, der Orangenschale und dem Mohn, lasse alles unter ständigem Rühren 10 bis 15 Minuten köcheln.
2. Gegen Ende rührst Du die Cranberrys, die Mandeln, die Prise Zimt und Kardamom ein.
3. Verteile den Grießbrei in den Schüsseln und lasse ihn abkühlen, am besten 2 bis 3 Stunden im Kühlschrank.
4. Wasche nun die Himbeeren, und koche diese mit Reissirup, braunem Agavendicksaft und Wasser auf.
5. Püriere die Mischung im Anschluss sehr fein, lasse diese ebenfalls abkühlen oder genieße sie warm mit dem Grießbrei.

Tipp

Wer möchte kann den Grieß so weit erkalten lassen, dass man diesen leicht aus der Form nehmen und als Küchlein auf einen Teller stürzten kann. Dies funktioniert leichter, wenn Du die Förmchen entweder leicht fettest oder etwas feucht mit beispielsweise einer Kakaopulver-Zimt Mischung ausstäubst.

Kakao-Kekse
(rein basisch)

KH 4 g | EW 2 g | F 7 g | K 88 kcal

Zubereitungszeit: **15 min, Zeit zum Trocknen 5 bis 10 Std.**
Portionen: **15 Kekse**
Schwierigkeit: **leicht**

Zutaten

80 g   Mandeln fein gehackt
80 g   Kokosflocken
2 EL   Kakaopulver
2 EL   Lupinenprotein
60 ml   Dattelsirup
1 Prise   Sesam
            etwas Zimt

Zubereitung

1. Gib alle Zutaten bis auf den Sesam in eine Schüssel und verrühre diese mit dem Schneebesen.
2. Forme den Teig dann zu 15 bis 20 Keksen, lege sie auf ein mit Backblech ausgelegtes Backblech, bestreue sie mit etwas Sesam und lasse nun die Kekse bei leichter Wärme auf einer Heizung 5 bis 10 Stunden trocknen.

Tipp

Du kannst die Kekse auch in einem Dörrgerät trocknen, wenn Du eines besitzt und es auch darauf ausgelegt ist, wie dies bei den neuesten Modellen jedenfalls der Fall ist.

Für den Dattelsirup weiche einfach einige Datteln über Nacht in Wasser ein und püriere sie am nächsten Tag fein, messe dann die gewünschte Menge ab und verkoste, wann die Kekse süß genug für Euch sind.

Hafercookies mit Trockenfrüchten
(basenüberschüssig)

KH 42 g | EW 11 g | F 27 g | K 464 kcal

Zubereitungszeit:	**60 min, Zeit zum Trocknen/Kühlen 3 Std**
Portionen:	**15 Kekse**
Schwierigkeit:	**leicht**

Zutaten

500 g	grobe Haferflocken
350 g	entsteinte Datteln
je 120 g	Kokosraspeln und Sonnenblumenkerne
100 g	Kürbiskerne
50 g	Hanfsamen
60 g	Trockenfrüchte
300 ml	heißes Wasser
140 ml	Kokosfett
2	Vanilleschoten

Zubereitung

1. Lege zuerst ein Backblech mit Backpapier aus.
2. Lasse die Datteln 40 Minuten in heißem Wasser einweichen und püriere die Datteln hinterher zu Mus.
3. Schneide inzwischen die Vanilleschoten mit einem spitzen Messer längs auf und schabe das Vanillemark heraus.
4. Bringe das Kokosfett in einem Wasserbad zum Schmelzen und schlage es zusammen mit dem Vanillemark auf.
5. Rühre dies dann unter das Dattelpüree.
6. Anschließend vermische die Haferflocken, die Kokosflocken, die Kürbiskerne, die Sonnenblumenkerne und die Trockenfrüchte miteinander.
7. Die Hälfte der Masse zerkleinere mit dem Pürierstab in grobe Stücke. Vermenge dann alles wieder.
8. Vermische nun die Dattel-Kokos Mischung mit der Trockenfrüchte-Mischung und knete alles zu einem zähen Teig.
9. Verstreiche diesen nun auf Deinem Backblech zu einer glatten Fläche und bestreue ihn mit den Hanfsamen. Lasse diesen dann im Kühlschrank 3 Stunden lang kalt und fest werden.
10. Nimm das Blech heraus und schneide den Teig in die gewünschte Keks Größe.

Tipp

Je kleiner Du die Masse brichst oder schneidest, desto weniger Kalorien!

Mandelhörnchen
(basenüberschüssig)

KH 10 g | EW 6 g | F 17 g | K 227 kcal

Zubereitungszeit:	**15 min, Quellen und trocknen je 1 Nacht**
Portionen:	**15 Hörnchen**
Schwierigkeit:	**leicht**

Zutaten

250 g   Mandeln
250 g   Cashewkerne (über Nacht eingeweicht)
60 ml   Dattelsirup
2 TL   Kakaopulver
½ TL   Vanillepulver

Zubereitung

1. Gib die Cashewkerne in eine Schale und bedecke sie mit Wasser, stelle diese Schüssel nun für 1 Nacht zum Quellen in den Kühlschrank.
2. Am nächsten Tag gießt Du zuerst das übrige Wasser der Cashewkerne ab und pürierst sie zusammen mit den Mandeln sehr fein.
3. Vermische die Nussmischung mit dem Vanillepulver und dem Kakaopulver.
4. Gib den Dattelsirup hinzu und vermenge alles zu einem glatten Teig.
5. Forme den Teig zu einer 1 cm dicken Rolle.
6. Schneide von dieser Rolle etwa 5 cm langen Teigstücke ab und forme diese zu Hörnchen.
7. Dörre Deine Hörnchen dann bei 40 Grad in einem Dörrgerät ODER trockne diese etwa 12 Stunden lang auf einer Heizung.

Tipp

Wenn Du anstelle des Dattelsirup einen Zuckeraustauschstoff aus Erythrit oder Stevia nimmst, dann sind diese Hörnchen sogar basisch und Du kannst sie auch als Energiespender Deinen Kindern mit in die Schule geben oder selbst mit ins Büro nehmen.

Nougat Kugeln
(basenüberschüssig)

KH 4 g | EW 1 g | F 3 g | K 47 kcal

Zubereitungszeit: 50 min, Einweichzeit 1 Nacht
Portionen: 20 Kugeln
Schwierigkeit: leicht

Zutaten
100 g   Haselnüsse
70 g   Ahornsirup
1 EL   Kakaopulver
1 Prise Salz

Zubereitung
1. Arbeite vorzugsweise mit geschälten Haselnüssen und stelle diese mit Wasser gerade eben bedeckt in einer Schüssel über Nacht in den Kühlschrank.
2. Leere am nächsten Tag das Nuss-Wasser weg und lasse dann die Nüsse im Dörrgerät oder im Backofen trocknen. Das sollte nicht länger als eine halbe Stunde dauern und benötigt gerade einmal maximal 70 Grad im Backofen.
3. Anschließend mahle die Nüsse fein und vermische sie mit dem Kakaopulver und der Prise Salz.
4. Füge nun den Sirup hinzu und vermische alles zu einer formbaren Masse. Forme mit leicht feuchten Händen 20 Kugeln daraus und lasse sie etwas antrocknen bevor Du sie beispielsweise mit Tee oder Lupinenkaffee servierst.

Tipp
Die Kugeln kannst Du mehrere Tage in Gläsern oder Dosen im Kühlschrank aufbewahren.
Gerollt in Kakaopulver kannst Du sie auch nett verpacken und verschenken.

Knusprige Pralinés mit Cranberrys
(basenüberschüssig)

KH 9 g | EW 1 g | F 5 g | K 86 kcal

Zubereitungszeit: **15 min, Kühlzeit 1 Std**
Portionen: **20 Pralinen**
Schwierigkeit: **leicht**

Zutaten
125 g   Buchweizenkeimlinge
100 ml   Kokosöl
50 ml   Agavendicksaft
4 EL   Kakaopulver
50 g   getrocknete Cranberrys
½ TL   Vanillepulver
1 Prise Salz

Zubereitung
1. Gib alle Zutaten in eine Rührschüssel und vermenge oder knete sie mit feuchten Händen zu einem zähen Teig
2. Fülle dann die Masse in Pralinen-Förmchen oder forme selbst, wieder mit angefeuchteten Händen, kleine Kugeln.
3. Wenn die Förmchen gefüllt oder die Kugeln geformt sind, stelle diese dann in den Kühlschrank für mindestens 1 Stunde.
4. Wenn die Pralinen erkaltet sind kann man diese sofort aus den Formen stürzen und servieren.

Tipp
Lege Dir für Pralinen, selbst gemachte Beerengelees (diese sind basisch, wenn Du sie nur mit Gelatine einkochst) und auch Eis diese vielfältigen Silikonformen für Eiswürfel zu. Du kannst damit viel Abwechslung auf Deine Petit Fours Platte bringen und der Vorteil der Pralinen mit ihrer langen Haltbarkeit im Kühlschrank liegt gegenüber Kuchen und Torten auf der Hand.

Beeriger Chia-Pudding
(rein basisch)

KH 25 g | EW 5 g | F 11 g | K 225 kcal

Zubereitungszeit: **15 min, Quellzeit 1 Nacht**
Portionen: **2**
Schwierigkeit: **leicht**

Zutaten

100 g	frische Walderdbeeren
3 EL	Chiasamen
2 EL	Kakaopulver
300 ml	Mandelmilch
3 EL	Xylit
2 EL	Kokosmus
Je 1 Prise	Zimt und Vanillepulver

Zubereitung

1. Vermenge alle Zutaten bis auf die Beeren in einer Schüssel mit einem Schneebesen und Teile den Inhalt dann auf zwei Dessertschalen oder schöne Bügelgläser auf. Lasse diese nun über Nacht im Kühlschrank quellen.
2. Am nächsten Tag hebst Du einfach die gewaschenen und geputzten Beeren unter den Pudding genießt ihn.

Tipp

Als Dessert nach einem größeren Menü reicht diese Menge auch für 4 Portionen. Bereite es dann am besten gleich in den Schalen oder Gläsern vor, in welchen Du auch servieren möchtest. Toppe es für eingeladenen Freunde oder Familie beispielsweise mit zerbröselten Kakao oder Haferkeksen.

Walnuss Rosinen Pralinen
(rein basisch)

KH 4 g | EW 2 g | F 8 g | K 98 kcal

Zubereitungszeit:	**15 min, eventuell Zeit zum Antrocknen**
Portionen:	**20 Pralinen**
Schwierigkeit:	**leicht**

Zutaten

250 g   gemahlene Mandeln
125 g   Kokosflocken
20 g   gehackte Rosinen, ohne Zusatzstoffe natürlich getrocknet
1 Prise Salz
50 ml   Rosinensüße aus eingeweichten Rosinen püriert
4 EL   gemahlene oder fein gehackte Walnüsse

Zubereitung

1. Gib alle Zutaten bis auf die Walnüsse in eine Rührschüssel und verknete dies zu einem Teig.
2. Aus dem Teig formst Du kleine Kugeln und rollst diese dann in den gemahlenen oder geschroteten Walnüssen.
3. Jetzt sind die Pralinen fertig zum Genießen.

Tipp

Wenn Du mit herkömmlichen Trockenfrüchten aus dem Supermarkt arbeitest ist diese Praline nur basenüberschüssig. Am besten Du trocknest Früchte aller selbst!

Versuche diese Pralinen, vielleicht rund um die Weihnachtszeit, mit verschiedenen Trockenfrüchten und rolle sie auch in anderen gehackten Nüssen, denn Walnüssen. Deine Variationsmöglichkeiten sind unendlich. Gerade im Advent auch mit getrockneten Birnen oder Äpfeln anstelle des klassischen Kletzenbrotes.

Fruchtiges Birnen-Quitten Dessert
(basenüberschüssig)

KH 29 g | EW 2 g | F 14 g | K 256 kcal

Zubereitungszeit: **45 min**
Portionen: **4 Personen**
Schwierigkeit: **leicht**

Zutaten

2	Quitten
2	Birnen
250 ml	Wasser
70 ml	Dattelsirup
4 EL	Zitronensaft
1 TL	Ahornsirup
200 ml	Sahne
Je 1 Prise	Zimt und Vanillepulver

Zubereitung
1. Wasche die Quitten, schäle sie und würfle sie dann.
2. Lasse das Wasser mit dem Dattelsirup und der Hälfte des Zitronensaftes aufkochen.
3. Gib die Quitten hinein, drehe die Hitze zurück und lasse diese für mindestens 20 Minuten gar ziehen.
4. Wasche die Birnen und rasple sie, um sie mit dem restlichen Zitronensaft, dem Ahornsirup, dem Zimt und dem Vanillepulver zu vermischen.
5. Schlage die Sahne steif und hebe diese unter die Birnen-Masse.
6. Richte die Birnen-Sahne-Creme, am besten mit einem Spritzbeutel, auf 4 Tellern an und gib dann die warmen Quittenwürfel hinzu.

Tipp
Ein Spritzbeutel mit verschiedenen Öffnungen wird Dir nicht nur für Dessert Cremes, sondern auch das Anrichten von Pürees Spaß machen. Du kannst damit sogar Eismasse in Form spritzen und frieren. Lasse Deiner Fantasie hier einfach Raum!

Mit Mandelmus gefüllter Bratapfel
(rein basisch)

KH 23 g | EW 4 g | F 12 g | K 220 kcal

Zubereitungszeit: **10 min, Backzeit 20 min**
Portionen: **2**
Schwierigkeit: **einfach**

Zutaten
2 große Äpfel, süßliche Sorte
2 EL   Mandelmus
2 TL   gehackte Mandeln
1 EL   gehackte Rosinen, natürlich getrocknet ohne Zusatzstoffe

Zubereitung
1. Heize den Ofen auf 180 Grad vor und fette eine kleine Auflaufform ein.
2. Wasche die Äpfel und entferne das Gehäuse mit einem Apfelentkerner.
3. Mische das Mandelmus mit den gehackten Mandeln und den gehackten Rosinen zu einer homogenen Masse und fülle die Äpfel damit.
4. Stelle die Äpfel in die feuerfeste Form.
5. Befülle die Form mit 3 bis 4 Esslöffel Wasser und schiebe sie auf der mittleren Schiene in den Ofen.
6. Lasse die Äpfel so lange darin bis die Schale leicht braun ist. Jedenfalls aber für 20 Minuten.
7. Serviere Deine Äpfel auf einem Teller eventuell mit einem Klecks Sahne und gerösteten Mandelstiften bestreut.

Tipp
Zu Weihnachtszeit mische einfach Zimt oder Lebkuchengewürz unter das Mandelmus und fülle die Äpfel damit. Du kannst eine Prise Zimt aber auch in die Sahne geben, bevor Du diese aufschlägst und dann rund um den Apfel arrangierst.

Weihnachtliche Pralinen
(rein basisch)

KH 3 g | EW 2 g | F 7 g | K 80 kcal

Zubereitungszeit: **15 min, Quellzeit 1 Nacht**
Portionen: **10**
Schwierigkeit: **leicht**

Zutaten
100 g   Paranüsse
30 g   getrocknete Apfelringe
50 ml   ungesüßte Mandelmilch
1 TL   Agavendicksaft
½ TL   Zimt
       Zimt zum Garnieren

Zubereitung
1. Lege die Paranüsse über Nacht in die Mandelmilch zum Quellen.
2. Zerkleinere am nächsten Tag die Paranüsse, ohne die Flüssigkeit Zum Quellen, mit den Apfelringen im Mixer.
3. Gib noch 1 Prise Zimt und den Agavendicksaft hinzu, mixe alles nochmal zu einer cremigen, aber festen Konsistenz.
4. Gib den Zimt auf einen flachen Teller, mische ihn nach Geschmack gerne noch mit einem halben Teelöffel Kakaopulver.
5. Forme aus dem Teig, am besten mit feuchten Händen, zehn kleine Kugeln.
6. Rolle diese durch das Zimtpulver und lege sie auf einen Präsentierteller oder eine kleine Glasplatte, die Du auch mit etwas Zimt bestreut hast.
7. Serviere Deine Pralinen zu Tee, Kaffee oder als Petit Fours nach einem Dinner mit Freunden.

Tipp
Du kannst die Süße des Agavensirups auch mit einem Püree aus weiteren getrockneten Apfelringen und Wasser oder der übrigen Mandelmilch des Einweichens, ersetzen.

Fruchttörtchen
(rein basisch)

KH 25 g | EW 17 g | F 42 g | K 563 kcal

Zubereitungszeit: **30 min**
Portionen: **4**
Schwierigkeit: **mittel**

Zutaten für den Boden
300 g   gemahlene Mandeln
4 – 6   entsteinte Datteln
   Saft ½ Orange
   nach Belieben Gewürze wie Vanille, Zimt oder Kardamom

Zutaten für den Fruchtbelag
100 g   frische Johannisbeeren
1 – 3   Datteln entsteint

Zubereitung
1. Vermische alle Zutaten für den Boden in einem Mixer.
2. Gib noch einige Gewürze nach Geschmack hinzu.
3. Forme den Teig zu einer Kugel, und drücke in auf einer Kuchenplatte oder in einer Form etwa 1,5 – 2 cm dick aus.
4. Mixe die frischen Johannisbeeren mit 1-3 Datteln, je nach Wunsch der Süße, mit dem Mixer und streiche dies auf den Boden.
5. Streue nach Belieben noch frische Johannisbeeren darüber oder toppe mit frisch und fettfrei gerösteten Kokoschips oder Kokosraspeln und wenn verfügbar auch Rosenblüten.
6. Schneide Dein Törtchen in 4 Stücke und serviere es auf Desserttellern.

Tipp
Da sich diese Törtchen gut drei bis vier Tage im Kühlschrank halten kannst Du sie auch in kleinen, portionsweisen Tarteförmchen kühl stellen und diese, wenn sie etwas fester sind, herausnehmen und in kleine Fingerfoods schneiden.

Kokos-Avocado-Torte
(rein basisch)

KH 7 g | EW 4 g | F 32 g | K 335 kcal

Zubereitungszeit: 30 min, Kühlzeiten insgesamt 5 Std.
Portionen: 1 Torte, 10 Stück
Schwierigkeit: mittel

Zutaten für den Boden

100 g Mandeln
50 g Kokosflocken
6 – 8 Bio Datteln, entsteint
1 Prise Vanillepulver
3 EL Kokosöl
1 - 2 TL Wasser

Zutaten für die Creme

3 Avocados
3 EL Apfelsüße
100 g Kokosmus
5 EL Kokosöl
Saft aus einer ½ Zitrone
1 Prise Salz
frische Beeren nach Wahl zum Garnnieren

Zubereitung

1. Gib alle Zutaten für den Boden in einen Mixer, um diese zu einem zähen Teig zu verrühren. Fette inzwischen eine 20 cm Backform mit Kokosöl ein.
2. Drücke den Teig fest in die Form, arbeite hier mit feuchten Fingerspitzen und achte besonders auf die Ränder. Stelle die Form nun für 2 bis 3 Stunden in Gefrierfach.
3. Gib für die Creme alle Zutaten, außer den frischen Beeren, in einen Mixer und püriere sie auf hoher Stufe zu einer festen Creme. Schiebe immer wieder mit einem Spatel nach unten.
4. Nimm den Boden aus dem Gefrierfach.
5. Verteile die Avocadomasse gleichmäßig auf dem Tortenboden.
6. Stelle die Torte für weitere zwei Stunden kalt. Diesmal im Kühlschrank.
7. Garniere vor dem Servieren noch mit den frischen Beeren.

Tipp

Wenn Du anstelle von Kokosmus und -flocken auf Mandelmus und -blättchen greifst, noch Kakaopulver mitverarbeitest erhältst Du ganz einfach eine SchokoTorte.

3 Farben Fruchtgelee
(rein basisch)

KH 8 g | EW 8 g | F 0 g | K 70 kcal

Zubereitungszeit:	**20 min**
Portionen:	**4**
Schwierigkeit:	**leicht**

Zutaten für die grüne Schicht

1 TL	Weizengras- oder Gerstengraspulver
1	Kiwi
15 g	Agar-Agar
100 ml	Flüssigkeit (Fruchtsaft oder Wasser)

Zutaten für die rote Schicht

1 Handvoll	reife Erdbeeren
1 Zweig	frische Minze
15 g	Agar-Agar
100 ml	Flüssigkeit (Fruchtsaft oder Wasser)

Zutaten für die gelbe Schicht

1	Mango
1 TL	Kokosmus
15 g	Agar-Agar
100 ml	Flüssigkeit (Fruchtsaft oder Wasser)

Zubereitung

1. Mixe die Erdbeeren mit der Minze im Mixer fein. Stelle erstmal zur Seite.
2. Schäle die Mango, entkerne sie und püriere sie mit dem Kokosmus cremig. Stelle auch dies beiseite.
3. Schäle die Kiwis und püriere auch sie. Rühre das Weizengras unter das Kiwipüree.
4. Um das Geliermittel zu machen, bringe das Agar-Agar mit jeweils mit 100 ml Flüssigkeit zum Kochen.
5. Rühre das Agar-Agar gut ein und lasse es 2 Minuten eindicken.
6. Rühre danach jeweils die Fruchtcremes in das Agar-Agar Gemisch.
7. Fülle diese sofort in Eiswürfelformen.
8. Lasse die Fruchtgelees 2 bis 3 Stunden im Kühlschrank fest werden.

Tipp

Du kannst das Gelee auch schichtweise in Gläsern anrichten und dann kalt werden lassen. Verwende dazu den Rücken eines großen Löffels und gieße die noch zähe Flüssigkeit vorsichtig darüber ein.

Waffeln
(rein basisch)

KH 33 g | EW 10 g | F 15 g | K 315 kcal

Zubereitungszeit: **35 min**
Portionen: **1**
Schwierigkeit: **leicht**

Zutaten
1 EL Flohsamenschalen
1 EL Chiasamen
2 EL gekeimtes Buchweizenmehl
1 EL Mandelblättchen
8 EL Wasser
1 Prise Zimt
       etwas Kokosblütenzucker zum Abschmecken
       wenig Butter für das Waffeleisen

Zubereitung
1. Mische alle Zutaten, außer den Mandelblättchen, mit dem Handmixer zu einem cremigen Teig und gib nach eigenem Geschmack Zimt und Kokosblütenzucker hinzu.
2. Hebe die Mandelblättchen unter.
3. Erhitze das Waffeleisen und fette es mit Butter ein damit sie nicht ankleben.
4. Die Waffeln kannst Du beliebig mit Kompott oder Früchten garniert servieren. Auch Puderzucker aus Stevia ist eine Option.

Tipp
Wenn Du dem Teig etwa 10 Minuten Zeit zum Quellen gibst, werden die Waffeln noch kompakter. Du musst dann aber vor dem Backen noch einmal mit einem Schneebesen aufrühren. Die Chiasamen sorgen gemeinsam mit den Flohsamen für den Quelleffekt.
Backe immer nur so viele Waffeln wie Du benötigst, sie sind nicht über Tage hinaus haltbar.

Erdbeercreme
(rein basisch)

KH 5 g | EW 2 g | F 25 g | K 258 kcal

Zubereitungszeit: **20 min**
Portionen: **4**
Schwierigkeit: **leicht**

Zutaten

2	reife Avocados
250 g	reife Erdbeeren
2 EL	Kokosöl
	Minze zur Dekoration

Zubereitung

1. Halbiere die Avocados, hole den Kern heraus und das Fruchtfleisch. Schneide dieses dann in Scheiben und gib es in Deinen Mixer.
2. Wasche die Erdbeeren und entferne den Stielansatz.
3. Das Kokosöl kannst Du nun zusammen mit den Erdbeeren auch in den Mixer geben.
4. Püriere mit der Pulstaste und danach auf kleiner Stufe zu einer feinen Creme.
5. Fülle diese Creme in 4 Schälchen und stelle sie eventuell noch für ein paar Minuten zur Kühlung in den Kühlschrank, wenn sie beim Mixen zu warm geworden sein sollte.
6. Dekoriere die Creme vor dem Servieren mit der Minze und eventuell einer blättrig geschnittenen Erdbeere mit ihrem Grün.

Tipp

Erdbeeren wirken gegen Schleimhautentzündungen und Magen-Darm-Erkrankungen wie Durchfall. Baue diese Früchte während ihrer Saison ruhig in Desserts und auch Salate ein.

Wenn Du Avocados und Kokosöl nimmst um eine fest-cremige Konsistenz zu erreichen, dann wird jede Fruchtcreme rein basisch da Du keine Zusatzstoffe verwenden musst. Kombiniere Avocados also auch mit Mangos, Ananas und anderen Beerensorten, sowie Pflaumen und Kirschen.

Nusscreme mit Fruchtigem Spiegel
(rein basisch)

KH 18 g | EW 12 g | F 36 g | K 458 kcal

Zubereitungszeit: **20min**
Portionen: **1**
Schwierigkeit: **leicht**

Zutaten

30 g	Walnüsse
30 g	Mandeln
4	Datteln
100 ml	Wasser
etwa 4 – 5	Brombeeren oder Obst der Saison

Zubereitung
1. Gib die Nüsse mit den Datteln in den Mixer und zerkleinere alles.
2. Füge die 100 ml Wasser nach und nach dazu und mixe weiter bis Du eine cremige Masse erreicht hast.
3. Richte die Creme in einen tiefen Teller oder in einer Schüssel an.
4. Wasche die Brombeeren, befreie diese vom Grün und püriere sie ebenfalls, aber immer vom Nuss Mus getrennt.
5. Mit dem Brombeerpüree kannst Du nun einen fruchtigen Spiegel auf der Creme machen.

Tipp
Mit einem 1 EL Kakaopulver wird Deine Creme schokoladiger, allerdings ist sie dann nicht mehr basisch, da das Kakaopulver ein guter Säurebildner ist.
Wenn Du diese Creme relativ zähflüssig mixt, kannst Du sie auch als Nussaufstrich für Waffeln oder basisches Frühstücksbrot verwenden.

Erdbeerkuchen
(rein basisch)

KH 15 g | EW 14 g | F 33 g | K 426 kcal

Zubereitungszeit: **30 min, Kühlzeit 1 Std**
Portionen: **1 Tarteform, 10 Stück**
Schwierigkeit: **leicht**

Zutaten
600 g	gemahlene Mandeln
	Saft von 2 Orangen
18	Datteln
700 g	Erdbeeren

Zubereitung
1. Bereite eine Tartform vor, Du musst sie nicht einfetten.
2. Mixe den Teig aus den gemahlenen Mandeln, dem Orangensaft und 10 der Datteln in einem Mixer oder Deiner Küchenmaschine. Er soll ähnlich einem Mürbteig formbar sein.
3. Drücke den Teig nun in der Tartform aus, so dass auch der Rand bedeckt ist und im Übergang von Boden und Rand kein Teigwulst hängt. Benetze Deine Fingerspitzen mit Wasser oder nimm einen breiten Messerrücken zur Hilfe.
4. Stelle den Teig nun in den Kühlschrank während Du die Erdbeeren putzt und verarbeitest.
5. Wasche alle Erdbeeren und befreie sie von ihren Stielansätzen. Gib 200 g der Beeren mit den restlichen Datteln in Deinen Blender und püriere sie zu einer dicken Creme. Die restlichen 500 g Erdbeeren kannst Du entweder halbieren oder blättrig schneiden.
6. Verteile nun die Soße gleichmäßig auf dem Teig und belege sie dann mit den restlichen halbierten Erdbeeren. Stelle die Tarte dann noch einmal für etwa eine halbe Stunde in den Kühlschrank bevor Du sie servierst.

Tipp
Der beste, einfachste und schnellste basische Kuchen und wandelbar mit jedweder Obstsorte, die entweder gerade Saison hat oder Eurem Geschmack entspricht.

Preiselbeer-Krokant-Becher
(basenüberschüssig)

KH 23 g | EW 4 g | F 26 g | K 340 kcal

Zubereitungszeit: 30 min, Kühlzeit 3 Std.
Portionen: 4 - 6
Schwierigkeit: leicht

Zutaten

80 g   Zartbitterkuvertüre
300 g   Sahne
40 g   Mandelblättchen
50 g   Butterspekulatius
1 TL   Zucker
½ TL   Butter
12 TL   Preiselbeeren

Zubereitung

1. Breche die Kuvertüre in Stücke und gib sie mit der Sahne in einen Topf. Schmelze die Schokolade in der Sahne vorsichtig und langsam, rühre regelmäßig mit dem Schneebesen um. Dann kühle die Sahne jedenfalls 3 Stunden oder am besten über Nacht im Kühlschrank.
2. Erwärme danach oder am nächsten Tag die Mandelblättchen und den Zucker in einer beschichteten Pfanne bei mittlerer Hitze.
3. Sobald der Zucker flüssiger wird, nimm die Pfanne vom Herd weg, die Nachwärme reicht damit die Mandeln bräunen und karamellisieren. Rühre aber gut um!
4. Zerbrösle die Spekulatius und erhitze diese Brösel in einer weiteren Pfanne fettfrei, röste sie goldbraun.
5. Schlage die gekühlte Sahne steif, nimm im schlimmsten Fall etwas Sahnesteif zu Hilfe. Wasche die Preiselbeeren.
6. Schichte nun die Mandelblättchen, Preiselbeeren, Brösel und die Schokosahne abwechselnd in 4 – 6 Gläser.

Tipp

Wenn Du zum Karamellisieren Erythrit nimmst und den Spekulatius durch unsere basischen Kekse ersetzt, wird Dein Dessertbecher basischer. Aufgrund der Schokolade wird er immer basenüberschüssig sein, aber bei ökologischer, dunkler Schokolade verwendest Du einen nützlichen und schmackhaften, guten Säurebildner.

Beerenkaltschale
(basenüberschüssig)

KH 27 g | EW 11 g | F 3 g | K 195 kcal

Zubereitungszeit: **10 min**
Portionen: **4**
Schwierigkeit: **leicht**

Zutaten
½   Bio-Zitrone
500 g   fettarmer Joghurt
500 g   Buttermilch
1 Msp   gemahlene Vanille oder Vanillemark
400 g   gemischte Beeren
        Zitronenmelisseblätter oder Minze zum Garnieren

Zubereitung
1. Wasche die Zitrone heiß und trockne sie gut ab. Reibe dann die Schale der Zitrone ab und presse sie letztlich aus.
2. Verrühre die Buttermilch, den Joghurt, die Vanille, den Zitronenabrieb mit dem Saft und eventuell einen Löffel Honig zu einer glatten Creme.
3. Wasche die Beeren oder benutze TK Beeren und lasse diese antauen.
4. Rühre die Beeren unter die Joghurtmischung, verteile die Creme auf vier vorgekühlte Dessertschalen und garniere nach Belieben mit Zitronenmelisse oder Minze.

Tipp
Basisch wir Deine Kaltschale, wenn Du auf Jogurt und Milch aus Mandeln oder Kokos zurückgreifst, oder auch andere Nusssorten. Bei Soja ist sie nach wie vor säurebildend.
Suche Dir am besten einen guten Versandhandel oder Bio Supermarkt mit einem breiten Angebot an Lupinen Produkten. Aus der Süßlupine kann man nicht nur Mehl herstellen oder die Kerne essen, es gibt auch Tempeh, Fleischersatz und milchähnliche Erzeugnisse daraus und diese sind alle basisch!

Gegrillte Obstspieße
(rein basisch)

KH 19 g | EW 1 g | F 5 g | K 115 kcal

Zubereitungszeit: **45 min**
Portionen: **6 Spieße**
Schwierigkeit: **leicht**

Zutaten

100 g	Süßkirschen
250 g	Erdbeeren
2	Äpfel
1	Banane
4	EL Kokos Sahne
2	EL Erythrit Sirup
	Saft ½ Zitrone
6	Schaschlik Spieße

Zubereitung

1. Wasche das Obst und entsteine die Kirschen, schäle die Banane, schneide das Grün der Erdbeeren weg, schäle die Äpfel, viertle diese und entferne das Kerngehäuse. Schneide die Äpfel mit der Banane in mundgerechte Stücke.
2. Stecke die Obststücke nun abwechselnd auf die Spieße.
3. Verrühre den Zitronensaft mit dem Sirup und der Sahne, am besten mit dem Schneebesen kurz schaumig schlagen. Bestreiche nun die Spieße oder lege die Spieße in die Marinade und lasse sie 30 Minuten darin ziehen.
4. Inzwischen den Grill oder den Backofengrill anheizen.
5. Die Spieße in eine Grillschale setzen und 2 – 3 Minuten auf jeder Seite grillen, oder garen.
6. Dazu passt perfekt Vanilleeis oder die restliche Sahne mit dem Mixer halb aufgeschlagen.

Tipp

Das perfekte Dessert für die sommerliche Grillparty, neben den schon altbekannten in der Schale gebackenen Bananen und gegrillten Ananas- oder Melonenscheiben.

Maronencreme mit Apfel-Zimtgrütze
(basenüberschüssig)

KH 50 g | EW 3 g | F 10 g | K 310 kcal

Zubereitungszeit:	**1 Stunde 35 min**
Portionen:	**4**
Schwierigkeit:	**leicht**

Zutaten

100 g	geschälte, gegarte Maronen
Je 100 ml	Milch und Sahne
Je ½ TL	Agar-Agar und Zimtpulver
Je 1 EL	Puderzucker aus Stevia und Orangenlikör
500 g	Äpfel
400 ml	Apfelsaft
2 EL	Rohrzucker
40 g	Kartoffelstärke

Zubereitung

1. Für die Creme koche die Maronen mit der Milch in einem Topf auf. Wenn die Maronen etwas weicher sind, püriere sie mit dem Stabmixer cremig.
2. Rühre dazu den Puderzucker und den Agar-Agar unter. Lasse die Creme nun noch einmal aufkochen. Nimm sie vom Herd und lasse die Creme, am besten im Wasserbad abkühlen.
3. Schlage inzwischen die Sahne steif, und hebe diese, zusammen mit dem Likör unter die abgekühlte Creme.
4. Lasse nun die Creme 20 Minuten im Kühlschrank weiter kühlen.
5. Wasche in der Zwischenzeit, die Äpfel, schäle sie, viertle sie und entferne das Kerngehäuse. Würfle die Viertel nun fein.
6. Erhitze 350 ml Apfelsaft in einem Topf und gib den Zucker und den Zimt hinzu. Koche darin die Apfelwürfel bei mittlerer Hitze für 5 Minuten ein.
7. Rühre den restlichen Apfelsaft mit dem Stärkemehl glatt, gib dies zu den Äpfeln und lasse alles aufkochen und einkochen bis die Grütze dicklich wird. Nimm sie dann vom Herd und lasse auch sie gut abkühlen.
8. Richte die Maronencreme zusammen mit der Apfelgrütze an, gerne noch mit Zimt garnieren.

Tipp

Dein Gericht wird rein basisch, wenn Du die Milchprodukte durch Lupine oder Mandel ersetzt und den Rohrzucker durch Stevia.

Apfel-Bananen-Kompott
(rein basisch)

KH 29 g | EW 1 g | F 0 g | K 128 kcal

Zubereitungszeit: **25 min**
Portionen: **4**
Schwierigkeit: **leicht**

Zutaten
500 g   Äpfel
        einige Rosmarinnadeln
1   Banane
50 ml   Apfelsaft
        Saft ½ Zitrone

Zubereitung
1. Wasche die Äpfel und schäle diese. Viertle sie und entferne das Kerngehäuse.
2. Schneide die Apfelviertel in kleine Stücke.
3. Hacke den Rosmarin fein und koche diesen, mit den Äpfeln und dem Apfelsaft in einem Topf auf.
4. Lasse es danach etwa 5 Minuten bei mittlerer Hitze zugedeckt kochen.
5. Schäle inzwischen die Banane und schneide diese in dünne Scheiben.
6. Hebe sie abschließend unter das Kompott.

Tipp
Wunderbar schmeckt auch eine Kombination aus Birne und Mango oder roten Beeren und Banane.
Eine gute Ergänzung zu basischen Waffeln oder als Topping für Chia Puddings.

Geröstete Pfirsich Bananen Pfanne
(rein basisch)

KH 29 g | EW 4 g | F 8 g | K 212 kcal

Zubereitungszeit: **20 min**
Portionen: **2**
Schwierigkeit: **einfach**

Zutaten

Je 1 Banane und Pfirsich
½ Zwiebel
5 blanchierte Mandeln
1 EL Kokosöl
Je 1 EL Erdmandelflocken und Datteln, getrocknet und gehackt

Zubereitung

1. Schäle die Banane, schneide sie in Scheiben und wasche den Pfirsich. Halbiere diesen und schneide den Kern heraus, würfle ihn dann.
2. Hacke die Mandeln und schäle die Zwiebel. Hacke diese ebenfalls klein.
3. Schmelze das Öl in einer Pfanne und brate zuerst die Zwiebel glasig, bevor du die Mandeln und Flocken dazu gibst. Dünste für etwa 1 Minute und gib dann das Obst dazu. Bräune es leicht und schmecke mit den Datteln für die Süße ab.
4. Verteile Dein Dessert auf zwei Schälchen und streue etwas Currypulver gemischt mit Zimt darüber.

Tipp

Wenn Du diese Mischung richtig einköcheln lässt und gegebenenfalls einen oder zwei Esslöffel Wasser dazufügst, bekommst Du ein Chutney welches sich abgeschmeckt mit Currypulver und Chili auch als Dip für Salate eignet.

Schoko Maronen
(rein basisch)

KH 44 g | EW 3 g | F 8 g | K 267 kcal

Zubereitungszeit: **40 min**
Portionen: **8**
Schwierigkeit: **mittel**

Zutaten
1 kg   Maronen
40 g   Kakaobutter
4 EL   Kakaopulver
½ TL   Zimt

Zubereitung
1. Wasche die Maronen kurz und ritze sie noch nass mit einem spitzen Messer auf einer Seite kreuzweise ein.
2. Erhitze, am besten eine Eisenpfanne, ohne Fett und gib die Maronen, wenn sie richtig heiß ist hinein. Röste diese nun mit mehrmaligem Umrühren, bis die Schalen aufplatzen. Die Schnitte blühen auf, wie eine Blume.
3. Hole die Maronen aus der Pfanne und lasse sie gut abkühlen, am besten auf einem Backblech nebeneinander und kurz ins Freie stellen.
4. Schäle die Maronen und schmelze inzwischen die Kakaobutter mit dem Kakaopulver über einem Wasserbad. Schmecke die flüssige Glasur mit dem Zimt ab und spieße die Maronen auf Zahnstocher. Tauche sie in die Schokolade, so dass sie komplett überzogen sind und lege sie auf ein Gitter.
5. Lasse die Maronen aushärten und serviere sie untergemischt auf einem Plätzchenteller.

Tipp
Du kannst anstelle von Kakaobutter auch Kokosöl nehmen und die Maronen nach dem Eintauchen noch in Kokosraspeln wenden.

Eisgekühlte Melonentorte
(rein basisch)

KH 7 g | EW 1 g | F 7 g | K 99 kcal

Zubereitungszeit: **30 min, Kühlzeit 3 Std.**
Portionen: **10**
Schwierigkeit: **mittel**

Zutaten

1 große	Wassermelone
1 Becher	Sahne
3 EL	Erythrit Sirup
	Obst nach Wahl als Belag
2 EL	Kokosflocken

Zubereitung

1. Schneide ein Mittelstück aus der Wassermelone in der Größe und Höhe eines Tortenbodens. Lege dieses Stück auf ein Schneidbrett und schneide vorsichtig die Schale rundherum ab.
2. Am besten Du stellst die Torte jetzt für ein paar Minuten in die Tiefkühltruhe und schlägst inzwischen die Sahne mit dem Erythrit steif.
3. Brause die Beeren ab oder schneide Dein anderes Obst nach Wahl bereit für den Belag.
4. Hole die „Torte" aus dem Gefrlerfach und bestreiche sie ausreichend dich mit der Sahne. Belege sie dann mit dem vorbereiteten Obst und stelle sie noch einmal für 3 Stunden kalt.
5. Wenn Du einen Formring hast, dann wäre es gut diesen vorher darum zu schnallen.
6. Nach 3 Stunden röstest Du die Kokosflocken in einer fettfreien Pfanne an und streust sie vor dem Anschneiden über die Torte.

Tipp

Wenn es Dich nicht stört, dass die Wassermelone leichte Eiskristalle bekommt, dann kannst Du die Torte damit es schneller geht auch für knapp 1 Stunde in die Tiefkühltruhe stellen. Sie wird dann fast zu einer Eistorte.

Gegrillte Ananas
(rein basisch)

KH 22 g | EW 2 g | F 0 g | K 102 kcal

Zubereitungszeit:	**15 min, Grillzeit 5 min**
Portionen:	**4**
Schwierigkeit:	**einfach**

Zutaten

1	Ananas
2	Orangen
	etwas Erythrit Sirup
1 Prise	Zimt oder Vanille nach Geschmack

Zubereitung

1. Presse eine Orange aus und filetiere die Zweite. Schneide die Filets dann in kleine Würfel.
2. Mische den Orangensaft mit dem Erythrit zu einem süßen Dressing und schmecke mit Zimt oder Vanille ab. Mariniere darin nun die Orangen Würfel.
3. Schäle die Ananas und schneide sie in etwa 1 bis 1 ½ cm dicke Scheiben.
4. Lege die Scheiben auf Deinen Grill, mit der Resthitze nach der großen Grillparty. Grille die Scheiben auf beiden Seiten etwa 2 Minuten.
5. Platziere die Scheiben auf Desserttellern und überziehe sie mit der Orangenmarinade.

Tipp

Wenn der Holzkohlengrill gerade nicht läuft, dann heize Dein Backrohr auf 200 Grad Umluft vor oder schalte den Backofengrill ein und lege die Ananasstücke auf den Rost. Da Saft von der Ananas tropfen kann, empfiehlt es sich eine Lage Backpapier auf den Boden des Ofens zu legen. Lasse die Ananas nun im Ofen bis sie beginnen weich und braun zu werden.

Johannesbeer Tartelettes
(rein basisch)

KH 17 g | EW 17 g | F 42 g | K 532 kcal

Zubereitungszeit: **40 min**
Portionen: **4 Tartelettes, bis zu 10 Portionen**
Schwierigkeit: **einfach**

Zutaten

300 g	gemahlene und gehackte Mandeln
2 EL	Kokosöl
1	überreife Bananen
300 g	schwarze Johannesbeeren
1 TL	Erythrit
	Zimt und Vanille sowie Muskat zum Abschmecken

Zubereitung

1. Nimm 300 g Mandeln und wirf sie in den Mixer. Mahle mit der Pulstaste bis die Mandeln beginnen klein gehackt zu sein und hole dann mit einem Löffel 2 gehäufte Löffel heraus. Mahle den Rest fertig zu Mehl.
2. Verflüssige das Kokosöl und mische mit den gemahlenen und gehackten Mandeln einen Teig. Drücke diesen nun in 4 kleine vorbereite Formen für Tarteletes. Am besten nun in den Kühlschrank stellen, damit das Kokosöl fest werden kann.
3. Inzwischen braust Du die Johannesbeeren ab und stellst sie in einem kleinen Topf auf den Herd. Gib eventuell 2 EL Wasser dazu und die Gewürze nach Geschmack und lass die Johannesbeeren weich werden. Zerdrücke einen Teil davon im Topf mit dem Schneebesen oder einer Gabel. Nimm die Masse vom Herd und kühle sie in einem Wasserbad.
4. Schäle die Banane und zerdrücke sie zu einem cremigen Brei, sobald die Johannesbeeren etwas abgekühlt sind.
5. Streiche die Banane auf die Böden der Tartelettes und fülle mit den Johannesbeeren auf. Stelle sie dann noch einmal für wenige Minuten in den Kühlschrank.

Tipp

Für Tage, die nicht ganz so basisch sein müssen kannst Du auch Kekse zerbröseln und daraus den Boden der Tarteletes herstellen. Wir haben die Nährwerte pro Tartelete berechnet.

Schokolade selbstgemacht
(rein basisch)

KH 1 g | EW 1 g | F 11 g | K 114 kcal

Zubereitungszeit: **30 min, Kühlzeit 3 Std**
Portionen: **12**
Schwierigkeit: **einfach**

Zutaten
100 g   Kakaobutter
50 g   weißes Mandelmus
2 EL   Kakaopulver

Zubereitung
1. Bereite Dir Deine Silikon Eiswürfelformen für 12 große oder 24 Mini Weiwürfel vor.
2. Schmelze die Kakaobutter über einem Wasser und gib sie flüssig mit dem Mandelmus und dem Kakaopulver in Deinen Hochleistungsmixer.
3. Mixe nun so lange bis Du eine fein-cremige Konsistenz erreicht hast und fülle diese in die Förmchen.
4. Stelle die Formen für mindestens 3 Stunden in den Kühlschrank, damit Deine selbstgemachte Schokolade fest werden kann.
5. Drücke die Schokopralinen aus den Förmchen und arrangiere sie auf einem Teller.

Tipp
Deiner Fantasie sind bezüglich zusätzlichen Geschmacksnuancen keine Grenzen gesetzt. Von feinst gehackter Minze über die klassische Prise Zimt oder Vanille bis hin zu Beeren vorbereitet in den Förmchen stehen Deinen Ambitionen alle Deine Vorräte zur Verfügung. Versuche auch einmal frisch geraspelten Ingwer oder einen Hauch Wasabi Pulver.

Eis Konfekt
(rein basisch)

KH 5 g | EW 1 g | F 2 g | K 37 kcal

Zubereitungszeit: **30 min, Gefrierzeit 2 Std.**
Portionen: **12**
Schwierigkeit: **einfach**

Zutaten

200 ml   Orangensaft, vorzugsweise frisch gepresst
2 EL   weißes Mandelmus
6 – 8   Datteln, je nach gewünschter Süße
200 g   kleine Obststückchen oder Beeren nach Wahl

Zubereitung

1. Wir haben für die Berechnung Brombeeren genommen und verfeinern diese auch noch mit 1 TL Kakao.
2. Gib eine Brombeere (vorzugsweise frisch vom Strauch) in jedes Deiner vorbereiteten Eiswürfelförmchen.
3. Mische den frisch gepressten Orangensaft (gerne mit Fruchtfleisch) mit dem Mandelmus und Datteln nach Wahl im Mixer zu einer cremig-flüssigen Konsistenz.
4. Fülle damit nun die Eisförmchen auf und streue vorsichtig das Kakaopulver darüber.
5. Stelle Dein Eiskonfekt nun in das Gefrierfach und lasse sie mindestens 2 Stunden durchfrieren. Drücke sie danach auf einen Teller und arrangiere sie. Platziere sie nicht in der Sonne oder in der Nähe einer Wärmequelle, sonst lieber immer wenige Stücke aber öfter aus der Kühlung holen.

Tipp

Für cremigere Eis Pralinen arbeite mit Mandelmilch und nimm eventuell mehr Mandelmus. Oder tausche sowohl den Saft als auch das Mus gegen Produkte der Kokosnuss und verarbeite klein geschnittene Ananasstückchen darin. Bestreue dann anstatt mit Kakaopulver mit fein gemahlenen Kokosraspeln.

BASISCH BACKEN

Du musst auf nichts verzichten, auch nicht auf das geliebte und gewohnte Brot oder die Brötchen am Morgen und selbst Cracker und Kuchen stehen in der basischen und basenüberschüssigen Küche auf dem Plan.

Du hast im Laufe des Buches sicher schon das eine oder andere Rezept dazu entdeckt, welches gerade gut in seine jeweilige Kategorie gepasst hat. Hier noch einmal viele Variationen für Brot, Kuchen und süße Backwaren. Der Sonntagskaffee mit Freunden ist gerettet und das Pausenbrot für die Kinder auch. Mit den Dips aus unserem Kapitel Snacks kannst Du die Jause für die Kinder noch einen Ticken gesünder gestalten und eine Tasse Tee oder Kaffee ab und an mit einem Stück Torte versüßt nicht nur die Geburtstagsfeier.

Sieh Dir die Zutaten in Ruhe an und wirf noch einmal einen Blick auf die Lebensmitteltabellen. Du wirst feststellen, dass sich Mehle und Bindemittel im Vergleich zu herkömmlichen Backwaren stark unterscheiden, aber aufgrund des bewusster und gesünder Leben Trends findest Du heute in Supermärkten und im Internet alle wichtigen Nährstoffe für die basische Backkunst.

Dörrgeräte und das Handling des eigenen Backrohrs vorausgesetzt, steht einer abwechslungsreichen Kost nichts im Wege. Viele der Brote und Brötchen können auf Vorrat am Wochenende gebacken werden, so dass Du unter der Woche nur mehr auftauen musst und keinerlei Zeit im Alltag verloren geht. Viel Spaß nun mit Mandelmehl, Kokosmehl und gekeimten Körnern für einen ausgeglichenen Säure-Basen-Haushalt und eine gesunde und aktive Familie.

Kartoffelbutterkuchen
(basenüberschüssig)

KH 4 g | EW 10 g | F 15 g | K 195 kcal

Zubereitungszeit: **75 min**
Portionen: **1 Backblech**
Schwierigkeit: **leicht**

Zutaten

500 g	gegarte, mehligkochende Kartoffeln
2 EL	Sojamehl
Je 150 g	Vollkorn Mehl und Butter
1	Ei
4 EL	Zucker
2 EL	Rosinen
50 g	Mandelblättchen
	etwas Salz

Zubereitung

1. Heize den Backofen auf 200 Grad vor und fette das Backblech mit Butter ein.
2. Schäle die vorgegarten Kartoffeln und reibe diese fein.
3. Rühre das Sojamehl mit 4 EL kaltem Wasser glatt und lasse dies bis zur Verwendung quellen.
4. Schneide 120 g Butter in dünne Scheiben.
5. Verknete die Kartoffeln mit dem Mehl, der Butter, dem Ei, dem gequollenen Sojamehl, 2 EL des Zuckers, etwas Salz und den Rosinen.
6. Falls der Teig zu sehr klebt, knete noch etwas Mehl unter.
7. Rolle den Teig auf dem Blech aus und verteile die Mandelblättchen darauf.
8. Vermische den restlichen Zucker mit dem Zimt und verstreue dies über den Kuchen.
9. Schmelze die übrige Butter und beträufle damit den Kuchen abschließend. Backe ihn nun für 25 Minuten im Ofen auf der mittleren Schiene. Lasse ihn etwas abkühlen bevor Du ihn servierst.

Tipp

Soja ist in der basischen Ernährung umstritten. Es gibt die Meinung Soja wäre basisch und es gibt die Gegner. Du kannst aber das Sojamehl einfach durch Kartoffelmehl oder Stärke ersetzen.

Kartoffelbrot
(basenüberschüssig)

KH 21 g | EW 3 g | F 1 g | K 105 kcal

Zubereitungszeit: **50 min, Ruhezeit 30 min, Backzeit 50 min**
Portionen: **1**
Schwierigkeit: **leicht**

Zutaten

500 g	mehlige Kartoffeln
1 Würfel	Hefe
1 EL	neutrales Öl
500 g	Vollkorn Mehl, beispielsweise aus Kamut oder Emmer

Zubereitung

1. Koche die Kartoffeln in wenig Salzwasser bei mittlerer Hitze zugedeckt etwa 30 Minuten gar.
2. Wenn die Kartoffeln weich sind, gieße das Kochwasser ab oder hole die Kartoffeln aus dem Wasser, wichtig ist, dass Du das Kochwasser aufbewahrst oder auffängst beim Abseihen.
3. Schäle die Kartoffeln dann, lasse sie abkühlen und rasple diese grob oder drücke sie durch die Kartoffelpresse.
4. Heize den Ofen auf 50 Grad vor und lege ein Backblech mit Backpapier aus.
5. Löse die Hefe in 200 ml des noch lauwarmen Kartoffelwassers auf.
6. Vermische die Kartoffelraspeln und das Mehl miteinander.
7. Gib dann das Öl und etwas Salz sowie die Kartoffel-Mehl-Mischung zum Hefewasser.
8. Verknete alles mit den Knethacken des Handrührgerätes zu einem geschmeidigen Teig.
9. Forme mit angefeuchteten Händen aus dem Teig einen Brotlaib.
10. Setze diesen auf das Blech und schiebe ihn in den Ofen.
11. Lasse das Brot im Ofen auf der mittleren Schiene für 30 Minuten gehen.
12. Erhöhe dann die Temperatur auf 200 Grad und backe darin das Brot noch einmal 50 Minuten bis es eine feste Kruste hat. Durch Klopfen kannst Du feststellen, dass das Brot durchgebacken ist, es muss leicht hohl klingen.

Tipp
Wenn Du Mehl aus vorgekeimten Körnern verwendest, ist Dein Brot basisch.

Kartoffel-Fladen
(basenüberschüssig)

KH 19 g | EW 3 g | F 4 g | K 125 kcal

Zubereitungszeit:	**1 Stunde 20 min**
Portionen:	**12**
Schwierigkeit:	**leicht**

Zutaten

500 g	festkochende Kartoffeln
150 g	Vollkorn Mehl
2 TL	Weinsteinbackpulver
	Salz und Pfeffer nach Geschmack
1	Ei
50 g	kalte Butter
60 g	Zuckerrüben- oder Ahornsirup
	Mehl zum Arbeiten

Zubereitung

1. Wasche die Kartoffeln und koche diese in Salzwasser zugedeckt bei mittlerer Hitze 30 Minuten weich.
2. Gieße diese ab, schäle sie und lasse sie dann abkühlen.
3. Raple die Kartoffeln oder presse oder stampfe sie klein.
4. Vermische sie mit dem Mehl, dem Backpulver, etwas Salz sowie Pfeffer, dem Sirup und dem Ei.
5. Verknete alles mit Deinen feuchten Händen zu einem glatten Teig. Schneide die Butter in Scheiben und knete diese ebenfalls unter die Masse.
6. Lasse den Teig dann zu einer Kugel geformt für etwa 15 Minuten ruhen.
7. Heize inzwischen den Ofen auf 200 Grad vor. Lege ein Blech mit Backpapier aus.
8. Schneide oder Teile den Teig in 12 gleich große Stücke.
9. Forme die Stücke zu Kugeln und wende diese in etwas Mehl.
10. Drücke diese zu Fladengröße und lege sie auf das Blech.
11. Backe sie dann für 20 Minuten auf der mittleren Schiene. Womöglich benötigst Du mehrere Backvorgänge.

Tipp

Passend zu Salaten und bei etwas Übung kannst Du diese Fladen auch so dünn backen, dass Du sie wie Wraps verwenden kannst.

Kartoffel-Kräuter-Brötchen
(rein basisch)

KH 17 g | EW 3 g | F 2 g | K 95 kcal

Zubereitungszeit: 50 min, Ruhezeit 30 min, Backzeit 30 min
Portionen: 16
Schwierigkeit: leicht

Zutaten

300 g	mehlige Kartoffeln
	Salz und Pfeffer nach Geschmack
3	Kästchen Gartenkresse
1	Zwiebel
1 Würfel	Hefe
300 g	gemahlene Mandeln
	Mandelmilch zum Bestreichen

Zubereitung

1. Wasche die Kartoffeln und koche sie zugedeckt in Salzwasser für 30 Minuten weich.
2. Wenn diese fertig sind gieße sie ab, fange aber 100 ml des Kochwassers auf. Schäle die Kartoffeln noch während diese heiß sind, lasse sie dann abkühlen, presse sie oder rasple sie grob.
3. Schneide die Kresse von ihrem Beet.
4. Schäle die Zwiebeln und würfle diese fein. Püriere die Zwiebeln, mit Öl, Salz und etwas vom warmen Kochwasser.
5. Löse die Hefe im restlichen warmen Kochwasser in einer großen Schüssel auf.
6. Gib dazu die pürierte Sauce, die Kartoffelraspeln und das Mehl.
7. Knete den Teig nun so lange bis dieser blasen wirft.
8. Dann lasse den Teig zugedeckt an einem warmen Ort 30 Minuten gehen.
9. Heize den Ofen auf 200 Grad vor und lege ein Backblech mit Backpapier aus.
10. Viertle den Teig auf einer bemehlten Arbeitsfläche. Viertle nun noch einmal jedes Stück.
11. Forme den Teig, am besten mit feuchten Händen, zu Brötchen.
12. Bestreiche die Teiglinge mit etwas Milch und backe diese im Ofen, auf der mittleren Schiene für 30 Minuten bis diese leicht gebräunt sind.

Tipp

Außer Kresse kannst Du Rosmarin, Thymian oder Basilikum nehmen.

Cracker mit Mandeln und Kohl
(rein basisch)

KH 3 g | EW 7 g | F 16 g | K 193 kcal

Zubereitungszeit:	**30 min, Backzeit 1 Nacht**
Portionen:	**14**
Schwierigkeit:	**einfach**

Zutaten

100 g	gemahlene Leinsamen
240 ml	Wasser
100 g	Sonnenblumenkerne, gekeimt
250 g	Mandeln, über Nacht eingeweicht
2 Handvoll	Grünkohlblätter, ohne Strunk
	Meersalz und Pfeffer oder Chili nach Wunsch
	eventuell etwas Kokosmehl zum besseren Binden

Zubereitung

1. Weiche über Nacht die Mandeln ein, gerade mit Wasser bedeckt. Am nächsten Tag gießt Du das Wasser ab und spülst die Mandeln kurz durch.
2. Mahle die Leinsamen und brause den Grünkohl ab, schleudere ihn trocken und schneide den Strunk heraus.
3. Schalte Deinen Backofen auf 45 Grad Umluft.
4. Mische das Leinmehl mit dem Wasser und lasse es quellen während Du die Mandeln mit den Sonnenblumenkernen in einem Mixer fein mahlst.
5. Fülle die Kerne nun in eine große Schüssel und gib die Gewürze und den gehackten Kohl dazu. Rühre danach die Leinsamen Wasser Mischung unter. Mische einen zähflüssigen Teig und streiche diesen auf ein Backblech, das Du zuvor mit Backpapier ausgelegt hast.
6. Backe Deinen Cracker Teig nun über Nacht bei niedriger Temperatur, es ist mehr ein Trocknen, denn ein Backen.
7. Brich die Cracker am nächsten Tag in Stücke.

Tipp

Du kannst diese Cracker auch in einem Dörrgerät machen. Kontrolliere am nächsten Morgen, ob auch wirklich knackig, getrocknet ist. Eventuell wendest Du die Cracker zwei- oder dreimal, damit sie wirklich rundherum getrocknet sind.

Grissini mit Kräutern
(rein basisch)

KH 27 g | EW 4 g | F 1 g | K 135 kcal

Zubereitungszeit: **20 min, Backzeit 10 Std**
Portionen: **10**
Schwierigkeit: **einfach**

Zutaten

2 Becher	á 240 ml gekeimte Gerste
Je ½ Becher	Basilikum und Petersilie
2	Knoblauchzehen
2-3 TL	Zwiebelpulver nach Geschmack
	Salz nach Bedarf

Zubereitung

1. Wasche die Kräuter und schleudere sie etwas trocken. Hacke sie grob. Schäle die Knoblauchzehen und schneide sie ebenfalls grob.
2. Gib nun die gekeimte Gerste, die Kräuter und die Knoblauchzehen mit Zwiebelpulver und Salz nach Geschmack in Deinen Mixer und lasse diesen Laufen bis Du eine feine Masse hast. Das Öl aus den Kernen und aus dem Knoblauch, sowie etwas Restwasser der Kräuter sollten ausreichen einen Teig zu kreieren. Ähnlich selbst gemachtem Mandelmus.
3. Heize inzwischen Deinen Backofen auf 40 bis 45 Grad vor und belege Dein Backblech mit Backpapier.
4. Forme nun zehn Grissini Stangen aus Deiner Masse und lasse diese auf der mittleren Schiene bei Umluft für mindestens 6, eher wahrscheinlich 10 Stunden trocknen.
5. Genieße Deine Grissini noch warm zu Salat oder zu einer unserer Suppen.

Tipp

Du kannst auch mit Deinem Dörrgerät trocknen und anstelle der Gerste mit Emmer, Dinkel oder Kamut arbeiten.

Zum Keimen weichst Du die Körner die ersten 12 Stunden ein, spülst sie dann und wartest die nächsten zwei bis drei Tage auf die ersten, kleinen, grünen Keime. Spüle sie dabei täglich zweimal mit frischem Wasser. Trockne sie leicht, wenn sie gekeimt sind, bevor Du sie verarbeitest. Komplett getrocknet kannst Du auch Mehl daraus mahlen.

Mango Banane Cookies
(rein basisch)

KH 4 g | EW 4 g | F 11 g | K 134 kcal

Zubereitungszeit: **15 min, Quellzeit 1 Nacht, Trocknen 8 Std**
Portionen: **30**
Schwierigkeit: **einfach**

Zutaten
400 g   Mandeln
200 g   Sonnenblumenkerne
1   überreife Banane
1   Flugmango
       Vanillepulver oder Zimt nach Geschmack
50 g   Rosinen oder Datteln zum Süßen

Zubereitung
1. Bedecke die Mandeln und die Sonnenblumenkerne über Nacht mit Wasser und lasse sie quellen, bis Du sie weiterverarbeitest.
2. Heize Deinen Backofen auf 40 bis 45 Grad Umluft vor und bereite 2 oder 3 Backbleche belegt mit Backpapier vor.
3. Schäle die Banane und die Mango und schneide das Fruchtfleisch in grobe Stücke.
4. Mixe nun alle Zutaten in Deiner Küchenmaschine oder Deinem Blender zu einer fein-cremigen Masse.
5. Gib die Masse löffelweise auf die Backbleche und drücke sie zu Cookies. Schiebe die Bleche dann für jedenfalls 8 Stunden, am besten einfach über Nacht, in den Ofen.

Tipp
Bei süßen Früchten kann es durchaus sein, dass Du keine Datteln oder Rosinen zum Süßen mehr benötigst. Kommt Dir die Masse zu flüssig vor, so mische entweder noch gemahlene oder fein gehackte Mandeln darunter.
Diese Cookies sind auch perfekt geeignet als Jause für die Schule oder zum Mitnehmen ins Büro.

Gemüse Brötchen
(rein basisch)

KH 16 g | EW 3 g | F 10 g | K 179 kcal

Zubereitungszeit: **20 min, Backzeit 40 min**
Portionen: **8**
Schwierigkeit: **einfach**

Zutaten
Je 100 g   Sellerie, Karotten, Teffmehl und Erdmandeln
Je 2 EL Kartoffelmehl und Traubenkernmehl
1 EL   Natron
200 ml Wasser
100 ml Mandelmilch
50 ml   Olivenöl
Je 2 EL Zitronensaft und Kürbiskerne
3 EL   Flohsamenschalenpulver
½ TL   Salz

Zubereitung
1. Schäle die Karotten und die Sellerie und reibe sie fein. Mahle die Erdmandeln zu Mehl.
2. Heize Deinen Backofen auf 200 Grad Umluft vor und belege Dein Backblech mit einer Lage Backpapier.
3. Gib alle Zutaten in eine große Schüssel, lasse nur das Natron und den Zitronensaft erst einmal weg. Mische mit einem Kochlöffel kräftig und regelmäßig zu einem zähen Teig.
4. Bemehle Deine Arbeitsplatte, gib den Teig darauf und bestreue ihn mit dem Natron, fülle in eine Kuhle den Zitronensaft und knete diese Zutaten nun mit feuchten Händen kurz ein. Der Teig soll sich weich anfühlen.
5. Forme nun acht gleich große Brötchen daraus und setze sie auf das Backblech. Backe sie dann für mindestens 35 Minuten, eher vielleicht 40 Minuten im Ofen braun.

Tipp
Diese Brötchen schmecken auch ganz ohne Aufstrich und sind ebenfalls gut als Jause für die Schule geeignet. Sie passen aber auch zu leichten Salaten und cremigen Gemüsesuppen aus unseren Rezepten.

Vollkorn Brötchen
(basenüberschüssig)

KH 26 g | EW 13 g | F 2 g | K 378 kcal

Zubereitungszeit:	**30 min, Backzeit 35 min, Ruhe 20 Std**
Portionen:	**4**
Schwierigkeit:	**einfach**

Zutaten
150 g Mehl aus Fingerhirse (Coracorn)
150 ml Wasser
175 g Vollkornmehl aus Urdinkel
100 g Gerstenmalzmehl
42 g   Hefe
100 ml lauwarmes Wasser
2 EL   Apfelmus
2 TL   Salz

Zubereitung
1. Zuerst machst Du einen Vorteig indem Du die 150 ml Wasser aufkochen lässt und danach in einer Schüssel mit der Fingerhirse mischt. Fülle die Hirse dazu in eine Schüssel und forme in der Mitte eine Kuhle, füge das Wasser ein und rühre mit einem Kochlöffel zu einem Teig. Decke diesen ab und lasse ihn für 18 Stunden ruhe.
2. Am Tag des Backens löst Du die Hefe in dem lauwarmen Wasser auf und lässt es für 10 Minuten stehen. Inzwischen kannst Du alle anderen Zutaten zum Vorteig dazu geben und in Deiner Küchenmaschine anfange zu einem homogenen Teig zu verkneten. Nicht vergessen die Hefe dazuzugeben.
3. Bemehle Deine Arbeitsfläche und knete den Teig abschließend mit den Händen noch einmal kräftig durch. Decke ihn mit einem feuchten Küchentuch ab und lasse ihn für 1 Stunde gehen.
4. Heize danach Deinen Ofen auf 210 Grad Umluft vor und stelle dabei eine Schale Wasser in den Ofen. Bei Dampffunktion diese einschalten und die Schüssel weglassen.
5. Forme 4 Kugeln aus dem Teig, lege sie auf ein mit Backpapier ausgelegtes Backblech und lasse sie noch einmal für 20 Minuten ruhen. Dann sollte auch der Ofen vorgeheizt sein und Du kannst Deine kleinen Brote gut 35 Minuten backen. Zum Abkühlen legst Du sie am besten auf einen Gitterrost.

Tipp
Die kleinen Brote lassen sich gut einfrieren und mit Kräutern verfeinern.

Hirsebrot glutenfrei
(basenüberschüssig)

KH 12 g | EW 3 g | F 16 g | K 223 kcal

Zubereitungszeit: 20 min, Backzeit 50 min
Portionen: 1 Kastenform, 10 Scheiben
Schwierigkeit: einfach

Zutaten

100 g	Hirse
60 g	Quinoa
135 g	Sonnenblumenkerne
100 g	Leinsamen, geschrotet
30 g	Chiasamen
65 g	Walnüsse, gehackt
Je 1 TL	Salz, gehäuft und Kokosblütenzucker
Je ½ TL	Fenchel, Koriander und Kreuzkümmel
450 ml	lauwarmes Wasser
1 EL	Kokosöl

Zubereitung

1. Heize Deinen Backofen auf 180 Grad Umluft vor und schalte die Dampffunktion dazu oder stelle eine Schale mit Wasser hinein.
2. Mahle die Hirse, die Quinoa, den Leinsamen und die Chiasamen in Deiner Mühle zu feinem Mehl und mische es gut.
3. Fette Deine Kastenform ein und bemehle sie mit dieser Mischung.
4. Füge nun die Sonnblumenkerne, den Zucker, die Walnüsse, die Gewürze sowie das Öl und das Wasser mit dem Salz zu Deinem Mehl und verknete es mit den Händen zu einem zähen Brotteig. Lasse diesen dann für etwa 15 Minuten auf der Arbeitsfläche ruhen.
5. Drücke den Teig nun in die Kastenform und streiche die Oberfläche mit etwas Wasser ein. Backe Dein Brot zuerst für 30 Minuten in der Form und stürze es dann auf ein Blech. Befeuchte es wieder leicht mit Wasser, rundherum und backe es für 20 Minuten fertig.
6. Lass Dein Brot gut abkühlen, bevor Du es anschneidest.

Tipp

Auch wenn dieses Brot nicht basisch ist, so wird es Deinem Magen-Darmtrakt aufgrund seiner Zutaten sehr guttun.

Bananen Cookies
(rein basisch)

KH 8 g | EW 2 g | F 2 g | K 55 kcal

Zubereitungszeit: **15 min, Backzeit 15 min**
Portionen: **14**
Schwierigkeit: **einfach**

Zutaten
100 g   gekeimte Dinkelflocken
2 EL   Mandelmus
2 kleine überreife Bananen
½ TL   Zimt
1 EL   Kokosraspeln

Zubereitung
1. Heize den Backofen auf 180 Grad vor und belege Dein Backblech mit Backpapier.
2. Schäle die Bananen und zerdrücke diese mit einer Gabel.
3. Vermische alle Zutaten mit der Banane.
4. Gib jeweils 1 El Teig auf das Backblech, drücke ihn in eine Cookie Form und achte auf genügend Abstand zwischen den Cookies. Eventuell musst Du auf zweimal backen.
5. Wende die Cookies nach 10 Minuten im Ofen und backe sie dann für weitere 5 Minuten.

Tipp
Wenn Du selbst gedörrte Obststücke hast, dann kannst Du davon eine bunte Mischung klein hacken und vor dem Backen in die Keksmasse drücken. Wenn Du jeden Keks mit einer anderen Sorte klein gehackter Trockenfrüchte belegst, erhältst Du viele verschiedene Geschmacksnuancen und kannst herausfinden, was Deiner Familie am besten schmeckt.
Zu Weihnachten kannst Du den Zimt gegen Lebkuchengewürz austauschen und in auf einige der Cookies auch biologische Schokolade ohne Zucker streuen.

Birnen-Apfel-Crumble
(rein basisch)

KH 27 g | EW 2 g | F 3 g | K 142 kcal

Zubereitungszeit: 25 min, Backzeit etwa 25 min
Portionen: 2
Schwierigkeit: mittel

Zutaten für das Obst
Je 1   Apfel und Birne
2 EL   Granatapfelkerne
¼ TL   Zimt
2 TL   Agavendicksaft
½   Zitronensaft
  etwas Kokosöl zum Einpinseln

Zutaten für den Streusel
Je 3 EL Kokosöl und Mandelmehl
2 EL   Agavendicksaft
2 TL   Kokosmehl
½ TL   Zitronenabrieb

Zubereitung
1. Heize den Ofen auf 175 Grad vor und pinsle zwei runde Auflaufförmchen mit etwas Kokosöl ein.
2. Wasche den Apfel und die Birne und entferne deren Kerngehäuse.
3. Schneide den Apfel und die Birne in kleine Stücke.
4. Halbiere den Granatapfel und klopfe die Kerne heraus.
5. Fülle die Äpfel und Birne Stückchen mit den Granatapfelkernen in die Auflaufförmchen.
6. Gib etwas Zimt und Agavendicksaft nach Geschmack hinzu und mische es einmal durch.
7. Für den Crumble verknetest Du alle Zutaten miteinander.
8. Wenn es zu sehr bröselig wird gib noch etwas Kokosöl hinzu. (umgekehrt genauso noch etwas Mandelmehl hinzugeben)
9. Verteile die Streusel dann gleichmäßig über dem Obst.
10. Backe Deine Obsttörtchen im Ofen bis die Streusel leicht gebräunt sind, etwa 20 bis 30 Minuten.

Tipp
Du kannst anstelle der Granatapfelkerne auch ein paar Johannisbeeren auf die Äpfel und Birnen Scheiben streuen.

Apfel Karotten Muffins
(basenüberschüssig)

KH 19 g | EW 2 g | F 3 g | K 107 kcal

Zubereitungszeit:	**25 min, Backzeit 20 min**
Portionen:	**8**
Schwierigkeit:	**einfach**

Zutaten

Je 100 g	Äpfel und Karotten
100 g	Buttermilch
100 g	Hirsemehl
40 g	Rosinen
20 g	Walnüsse, gehackt
2 EL	Erdmandelflocken
1 TL	Weinsteinbackpulver
	Zimt, Koriander oder Vanillepulver nach Geschmack

Zubereitung

1. Wasche Äpfel und Karotten und schäle gegebenenfalls. Rasple dann beides fein und Hacke die Walnüsse fein.
2. Heize Deinen Backofen auf 180 Grad Ober- und Unterhitze vor und stelle Deine Muffin Förmchen bereit. Fette sie etwas ein.
3. Gib alle Zutaten in eine große Rührschüssel und vermische sie gut mit den Rührstäben eines Handmixers. Es soll eine zähflüssige Masse ergeben.
4. Fülle den Teig in die Förmchen und backe ihn für mindestens 20 Minuten auf der mittleren Schiene.
5. Lasse die Muffins komplett abkühlen, bevor Du sie aus den Formen nimmst.

Tipp

Diese Muffins sind perfekt für die Schule und das Büro. Hirse liefert auch Eiweiß und alles gemeinsam hält lange satt, ohne zu beschweren. Da können gerne auch zwei Stück gegessen werden.
Variiere den Geschmack immer wieder anhand der Gewürze und versuche auch mit Birnen oder Sellerie und Kürbis!
Dieses Rezept ist zwar nicht 100 % basisch, dafür aber jedenfalls glutenfrei und histaminfrei.

Kürbis Kekse
(basenüberschüssig

KH 4 g | EW 5 g | F 6 g | K 98 kcal

Zubereitungszeit: **30 min, Backzeit 25 min**
Portionen: **10**
Schwierigkeit: **leicht**

Zutaten
100 g	Muskatkürbis
100 g	blanchierte Mandeln
50 g	Kürbiskern Mehl
50 g	Kichererbsen Mehl
	Dattelsirup nach Geschmack
1 Prise	Zimt
1	Vanilleschote (das Mark)
1 – 2 EL	ungesüßte Mandelmilch

Zubereitung
1. Schäle den Muskatkürbis und dünste ihn in wenig Wasser weich.
2. Wenn der Kürbis weich ist, stampfe oder drücke ihn mit einer großen Gabel klein.
3. Püriere die blanchierten Mandeln mit etwas Mandelmilch in einem Mixer.
4. Verrühre das Mandelpüree mit dem Kürbispüree, dem Zimt, dem Mark der Vanilleschote und etwas Dattelsirup nach Geschmack.
5. Heize den Backofen auf 170 Grad Ober- und Unterhitze vor.
6. Gib die Mehle zum Püree und verrühre alles zu einem zähen Teig. Er sollte so fest sein, dass man ihn leicht formen kann.
7. Mit einem Eiskugel-Ausstecher oder einem großen Suppenlöffel stichst Du nun Portionen aus dem Teig und platzierst sie mit genügend Abstand auf einem mit Backpapier ausgelegtem Backblech.
8. Drücke mit einem befeuchteten Löffel die Kugeln platt und backe die Kekse für 20 bis 25 Minuten. Wahrscheinlich wirst Du ein zweites Blech benötigen, damit alle Cookies auch schön Platz haben.

Tipp
Ohne Zimt, Vanille und Dattelsirup, dafür aber mit einer Prise Salz und grob gemörsertem Pfeffer kannst Du pikante Cracker backen!

Apfelstrudel
(rein basisch)

KH 0 g | EW 0 g | F 0 g | K 0 kcal

Zubereitungszeit: **55 min**
Portionen:
Schwierigkeit: **schwer**

Zutaten

100 g	gekeimtes Kichererbsen Mehl
50 g	Mandelmehl
75 ml	Wasser
15 ml	Speiseöl
3	Äpfel
10 g	Rosinen
	Zimt und Vanillemark nach Geschmack für Teig und Füllung
	Agavendicksaft wenn notwendig
1 EL	Flohsamenschalen
2 EL	gehackte Mandeln
1	Zitrone ausgepresst
	ungesüßte Mandelmilch
	Kartoffelstärke

Zubereitung

1. Heize den Ofen auf 180 Grad vor und belege Dein Backblech mit Backpapier
2. Für den Teig gibst Du das Kichererbsenmehl, das Mandelmehl, den Zimt und die Vanille in eine Schüssel. Füge das Wasser und das Öl dazu und rühre es zügig zu einem zähen Teig.
3. Schäle dann die Äpfel und reibe sie grob.
4. Schmecke die Äpfel mit dem Zimt, der Vanille und mit dem Agavendicksaft ab. Hebe die Rosinen, die Flohsamenschalen und die Mandeln unter die Äpfel.
5. Nimm jetzt ein sauberes Küchentuch und bestreue dieses mit Kichererbsenmehl. Rolle den Teig so dünn wie möglich darauf aus und bestäube immer wieder mit dem Mehl.
6. Schneide die Ränder gerade und verteile die Füllung mittig.
7. Streiche die Ränder mit etwas Öl ein und klappe sie ein. Rolle den Strudel mit Hilfe des Tuches auf.
8. Bestreiche ihn etwas mit Öl und lege ihn auf das Blech.
9. Backe den Strudel für 40 Minuten bis er goldgelb ist.

Tipp
Dieser Teig kann auch mit Birnen oder gebratenem Kohl gefüllt werden!

Mandelgebäck
(rein basisch)

KH 0 g | EW 0 g | F 0 g | K 0 kcal

Zubereitungszeit: **20 min**
Portionen: **20**
Schwierigkeit: **einfach**

Zutaten
150 g   geschälte Mandeln
65 g   Kokosblütenzucker
1 EL   Agavendicksaft
1 EL   Ingwertee
       Abrieb einer Limette
1 Prise Salz
200 g   Kokosmehl
120 g   Kartoffelmehl
250 g   geriebene Kartoffel
200 ml ungesüßte Mandelmilch
       etwas Ahornsirup
       Mandelblättchen

Zubereitung
1. Lege ein Backblech mit Backpapier aus und heize den Ofen auf 160 Grad Umluft vor.
2. Schäle und rasple die Kartoffeln.
3. Püriere die Mandeln und den Kokosblütenzucker gemeinsam mit dem Agavendicksaft und dem Ingwertee in einem Mixer.
4. Rühre die restlichen Zutaten unter das feine Püree, so dass ein zähflüssiger Teig entsteht.
5. Portioniere nun mit einem Löffel Kekse auf dem Backblech, drücke sie flach und bestreiche sie mit dem Ahornsirup.
6. Dekoriere noch mit den Mandelblättchen.
7. Backe Deine Kekse auf der mittleren Schiene für 20 Minuten goldbraun.

Tipp
Der Kokosblütenzucker ist zwar nicht ganz basisch, liefert aber gute Inhaltsstoffe und sorgt für einen leichten Karamellton, welcher perfekt zu den Mandeln passt. Den Agavendicksaft kannst Du auch weglassen und anstelle des Ahornsirup mit Mandelmilch bestreichen oder mit Sirup aus Erythrit.

Kokos Makronen
(rein basisch)

KH 2 g | EW 0 g | F 2 g | K 33 kcal

Zubereitungszeit:	**10 min, Backzeit 20 min**
Portionen:	**15**
Schwierigkeit:	**einfach**

Zutaten
1   große,beinahe schon überreife Banane
60 g   Kokosraspel

Zubereitung
1. Heize Dein Backrohr auf 150 Grad Ober- und Unterhitze vor und belege Dein Backblech mit einer Lage Backpapier.
2. Schäle die Banane und drücke sie mit einer Gabel zu einem feinen cremigen Brei. Mische die Kokosraspel darunter und setze sie löffelweise, benutze einen Teelöffel, in 15 Portionen auf Dein Backblech.
3. Lasse sie für etwa 20 Minuten backen.

Tipp
Bei diesen Makronen kannst Du erstens öfter zugreifen und vor allem auch Deine übrig gebliebenen Bananen vom Frühstück verarbeiten. Man mag sie, wenn sie beginnen braun zu werden oft nicht mehr so gerne essen. Dann lasse sie einfach weiterreifen und verarbeite sie, wie hier beschrieben.
Du kannst auch gehackte Mandeln oder gehackte Walnüsse anstelle der Kokosraspel nehmen und mit Zimt oder Vanillepulver noch für einen anderen Geschmack sorgen.

Knäckebrot
(rein basisch)

KH 5 g | EW 13 g | F 31 g | 360 0 kcal

Zubereitungszeit: **10 min, Backzeit 60 min**
Portionen: **10**
Schwierigkeit: **einfach**

Zutaten

150 g	Sonnenblumenkerne
40 – 50 g	Leinsamen
50 g	Kürbiskerne
100 g	Sesam
200 g	gemahlene Mandeln
350 ml	Wasser
1 TL	Salz
1 TL	Natron
1 EL	Leinsamen fein gemahlen
2 EL	Olivenöl

Zubereitung

1. Heize den Ofen auf 160 Grad Umluft vor und belege Dein Backblech mit einer Lage Backpapier.
2. Vermische alle Zutaten einer Schüssel zu einer zähflüssigen Masse und verteile diese dünn auf dem Backpapier.
3. Die Menge ergibt 2 Flächen.
4. Backe die Masse für 15 Minuten im Ofen.
5. Jetzt schneide mit einem Pizzaschneider oder einem guten Messer kleine Vierecke daraus.
6. Backe diese noch auf dem Blech liegend für weitere 30 Minuten.
7. Nach den 30 Minuten, drehe die Masse auf die andere Seite und lasse die Cracker noch einmal für 5 -15 Minuten im Ofen.
8. Wenn das Knäckebrot nicht durchgebacken ist, schimmelt es sehr schnell, wenn es knusprig bricht, ist es fertig gebacken, gib lieber mehr Minuten, denn zu wenige.

Tipp

Dieses Knäckebrot eignet sich auch als Energiespender im Laufe des Tages. Um es am Abend vor Dich hinzuknabbern liefert es zu viel Fett, aber für Partys mit Dip, der ideale Begleiter.

Buchweizen Karottenbrot
(basenüberschüssig)

KH 12 g | EW 3 g | F 3 g | K 85 kcal

Zubereitungszeit: **30 min, Backzeit 65-70 min**
Portionen: **30**
Schwierigkeit: **mittel**

Zutaten

150 g	Buchweizen
Je 200 g	Hirse und Karotten
125 g	Haferflocken
550 g	Wasser
2 TL	Salz
50 g	Sonnenblumenkerne
Je 25 g	Leinsamenmehl und Sesamsamen
30 g	Flohsamenschalen
1 Pkg	Weinsteinbackpulver
3 EL	Olivenöl

Zubereitung

1. Heize den Ofen auf 200 Grad vor und fette zwei Kastenformen ein oder lege sie mit Backpapier aus.
2. Schneide die Karotten grob oder zerkleinere diese im Mixer oder reibe diese. Male Hirse und Buchweizenkörner zu Mehl.
3. Vermische alle trockenen Zutaten miteinander.
4. Gib diese mit den Möhren und dem Wasser in eine Knetmaschine oder verknete den Teig mit den Händen zu einem Brotteig.
5. Achte darauf das der Teig nicht zu fest oder zu weich ist. Je nach dem wird mehr oder weniger Wasser benötigt.
6. Fülle den Teig in die Kastenform und bestreue ihn noch mit Haferflocken. Ritze den Teig mit dem Messer etwas ein.
7. Backe das Brot nun für 40 Minuten, ziehe die Einritzungen nach und backe das Brot dann weitere 25 Minuten bei nur 180 Grad.
8. Nimm das Brot aus dem Ofen und stürze es, aber schneide es erst wenn es komplett abgekühlt ist.

Tipp

Friere eines der Brote ein. Lasse es auftauen und backe es dann noch einmal 5 Minuten auf.

Mandel-Apfelkuchen
(rein basisch)

KH 65 g | EW 12 g | F 30 g | K 477 kcal

Zubereitungszeit: **40 min**
Portionen: **2**
Schwierigkeit: **leicht**

Zutaten für den Teig

150 g	gemahlene Mandeln
5 EL	Mandelmilch
50 g	Rosinen
10	Weintrauben

Zutaten für den Belag

5	Aprikosen
	etwas Zitronensaft
2 kleine	Äpfel
1 Scheibe	Zitrone
1 EL	Mandelblättchen

Zubereitung

1. Heize den Backofen auf 200 Grad vor und fette eine Springform leicht mit neutralem Öl oder Butter ein.
2. Für den Teig zerkleinere die Rosinen und die Weintrauben mit der Mandelmilch in einem Mixer oder mit einem Stabmixer zu einer sämigen Masse.
3. Vermenge diese Masse mit den gemahlenen Mandeln zu einer klebrigen Creme. Bei Bedarf füge mehr Mandeln hinzu.
4. Verteile die Masse in der Springform und backe sie für ungefähr 20 Minuten vor.
5. Für den Belag verarbeitest Du inzwischen die Aprikosen und den Zitronensaft in einem Standmixer oder mit dem Mixstab zu Mus.
6. Schäle die Äpfel, entferne das Kerngehäuse und schneide die Äpfel dann in dünne Scheiben. Beträufle sie mit Zitronensaft.
7. Nimm die Form aus dem Ofen und verteile das Aprikosenmus auf dem Boden. Schichte die Apfelspalten darauf und streue die Mandelblättchen darüber.
8. Lasse den Kuchen dann noch einmal für 10-15 Minuten im Ofen fertig backen und genieße ihn warm.

Tipp
Wenn Du keine Aprikosen zur Hand hast, produziere Apfelmus.

Dinkeltoastbrot
(basenüberschüssig)

KH 27 g | EW 5 g | F 2 g | K 143 kcal

Zubereitungszeit: **40 min inkl. Ruhe, Backzeit 50 min.**
Portionen: **2 Kastenformen, 24 Scheiben**
Schwierigkeit: **leicht**

Zutaten

800 g	Dinkelkörner
1 Würfel	Hefe
750 g	handwarmes Wasser
2 EL	Honig
1 EL	Butter (zimmerwarm)
1 Prise	Salz

Zubereitung

1. Mahle die Dinkelkörner sehr fein zu Mehl, oder nimm Dinkel Vollkornmehl stattdessen.
2. Verknete das Mehl, die Hefe, das Wasser, den Honig, die Butter und eine Prise Salz zu einem weichen Teig.
3. Fette zwei Brotkastenformen mit etwas Butter ein.
4. Streiche den Teig in die Kastenform und lasse diese 20 bis 30 Minuten rasten.
5. Heize den Backofen in der Zwischenzeit auf 180 Grad Umluft vor.
6. Stich den Teig in regelmäßigen Abständen mit einem Zahnstocher ein. Besprühe oder bestreiche den Teig noch mit wenig Wasser.
7. Backe das Brot nun für 50 Minuten auf der mittleren Schiene.
8. Nimm das fertige Brot aus der Form und lasse es auskühlen.

Tipp

Wenn Du in Zukunft vermehrt basisch oder zumindest glutenfrei backen möchtest, dann lege Dir entweder eine gute Getreidemühle zu oder kaufe Dir den entsprechenden Zusatzteil für Deine Küchenmaschine. Vor allem, wenn Du basisches Brot, mit selbst gekeimten und getrockneten Körnern, herstellen möchtest, macht sich diese Investition auf lange Sicht bezahlt. Du kannst immer frisch und nach Bedarf mahlen.

Amaranth-Buchweizenbrot
(basenüberschüssig)

KH 13 g | EW 2 g | F 1 g | K 70 kcal

Zubereitungszeit: 1 Tag und 1 Nacht, 1 Std inkl. Backzeit
Portionen: 1 Kastenformen, 12 Scheiben
Schwierigkeit: leicht

Zutaten

2 EL	Chiasamen
120 g	Buchweizen
3 TL	Honig
450 ml	Wasser
240 ml	Wasser
400 ml	Wasser
50 g	Amaranth
3 TL	Meersalz
	etwas Olivenöl zum Einfetten

Zubereitung

1. Weiche den Buchweizen einen Tag vorher am Morgen in Wasser ein. Verwende dafür die 240 ml Wasser, doppelt so viel wie Buchweizen.
2. Am Abend hebst Du die Buchweizen auf ein mit Backpapier ausgelegtes Backblech und lässt sie über Nacht trocknen.
3. Lasse die Chiasamen ebenfalls über Nacht in Wasser einweichen. Die Chiasamen sollen komplett mit den 400 ml Wasser bedeckt sein.
4. Heize am folgenden Tag den Backofen auf 220 Grad Ober- und Unterhitze vor.
5. Mahle die Buchweizenkörner in einem Mixer oder Deiner Mühle und stelle anschließend diese kurz zur Seite.
6. Püriere die Chiasamen mit dem Wasser, ebenfalls im Mixer.
7. Gib die Chiasamen zum Buchweizen, dazu gib den Honig, die restlichen 450 ml Wasser, das Meersalz und den Amaranth.
8. Vermenge alles kräftig und gut zu einer zähflüssigen Masse.
9. Fette eine Kastenform mit Öl ein und gib den Teig in die Form.
10. Backe das Brot dann für 40 Minuten auf der mittleren Schiene.

Tipp

Gekeimte oder angekeimte Getreidekörner sind essentiell in der basischen Ernährung und weitaus bekömmlicher.

Süßes Bananen-Nuss Brot
(rein basisch)

KH 7 g | EW 5 g | F 15 g | K 186 kcal

Zubereitungszeit: **1 Nacht Einweichzeit, 1 Std inkl. Backen**
Portionen: **1 Kastenformen, 12 Scheiben**
Schwierigkeit: **leicht**

Zutaten

200 g   Walnüsse
100g   Sonnenblumenkerne
600 ml   Wasser
1   Bananen
3 TL   Honig
1 TL   Vanillepulver
1 TL   Zimt
         etwas Sonnenblumenmehl für die Form

Zubereitung

1. Lasse die Walnüsse mit den Sonnenblumenkernen über Nacht in 600 ml Wasser einweichen.
2. Heize am nächsten Tag den Backofen auf 220 Grad Ober- und Unterhitze vor.
3. Püriere die Walnüsse und Sonnenblumenkerne, ohne dem Wasser, mit dem Mixer.
4. Schäle die Banane und schneide diese in kleine Stücke.
5. Gib die Banane, den Honig, die Vanille und den Zimt in den Mixer und püriere die Zutaten zu einer cremigen Masse.
6. Fette die Kastenform mit Öl ein.
7. Gib den Teig in die Form.
8. Backe das Brot für nun etwa 40 Minuten auf der mittleren Schiene. Lasse es im ausgeschalteten, geöffneten Backofen vorkühlen für etwa 20 Minuten. Stürze es dann und lasse es fertig auskühlen bevor Du es anschneidest.

Tipp

Dieses Brot braucht weder Belag noch Aufstrich, es schmeckt zum Frühstück wie auch zur Jause oder zum Tee am Nachmittag. Nimm es mit ins Büro und packe es auch Deinen Kids für die Schule ein.

Herzhaftes Dinkelbrot
(rein basisch)

KH 11 g | EW 4 g | F 3 g | K 89 kcal

Zubereitungszeit: 1 Nacht und 1 Tag, 1 Std inkl. Backzeit
Portionen: 1 Kastenformen, 10 Scheiben
Schwierigkeit: leicht

Zutaten

150 g   Dinkelkörner
50 g   getrocknete Tomaten, ohne Öl
50 g   Kürbiskerne
½   Zwiebel
100ml   Wasser
100 ml Wasser
300 ml Wasser
1 TL   Thymian
2 TL   Meersalz
        etwas Olivenöl für die Form

Zubereitung

1. Weiche die Dinkelkörner am Morgen des Vortags in einem Glas Wasser ein. Verwende dafür die 300 ml Wasser.
2. Am Abend nimm die Dinkelkörner heraus und lasse sie über Nach trocknen.
3. Lasse Kürbiskerne diese Nacht in den 100 ml Wasser keimen.
4. Heize am nächsten Tag den Backofen auf 220 Grad vor.
5. Schäle die Zwiebel und schneide sie kleinwürfelig.
6. Mahle die getrockneten Dinkelkörner und stelle diese auf die Seite.
7. Mixe die eingeweichten Kürbiskerne samt Wasser zu Püree.
8. Vermenge die Dinkelkörner mit den Kürbiskernpüree und gib auch die restlichen Zutaten hinzu. Püriere nun weiter zu einer cremigen Masse.
9. Fette eine Kastenform ein und fülle den Teig in diese Form.
10. Backe das Brot nun für etwa 40 Minuten auf der mittleren Schiene. Lasse es gut abkühlen bevor Du es aus der Form nimmst.

Tipp

Dieses Ciabatta ähnliche Brot kannst Du auch mit Knoblauch oder Rosmarin verfeinern. Es ist perfekt zu unseren Salaten und geröstet in einer Pfanne mit wenig Fett zu den Suppen aus unserem Fundus.

Mandelmuffins
(rein basisch)

KH 6 g | EW 6 g | F 7 g | K 120 kcal

Zubereitungszeit: **30 min, Backzeit 30 min**
Portionen: **12 Muffins**
Schwierigkeit: **leicht**

Zutaten

1 ½ Becher	Mandelmehl
½ Becher	Mandelmus
¾ Becher	Mandelmilch
1/3 Becher	Rapsöl
1 Prise	Salz
1 gehäufter TL	Natron
1 TL Vanille	gemahlen
2	geriebene Äpfel
1 Handvoll	etrocknete Pflaumen und Datteln
	Mandelsplitter zum Bestreuen

Zubereitung

1. Heize den Ofen auf 180 Grad vor und bereite Dein Muffinblech oder andere Muffinförmchen vor.
2. Schneide die Dattel und Pflaumen in kleine Stücke.
3. Vermenge alle Zutaten bis auf das Mandelmehl, das Natron und die Prise Salz gut miteinander.
4. Arbeite nach und nach die restlichen drei Zutaten ein.
5. Gieße den Teig in die Förmchen.
6. Backe die Muffins nun für 25 bis 30 Minuten, jedenfalls bis die Muffins an der Oberfläche goldbraun sind.
7. Lasse sie etwas abkühlen bevor Du sie aus den Formen nimmst und genieße sie als Frühstück oder zur Jause.

Tipp

Becherrezepte sind Verhältnis Backrezepte und sehr beliebt für die schnelle süße Küche. Suche Dir eine Tasse oder einen Becher, den Du immer genau dafür zum Messen hernimmst. Vorzugsweise hat er eine Skala, in welcher die Menge ungefähr in ml angegeben ist, damit kannst Du Nährwerte auch selbst annähernd berechnen.

Kräuterbrot mit getrockneten Tomaten
(rein basisch)

KH 14 g | EW 3 g | F 4 g | K 105 kcal

Zubereitungszeit: **1 Nacht Keimzeit, 4 Std inkl. Backzeit**
Portionen: **12 Fladen**
Schwierigkeit: **leicht**

Zutaten
250 g   Dinkelkörner
1 TL   Meersalz
3 EL   Olivenöl
1 TL   Oregano, getrocknet
1 TL   Rosmarin, getrocknet
1 TL   Thymian, getrocknet
6   getrocknete Tomatenhälften, ohne Öl
       eventuell 50 – 100 ml Quellwasser

Zubereitung
1. Weiche das Getreide über Nacht in reichlich frischem Quellwasser ein.
2. Am nächsten Tag spüle das Getreide durch gut und heize Deinen Backofen auf 35 bis 40 Grad Umluft vor.
3. Die Dinkelkörner sollten soweit gekeimt sein, dass noch keine grünen Spitzen zu erkennen sind.
4. Weiche die Tomatenhälfte kurz in wenig Wasser ein.
5. Gib die Dinkelkörner in einen Mixer zusammen mit den Gewürzen, dem Olivenöl und den Tomatenhälften samt dem Einweichwasser.
6. Falls die Masse zu fest ist, gib noch etwas Wasser hinzu.
7. Lege dann auf einem Backblech das Backpapier aus und forme darauf die Fladen.
8. Schiebe die Fladen für 3,5 Stunden in den Ofen, bei der Hälfte der Zeit die Fladen wenden.

Tipp
Die Fladen können mit einem Esslöffel portionsweise auf dem Backblech verteilt werden. Mach die Fladen nicht allzu dünn sonst kannst Du diese nur schwer wenden.

Du kannst leicht mehrere Bleche auf einmal in den Backofen schieben, aber es werden nicht mehr als zwei Fladen auf jeweils ein Backblech passen.

Kipferl
(rein basisch)

KH 7 g | EW 1 g | F 6 g | K 85 kcal

Zubereitungszeit: **15 min, Ruhezeit 45 min, Backzeit 20 min**
Portionen: **15**
Schwierigkeit: **leicht**

Zutaten

125 g   Buchweizen Mehl aus Keimlingen
2 EL   Sirup aus Erythrit
70 g   Butter, weich oder langsam geschmolzen
60 g   gemahlene Haselnüsse
3 Msp   Vanillemark

Zubereitung

1. Verrühre den Sirup mit der geschmolzenen Butter in einer großen Rührschüssel zu einem cremigen Schaum. Arbeite nun nach und nach die trockenen Zutaten ein.
2. Verknete alle Zutaten zu einem kompakten und formbaren Teig.
3. Lasse diesen Teig dann für 45 Minuten abgedeckt ruhen.
4. Heize Dein Backrohr auf 180 Grad vor und belege Dein Backblech mit einer Lage Backpapier.
5. Forme den Teig zu einer Rolle und schneide diese in Scheiben. Daraus formst Du nun Deine Kipferl.
6. Lege die Kipferl auf Dein Backblech mit Backpapier und backe sie für 20 Minuten auf der mittleren Schiene bis sie goldbraun sind.
7. Wenn Du möchtest kannst Du sie vor dem Servieren noch mit Puderzucker aus Stevia bestäuben.

Tipp

Diese Kipfel halten sich gut einige Tage und können auch tiefgefroren werden, so dass Du immer schnell eine Süßigkeit zur Hand hast. Es dauert nicht mehr als 15 Minuten sie aufzutauen, an einem warmen Ort, wenn sie nebeneinander und nicht aufeinander liegen.

Quinoa-Dinkelbrot
(basenüberschüssig)

KH 20 g | EW 4 g | F 2 g | K 111 kcal

Zubereitungszeit: **15 min, Backzeit 80 min**
Portionen: **1 Kastenformen, 12 Scheiben**
Schwierigkeit: **leicht**

Zutaten

2 ½ Tassen	Dinkelmehl, Vollkorn
1 Tasse	Quinoamehl
2 TL	Backpulver
1 TL	Meersalz
3 Tassen	Mandelmilch
½ Tasse	Kokosnussöl
½ Pkg	TK Kräuter

Zubereitung

1. Heize Dein Backrohr auf 180 Grad vor und fette eine Brotbackform leicht mit Olivenöl ein. Am besten nur vorsichtig pinseln.
2. Verrühre alle Zutaten mit dem Mixer zu einem zähflüssigen Teig.
3. Gieße den Teig in die Form und backe Dein Brot für 80 Minuten auf der mittleren Schiene.
4. Lasse es etwas kühlen bevor Du es aus der Form stürzt und komplett auskühlen lässt.

Tipp

Du kannst auch frische gehackte Kräuter verwenden oder nur ein Gewürz Deiner Wahl. Hervorragend in diesem Brot machen sich Rosmarin oder Thymian. Du kannst aber auch gemahlenen Ingwer, Knoblauch oder Zwiebel mitbacken.

Zucchini Brot
(rein basisch)

KH 12 g | EW 8 g | F 26 g | K 325 kcal

Zubereitungszeit:	**30 min, Backzeit 30 min**
Portionen:	**1 Kastenform, 12 Scheiben**
Schwierigkeit:	**leicht**

Zutaten

1 kg	Zucchinis
Je 150 g	Mandeln und Walnüsse
100 g	Dinkelmehl aus gekeimten Dinkelkörnern
80 ml	Kokosnussmilch
100 g	Kokosnussraspeln
2	Zwiebeln, geschält
1 – 2	Knoblauchzehen, geschält
½ EL	gemahlener Kümmel
Je 1 EL	gemahlener Koriander, frisch geriebener Ingwer und
Meersalz	
4 EL	Olivenöl
1 Prise	Cayenne Pfeffer
150 ml	Wasser

Zubereitung

1. Heize den Ofen auf 200 Grad vor und fette eine Kastenform ein.
2. Wasche und schneide die Zucchini dann in kleine Würfel.
3. Hacke die Mandeln, die Walnüsse und die Zwiebeln klein.
4. Drücke den Knoblauch durch eine Knoblauchpresse.
5. Dünste die Zwiebeln in der Hälfte des Olivenöls an.
6. Gib dann den Knoblauch, Kümmel, Koriander sowie den Ingwer dazu. Lasse diese Mischung eine halbe Minute dünsten.
7. Brate in einer anderen Pfanne die Zucchiniwürfel im restlichen Olivenöl an bis diese leicht braun werden.
8. Gib alle Zutaten dann in eine Schüssel und vermische sie gut miteinander zu einem zähen Teig.
9. Fülle die Masse in Deine eingefettete Kastenform und lasse sie für eine halbe Stunde auf der mittleren Schiene backen.

Tipp

Lasse das Brot komplett auskühlen bevor Du es aus der Form nimmst und anschneidest. Am besten bewahrst Du dieses saftige Backwerk im Kühlschrank auf.

Kürbisbrot
(rein basisch)

KH 0 g | EW 0 g | F 0 g | K 0 kcal

Zubereitungszeit: 85 min inkl. Kürbis, Backzeit 40 min
Portionen: 4
Schwierigkeit: leicht

Zutaten
1 kl.   Hokkaido Kürbis
300 g   Maronen Mehl
2 TL   Backpulver
2 EL   Olivenöl
75 ml   Wasser
1 TL   Meersalz

Zubereitung
1. Heize den Ofen auf 200 Grad vor.
2. Bürste den Kürbis mit einer Gemüsebürste unter fließendem Wasser sauber und schneide ihn in Spalten. Entferne die Kerne und backe den Kürbis dann auf einem Blech für 30 Minuten.
3. Lasse den Kürbis mindestens 30 Minuten abkühlen.
4. Schäle den Kürbis dann und entferne die Stiele.
5. Zerstampfe den Kürbis zu Brei.
6. Vermenge die restlichen Zutaten mit dem Kürbisbrei.
7. Verknete die Kürbismasse auf einer mit Mehl bestreuten Arbeitsfläche zu einem zähen Teig.
8. Forme anschließend den Brotlaib.
9. Ritze ein x mit dem Messer in das Brot ein, bestreiche den Laib dann mit etwas Öl.
10. Backe das Brot für 35 bis 40 Minuten bei 170 Grad.
11. Das Brot ist fertig, wenn ein hohler Ton erklingt, wenn man drauf klopft. Dies gilt für fast alle Brotsorten

Tipp
Halte dieses Brot am besten im Kühlschrank frisch. Du kannst es für das Frühstück etwas vorher herauslegen oder auch leicht toasten und rösten und erst dann mit einem unserer Dips bestreichen.

Pumpernickel
(rein basisch)

KH 13 g | EW 11 g | F 18 g | K 263 kcal

Zubereitungszeit:	**30 min, Ruhe 3 Std, Backen 70 min**
Portionen:	**1 Kastenform, 10 Schiben**
Schwierigkeit:	**einfach**

Zutaten

130 g   Sonnenblumenkerne
90 g   Haferflocken, gekeimt
60 g   Kürbiskerne
Je 40 g geschroteter Leinsamen, geschälte Hanfsamen und Walnüsse
Je 30 g Sesam und Mandeln
Je 25 g Flohsamenschalenpulver und Chiasamen
Je 20 g Traubenkernmehl und Kokosöl
400 ml Wasser
        Yaconsirup und Salz nach Geschmack

Zubereitung

1. Hacke die Mandeln und die Walnüsse grob.
2. Lege Deine Kastenform mit Backpapier aus und vermische alle trockenen Zutaten in einer großen Schüssel.
3. Gib dann das Wasser dazu und jedenfalls Salz, eventuell auch einen Teelöffel Yaconsirup und verrühre den Teig zuerst mit einem Knethacken und danach mit den Händen.
4. Drücke den homogenen Teig in die Kastenform und streiche die Oberfläche schön glatt. Decke mit einer Frischhaltefolie ab und lasse den Teig mindestens drei Stunden im warmen ruhen.
5. Heize dann Deinen Backofen auf 170 Grad Ober- und Unterhitze vor, entferne die Folie und backe Dein Brot für 40 Minuten im Ofen.
6. Nach 40 Minuten stürzt Du Dein Brot auf den Backrost und schiebst es noch einmal für 30 Minuten zum Fertigbacken hinein.
7. Lasse Dein Brot vor dem Anschneiden und Essen richtig gut auskühlen.

Tipp

Reste des Brotes einfach trocknen lassen und anstelle von Nüssen über Salate bröseln. Dünn geschnitten und basisch belegt hervorragend als Jausenbrot geeignet.

Quitten-Tarte
(basenüberschüssig)

KH 29 g | EW 4 g | F 21 g | K 315 kcal

Zubereitungszeit: **40 min, Backzeit 40 min**
Portionen: **1 Springform, 12 Stück**
Schwierigkeit: **leicht**

Zutaten

Je 2	Quitten und Äpfel
180 g	Zucker
6	Gewürznelken
Je 2	Sternanis und Zimtstangen
Je 100 g	Butter und gemahlene Haselnüsse
2	Eier
1	Rolle Blätterteig, aufgetaut
4 EL	Sahne

Zubereitung

1. Reibe den Flaum von den Quitten, mit einem Küchentuch, schäle diese dann, achtle sie und entkerne die Quitten.
2. Wasche die Äpfel, viertle diese und entferne das Kerngehäuse.
3. Koche einen Topf mit 1 l Wasser, 100 g des Zuckers, den Zimt, den Nelken und den Sternanis auf.
4. Gib die Quitten und Äpfel hinein und koche diese im Sud 15 Minuten weich. Lasse danach alles abkühlen und schneide das Obst in Scheiben.
5. Heize den Backofen auf 180 Grad ober- und Unterhitze vor.
6. Rühre die Butter, den restlichen Zucker, die Nüsse und die Eier glatt.
7. Spüle eine Form sehr kalt aus und lege diese dann mit dem Blätterteig aus.
8. Verteile die Nussmasse gleichmäßig darauf und schichte darauf die Scheiben der Äpfel und Quitten, abwechselnd und dachziegelartig.
9. Beträufle alles mit der Sahne und auch etwas Zimt. Backe die Tarte im Ofen für 40 Minuten.

Tipp

Den Zucker kannst Du einfach durch Erythrit ersetzen. Der Blätterteig kann maximal durch einen Mürbteig ersetzt werden, damit diese Tarte komplett basisch wird.

Kirschkuchen Glutenfrei
(basenüberschüssig)

KH 25 g | EW 2 g | F 16 g | K 255 kcal

Zubereitungszeit: **50 min, Backzeit 20 min**
Portionen: **1 Springform von 26 cm Durchmesser**
Schwierigkeit: **leicht**

Zutaten
220 g   Buchweizenmehl
200 g   kalte Butter
2 TL   Weinsteinbackpulver
60 g   Rohrzucker
350 g   Sauerkirschen (1 Glas)
1 Pkg   roter Tortenguss
        Öl für die Form

Zubereitung
1. Heize den Ofen auf 180 Grad vor und fette die Form mit Öl ein.
2. Vermische das Mehl mit dem Backpulver, gib dazu den Zucker und dünne Scheiben von der Butter.
3. Verknete den Teig mit den Händen oder mit den Knethaken eines Handrührgeräts zu einem glatten Mürbteig.
4. Forme den Teig in der Form am Boden und am Rand, schiebe diesen dann für 20 Minuten zum Vorbacken in den Ofen.
5. Gieße inzwischen die Kirschen ab, aber fange dabei den Saft auf.
6. Verteile die Kirschen auf dem vorgebackenen Kuchenboden.
7. Vermische 1/4l des Kirschsafts mit dem Tortenguss und lasse die Mischung einmal in einem kleinen Topf unter ständigem Rühren aufkochen.
8. Gieße die Geliermasse noch heiß über die Kirschen und lasse den Kuchen dann für mindestens 20 Minuten, am besten aber über Nacht, in der Form abkühlen.

Tipp
Mürbteig als Kuchenboden muss vor allem dann vorgebacken werden, wenn Du hinterher mit sehr feuchten Füllungen arbeitest. Bei manchen Kuchen, beispielsweise Quark, wird der Kuchen dann auch noch einmal komplett in den Ofen geschoben zum Fertigbacken.
Weniger Kalorien haben Deine Kuchenstücke, wenn Du mit frischen Kirschen arbeitest und anstatt des Kirschsaftes einfach Wasser für das Gelee nimmst.

Kartoffel-Stachelbeerkuchen ohne Ei
(basenüberschüssig)

KH 28 g | EW 4 g | F 10 g | K 225 kcal

Zubereitungszeit: **40 min, Backzeit 50 min**
Portionen: **1 Kranzform, 12 Stück**
Schwierigkeit: **leicht**

Zutaten

400 g   mehligkochende Kartoffeln
100 g   weiche Butter
200 g   Rohrzucker
½ TL   gem. Vanille
2 EL   Sojamehl
250 g   Vollkorn Mehl
100 g   gemahlene Mandeln
3 TL   Weinsteinbackpulver
½ TL   Zimtpulver
1 Glas   Stachelbeeren (390 g)

Zubereitung

1. Wasche die Kartoffeln und koche diese in Salzwasser für 30 Minuten bei mittlerer Hitze weich.
2. Gieße diese dann ab und lasse sie auskühlen.
3. Heize währenddessen den Ofen auf 175 Grad vor und fette die Form mit Öl ein.
4. Rühre die Butter, den Zucker und die Vanille cremig.
5. Gib dazu das Sojamehl, das Vollkorn Mehl, die gemahlenen Mandeln, das Backpulver und nach Belieben Zimt. Vermische alles gut.
6. Gieße die Stachelbeeren ab, fange aber den Saft auf.
7. Pelle die noch warmen Kartoffeln und presse diese zur Butter-Mehl Mischung und gib ebenfalls 80 ml des Stachelbeeren Safts hinzu.
8. Vermische nun alles gut zu einer cremigen Masse und hebe zum Schluss die Stachelbeeren unter den Teig.
9. Fülle diesen dann in die Form und streiche ihn glatt. Backe den Kuchen für 50 Minuten auf der mittleren Schiene.
10. Am besten ist der Kuchen, wenn er 1 Tag durchziehen kann.

Tipp

Basischer wird der Kuchen, wenn Du die schon bekannten Komponenten so weit möglich austauscht. Tausche auch das Obst!

Maisbrot glutenfrei und vegan
(basenüberschüssig)

KH 34 g | EW 5 g | F 8 g | K 232 kcal

Zubereitungszeit: **10 min, Backzeit 20 min**
Portionen: **1 Blech, 10 Stück**
Schwierigkeit: einfach

Zutaten
200 g   Maismehl, biologisch angebaut
200 g   Vollkornmehl aus Dinkel, biologisch angebaut
Je 45 g Xylitol und Rosinen, ungeschwefelt
60 ml   Olivenöl
1 Pkg   Backpulver
1 TL   Salz, gerne gehäuft
400 ml Soja- oder Mandeldrink

Zubereitung
1. Heize Deinen Backofen auf 180 Grad Umluft vor und fette Dein Backblech ein.
2. Mische die beiden Mehle mit dem Backpulver und dem Salz und gib dann die restlichen Zutaten dazu, außer den Rosinen.
3. Verknete mit einer Küchenmaschine alles zu einem homogenen Teig und hebe zum Abschluss die Rosinen unter.
4. Streiche den Maisteig nun auf Dein Backblech, so dass er gleichmäßig hoch ist!
5. Backe ihn nun für jedenfalls 20 Minuten. Mach mit einem Spieß eine Probe. Wenn kein Teig mehr daran haftet ist das Brot durchgebacken. Wenn noch Teig haftet, weil Du vielleicht eine kleinere Form genommen hast, dann backe noch ein paar Minuten weiter.

Tipp
Dieses Brot ist zwar nicht basisch, aber schnell bereitet und passend zu vielen Gelegenheiten. Du kannst auch pur essen und in die Schule mitgeben oder ins Büro einpacken.
Anstelle der Rosinen kannst Du Dein Maisbrot auch mit Rosmarin und Thymian backen und so eine pikante Note hineinbringen. Schmecke dann den Teig auch noch mit grob gemahlenem Pfeffer ab.

Hanfbrot, glutenfrei
(basenüberschüssig)

KH 15 g | EW 8 g | F 36 g | K 423 kcal

Zubereitungszeit: **20 min, Backzeit 80 min, Ruhe 3 Std.**
Portionen: **1 Kastenform, 10 Scheiben**
Schwierigkeit: **einfach**

Zutaten

110 g   Mandelstifte oder blanchierte Mandeln grob gehackt
90 g   Haferflocken, am besten gekeimt
60 g   Braunhirse
Je 50 g geschälte Hanfsamen und Amaranth
40 g   Leinsamen geschrotet
Je 25 g Flohsamenschalenpulver und Chiasamen
Je 20 g Traubenkernmehl und Kokosöl
Je 2 TL Kurkumapulver und Salz, beides gerne gehäuft
Je 1 TL Koriander gemahlen und Yaconsirup

Zubereitung

1. Lege Deine Kastenform mit Backpapier aus und feuchte dieses mit einem Pinsel leicht an.
2. Mahle die Haferflocken, die Braunhirse und den Amaranth zu Mehl und mische dieses mit den anderen trockenen Zutaten in einer großen Schüssel gut durch. Auch die Gewürze und Salz.
3. Spanne die Schüssel in Deine Küchenmaschine mit dem Knethacken ein und arbeite nun das Wasser, den Sirup und das Öl unter. Gib den Teig dann auf eine bemehlte Fläche und knete mit den Händen noch einmal gründlich durch.
4. Drücke den Teig nun in eine Kastenform und lasse ihn für 3 Stunden zugedeckt in der warmen Küche ruhen.
5. Heize Deinen Ofen auf 170 Grad Ober- und Unterhitze vor und backe Dein Brot dann zuerst 40 Minuten in der Form und danach noch einmal gut 35 Minuten gestürzt auf Ein Backblech.
6. Lasse das Brot danach richtig gut auskühlen.

Tipp

Anstelle der Curcuma kannst Du auch Curry nehmen und dieses Brot dann zu Deinen asiatisch angehauchten Suppen und Salaten servieren.

Muffins aus Süßkartoffeln
(basenüberschüssig)

KH 25 g | EW 4 g | F 11 g | K 184 kcal

Zubereitungszeit:	**40 min, Backzeit 50 min**
Portionen:	**12**
Schwierigkeit:	**mittel**

Zutaten für die Muffins

290 g	Süßkartoffeln, geschält und klein gewürfelt
150 g	Haferflocken, gekeimt
60 g	Mandeln, gemahlen
50 g	Kokosblütenzucker
Je 30 g	Walnüsse, gehackt und Sonnenblumenöl
Je 1 TL	Backpulver und Apfelessig
Je ½ TL	Natron, Zimt, Ingwer und Vanillepulver
170 ml	Mandeldrink
Je 2 Msp	Muskat und Kardamom, gemahlen
1 Prise	Salz

Zutaten für das Topping

40 g	dunkle Schokolade, gehackt
200 ml	Soja- oder Kokossahne, steif geschlagen mit Sahnesteif

Zubereitung

1. Koche die gewürfelten Süßkartoffeln für 15 Minuten weich, lasse sie abtropfen und stampfe sie zu Mus.
2. Mahle die Haferflocken und mische sie in einer großen Schüssel mit den Mandeln, den Gewürzen und dem Backpulver, sowie dem Natron und etwas Salz.
3. Heize Deinen Backofen auf 180 Grad Umluft vor und bereite Deine Muffinförmchen eingefettet vor.
4. Mische nun die gestampften Süßkartoffeln mit dem Mandeldrink und dem Apfelessig zur Haferflocken Mischung und rühre mit dem Handmixer danach das Öl tropfenweise ein.
5. Hebe die gehackten Walnüsse unter und verteile Deine Masse auf die Förmchen. Backe diese dann für etwa 35 Minuten im Ofen.
6. Inzwischen kannst Du die Sane steif schlagen und im Kühlschrank kaltstellen, sowie die Schokolade hacken.
7. Nimm die Muffins aus der Form und spritze die Sahne in Kringeln darauf bevor Du mit der Schokolade bestreust.

Tipp

Das Topping kannst Du auch weglassen und so Kalorien einsparen.

Glutenfreie Limettentorte
(basenüberschüssig)

KH 22 g | EW 2 g | F 33 g | K 405 kcal

Zubereitungszeit:	**30 min, Backzeit 10 min, Kühlen 3 Std.**
Portionen:	**1 Springform, 12 Stück**
Schwierigkeit:	**einfach**

Zutaten für den Boden

125 g	Pecannüsse
45 g	Kokosraspeln
185 g	Datteln, entsteint
70 g	Kakaonibs
2 EL	Kokosöl

Zutaten für die Füllung

550g Avocado Fruchtfleisch
5 Bio Limetten, 1 abgerieben, alle ausgepresst
150 g Agavendicksaft
175 g Kokosöl, verflüssigt, am besten bei Zimmertemperatur
1 TL Bourbon Vanillepulver

Zubereitung

1. Heize Deinen Backofen auf 150 Grad Umluft auf und lege Dein Backblech mit Backpapier aus. Deine Springform ebenso.
2. Lasse nun die Pekannüsse und die Kokosraspel für 10 Minuten im Ofen rösten und zerkleinere sie dann mit den Datteln, den Kakao Nibs und dem Kokosöl in der Küchenmaschine zu einer cremigen Masse.
3. Fülle die Mischung in Deine Springform und drücke sie gut auf dem Boden (keinen Rand formen) fest. Lasse die Masse für 10 Minuten im abkühlenden Ofen trocknen und stelle die Form danach in den Kühlschrank.
4. Nun bereitest Du aus allen Zutaten der Füllung im Mixer ein cremiges Püree zu und schmeckst es noch einmal ab. Es dürfen keine Stückchen sein, es muss eine glatte Masse ergeben.
5. Fülle diese Masse nun in die Springform, streiche die Oberfläche glatt und stelle sie für mindestens 3 Stunden kalt, besser noch für eine Nacht.
6. Bestreue die Torte vor dem Servieren mit dem Abrieb der Limette.

Tipp

Der Kuchen wird Rohkost, wenn Du das Rösten im Ofen weglässt!

Kokos Kekse
(basenüberschüssig)

KH 3 g | EW 1 g | F 2 g | K 37 kcal

Zubereitungszeit: **20 min, Backzeit 15 min**
Portionen: **10**
Schwierigkeit: **einfach**

Zutaten
Je 2 EL Kokosraspel und Honig
Je 1 EL Sesamsaat, Tahin und Kokosmehl
     Zimt oder Vanille zusätzlich nach Geschmack
     eventuell auch eine Prise Salz

Zubereitung
1. Heize Deinen Backofen auf 140 Grad Umluft vor und belege Dein Backblech mit einer Lage Backpapier.
2. Mische nun zuerst die Kokosraspel mit dem Honig und gib dann das Tahin dazu. Am besten Du arbeitest mit dem Handmixer auf kleiner Stufe.
3. Danach die Sesamsaat unterheben und zum Schluss das Kokosmehl einarbeiten. Schmecke kurz mit Salz und Gewürzen nach Wahl ab.
4. Mit einem Teelöffel kannst Du die Masse nun portionsweise auf das Backblech bringen und Deine Kekse dann für etwa 10 bis 15 Minuten goldbraun backen.
5. Lasse sie gut abkühlen, erst dann werden sie fest und lösen sich vom Backpapier.

Tipp
Schnell gemacht und so vielfältig zu variieren an Gewürzen und auch zu formen, wenn Du erstmal den Dreh raushast.
In kleinen Stangen geformt, kannst du die Enden auch in flüssige Schokolade tauchen und so Deinen Plätzchenteller bunter gestalten.

Schoko-Vanillekipferl glutenfrei
(basenüberschüssig)

KH 7 g | EW 4 g | F 12 g | K 153 kcal

Zubereitungszeit: 30 min, Backzeit 8 Std.
Portionen: 20
Schwierigkeit: einfach

Zutaten für die Kipferl
1 Tasse Cashewkerne a 250 ml Inhalt
1 Tasse Mandeln, ebenso
60 ml Agabendicksaft
½ TL Vanillepulver

Zutaten für die Schokoecken
Je 4 EL Kakaopulver und Kakaobutter
2 EL Agavendicksaft

Zubereitung
1. Mahle die Cashekerne und die Mandeln zu feinem Mehl. Mische sie in einer Schüssel und gib die Vanille und den Agavensirup dazu und vermische alles zu einem glatten Teig. Am besten knetest Du mit den Händen.
2. Forme dann eine Rolle von etwa 1 cm Dicke und schneide daraus gut 4 cm lange Stücke.
3. Heize nun Deinen Backofen auf 45 Grad vor und belege Dein Backblech mit Backpapier.
4. Forme aus den Teigstücken Kipferl und setze sie auf das Backpapier. Schiebe das Blech nun über Nacht, aber jedenfalls 8 Stunden in den Ofen oder arbeite alternativ mit Deinem Dörrgerät.
5. Am nächsten Tag schmilzt Du das Kakaopulver in der Kakaobutter in einem Wasserbad und schmeckst die Mischung mit dem Agavendicksaft ab.
6. Tunke nun die Kipferlenden in die Schokolade und lege sie auf ein Gitter zum Aushärten.

Tipp
Anstelle von Vanille kannst Du im Teig und auch in der Schokolade mit Zimt oder Lebkuchengewürz arbeiten.
Wenn Du keine Cashewkerne hast, dann verwende 2 Tassen Mandeln.

Zimtsterne glutenfrei
(rein basisch)

KH 5 g | EW 3 g | F 8 g | K 106 kcal

Zubereitungszeit: **15 min, Backzeit und Einweichen je 1 Nacht**
Portionen: **10 – 15 je nach Ausstecher**
Schwierigkeit: **einfach**

Zutaten

200 g	fein gemahlene Mandeln
10	Datteln, entsteint
3 TL	Zimt
1 Prise	Salz
	halbierte und blanchierte Mandeln zum Verzieren nach Bedarf

Zubereitung

1. Lege die Datteln in eine Schüssel und bedecke sie mit Wasser. Lasse sie nun über Nacht einweichen.
2. Am nächsten Tag gießt Du das Wasser ab und die Datteln in Deinen Mixer. Füge die restlichen Zutaten, außer den Mandeln zum Verzieren natürlich, hinzu und mixe bis Du eine cremige Masse hast.
3. Ist die Masse zu dünnflüssig, dann gib noch etwas Mandelmehl dazu. Sie soll die Konsistenz eines Mürbteigs haben und formbar sein.
4. Bemehle Deine Arbeitsfläche mit Mandelmehl und heize Deinen Backofen auf 40 Grad Umluft vor. Dein Backblech belegst Du mit einer Lage Backpapier.
5. Rolle nun den Teig maximal 1 cm dick aus und stich kleine Sterne daraus. Wiederhole den Vorgang, bis Du keinen Teig mehr hast.
6. Lege die Zimtsterne auf Dein Backblech und drücke nach Belieben in die Mitte jedes Sterns noch eine halbe Mandel.
7. Schiebe Deine Zimtsterne nun für die nächsten 8 Stunden, am besten über Nacht in den Ofen. Du kannst sie auch in Deinem Dörrgerät trocknen.

Tipp

Diese herrliche Köstlichkeit wäre schade nur an Weihnachten zuzubereiten. Serviere die Zimtsterne auch zu Kokossüppchen oder Karotten Cremesuppen und erlebe neue Aromen Welten.

SCHLUSSWORT

Wie geht es Dir heute mit Deinem neuen, ausgeglichenen Leben?

Es kann am Anfang schon etwas überwältigend sein, sich die Listen der Nahrungsmittel zu Gemüte zu führen und wir wissen auch, dass viele Leser im ersten Moment ihre Lieblingszutaten versuchen in den Tabellen zu lokalisieren. Sei nicht enttäuscht, wenn Eure Lieblinge unter den Säurebildnern auftauchen. Ersetze sie bewusst oder koche sie bewusst an Wochenenden, zu Geburtstagen oder anderen besonderen Gelegenheiten. Du wirst aber mit der Zeit schon erkannt haben, dass Du viele Dinge gar nicht mehr vermisst. Zu Vielfältig sind die Möglichkeiten und neuen Aromen, welche Dir die basische Ernährung bis jetzt geboten, hat. Du wirst mittlerweile die wichtigsten Basenbildner kennen und hast Dich womöglich auch schon auf Bauernmärkten umgesehen und viele Gemüsesorten neu entdeckt und in Euren Speiseplan eingebaut. Geh Deinen Weg weiter, bleibe möglichst konsequent aber verurteile Dich nicht, wenn einmal ein Tag, gerade im Urlaub, nicht zu Deinem neuen Lifestyle passt. Mit der Basenfastenwoche bekommst Du auch nach mehreren Tagen „moderner Ernährung" Deine Säure-Basen-Haushalt wieder in den Griff!

Du sollst unser Buch nicht nur als einmalige Lektüre, sondern als Nachschlagewerk verstehen, nicht nur der Teil der Rezepte. Nimm die Lebensmittel Listen immer wieder zur Hand. Vielleicht ergänzt Du sie auch noch um das eine oder andere Produkt. Die Lupine beispielsweise findet erst so nach und nach ihren Weg in die Supermärkte, dabei ist sie ähnlich der Mandel einer der gesündesten Basenbildner und wir heute als Milch, als Jogurt und natürlich als Mehl und weitere Produkte angeboten. Sie ist auch dabei dem Soja Fleischersatz Konkurrenz zu machen und bei Lupine als Eiweißlieferant darfst Du immer zugreifen. Beobachte also den Markt hier und sei offen für Neues! Hanf, das weißt Du jetzt, enthält nicht nur wichtige sekundäre Stoffe, auch hier tut sich viel im Sektor Öl, Milch und Weiterverarbeitung. Halte Deine Augen offen für diese Innovationen aus basenbildenden Nahrungsmitteln.

Wir freuen uns sehr, wenn wir in Deiner Rezension lesen dürfen, was Du schon ausprobiert und umgesetzt hast. Wo Du noch wankst und was Dir spontan gefallen hat! Lass uns wissen wie und in welchen Bereichen sich Dein und das Leben Deiner Familie geändert haben! Hilf mit Deiner Rezension anderen interessierten Lesern auf den Weg in ein neues, ein ausgeglichenes Leben in Bezug auf den Säure-Basen-Haushalt des Körpers.

RECHTLICHES

Impressum

Vital eat-station wird vertreten durch:

Marc Wagener

Sassenfeld 6a

41334 Nettetal

Deutschland

Coverbild

Design: fiver.com; Cover: tycoon | depositphotos.com

Printed in Poland
by Amazon Fulfillment
Poland Sp. z o.o., Wrocław

59220366R00222